U0252411

重庆邮电大学教研教改项目资助（JC2012-16）

国家自然科学基金优秀青年基金（61522105)

国家自然科学基金区域联合重点项目（U19A2082）

"十三五"国家重点出版物出版规划项目
国家科学技术学术著作出版基金资助出版

认知神经科学书系·方法与技术卷
丛书主编 杨玉芳

# 脑电与认知神经科学

## EEG and Cognitive Neuroscience

田 银 徐 鹏 等 著

科学出版社

北 京

# 内 容 简 介

本书从脑电产生的神经生理学基础入手，系统阐述了脑电采集方法、主要分析手段，以及在认知神经科学、临床和运动康复方面的应用。本书详细讨论了脑电应用于注意、情绪以及音乐认知研究中的实验设计、数据分析和揭示的神经机制，进一步探讨了其在临床医疗诊断中的意义，归纳并总结了脑电应用于认知神经科学研究中的最新成果，并结合不同的方法获取和揭示了人脑认知加工的神经机制。本书主旨明确，逻辑清晰，内容丰富，具有极强的理论和实践价值。

本书既可作为认知神经科学及相关领域研究人员的工具书，也可作为生物医学工程、医学信息工程、电子信息工程、人工智能等相关专业本科生与研究生的学习资料和教材。

**图书在版编目（CIP）数据**

脑电与认知神经科学／田银等著. —北京：科学出版社，2020.12
（认知神经科学书系／杨玉芳主编）
ISBN 978-7-03-067071-7

Ⅰ.①脑… Ⅱ.①田… Ⅲ.①脑电图–应用–认知科学–神经生理学–研究 Ⅳ.①R338

中国版本图书馆 CIP 数据核字（2020）第 241874 号

责任编辑：朱丽娜　冯雅萌／责任校对：杨聪敏
责任印制：李　彤／封面设计：黄华斌

科学出版社 出版
北京东黄城根北街 16 号
邮政编码：100717
http://www.sciencep.com
北京建宏印刷有限公司印刷
科学出版社发行　各地新华书店经销
*
2020 年 12 月第 一 版　开本：720×1000　B5
2025 年 2 月第五次印刷　印张：22 1/4
字数：425 000
**定价：118.00 元**
（如有印装质量问题，我社负责调换）

# "认知神经科学书系"
# 编委会

**主 编** 杨玉芳

**主 任** 吴艳红

**委 员** （按姓氏汉语拼音顺序排列）

陈安涛　傅小兰　郭秀艳　贺　永

刘　嘉　刘　勋　罗　劲　邱　江

翁旭初　吴艳红　杨玉芳　臧玉峰

# 丛 书 序

## PREFACE TO THE SERIES

　　认知神经科学是 20 世纪后半叶兴起的一门新兴学科。认知神经科学将认知科学的理论与神经科学和计算建模等研究方法结合起来，探索人类心理与大脑的关系，阐明心智的物质基础。这是许多科学领域共同关心的一个重大科学问题。解决这个问题过程中的新发现和新突破，会深刻影响众多科学和技术领域的进展，影响人们的社会生活。

　　一方面，在心理学领域，人们曾经采用神经心理学和生理心理学的方法和技术，在行为水平上进行研究，考察脑损伤对认知功能的影响，增进了对于脑与心智关系的认识。近三十年来，神经科学领域的脑影像技术和研究方法的巨大进步，使得人们可以直接观察认知过程中大脑活动的模式，大大促进了对于人类认知的神经生物学基础的探索。另一方面，在神经科学领域，人们以心理学有关人类认知的理论和实证发现为指导，探索神经系统的解剖结构与认知功能的关系，有望攻克脑与心智关系研究的核心和整体性问题。可见，认知科学与神经科学的结合，使得这两个科学领域的发展都上升到了前所未有的崭新高度，开创了一个充满挑战与希望的脑科学时代。

　　多年前，有学者建议，将行为、心理、神经与基因研究的相互结合，作为认知科学的路线图。认知神经科学与传统的认知心理学、生理心理学、神经心理学和神经科学等相互重叠与交叉，同时又将它们综合起来。这种跨学科的研究方法和路径，使人们不仅能在行为和认知的层面上，还可以在神经回路、脑区和脑网络的层面上探讨脑与心智的关系。而且，这种探索不再局限于基本认知过程，已经扩展到发展心理学和社会文化心理学领域。其中，基本认知过程研究试图揭示感知觉、学习记忆、决策、语言等认知过程的神经机制；发展认知神经科学将发展心理学与神经科学和遗传学相结合，探讨人类心智的起源及其发展变化规律；社会文化认知神经科学将社会心理、文化比较与神经科学结合，研究社会认知的文化差异及其相应的神经机制差异。

在过去的三十余年中，认知神经科学获得了空前的繁荣和发展。世界各国对脑科学发展做了重要部署。每年都举办大规模的认知神经科学学术会议，吸引了不同学科领域的众多学者参与。以认知神经科学为主题的论文和学术著作的出版十分活跃。国内学者在这一前沿领域也做出了很多引人瞩目的工作，产生了一定的国际影响力。在国家层面上，政府对这个领域的发展极为重视，做了重要的部署和规划，在 21 世纪之初即建立了"脑与认知科学"和"认知神经科学与学习"两个国家重点实验室，设立了 973 计划项目、国家自然科学基金重大项目等，对认知神经科学研究进行大力资助。《国家中长期科学和技术发展规划纲要（2006—2020 年）》将"脑科学与认知科学"纳入国家重点支持的八大前沿科学领域。习近平在《为建设世界科技强国而奋斗——在全国科技创新大会、两院院士大会、中国科协第九次全国代表大会上的讲话》中提出，脑功能研究是探讨意识本质的科学前沿，具有重要科学意义，而且对脑疾病防治、智能技术发展也具有引导作用。《中华人民共和国国民经济和社会发展第十三个五年计划纲要》也强调，要强化"脑与认知等基础前沿科学研究"，并将"脑科学与类脑研究"确定为科技创新 2030 重大项目。

科技图书历来是阐发学术思想、展示科研成果、进行学术交流的重要载体。一门学科的发展与成熟，必然伴随着相关专著的出版与传播。科学出版社作为国内科技图书出版界的"旗舰"，在 2012 年启动了"中国科技文库"重大图书出版工程项目，并将"脑与认知科学"丛书列入出版计划。考虑到脑科学与认知科学涉及的学科众多，"多而杂"不如"少而精"。为保证丛书内容相对集中，具有一定代表性，在杨玉芳研究员的建议下，丛书更名为"认知神经科学书系"。

2013 年，科学出版社与中国心理学会合作，共同策划和启动了"认知神经科学书系"的编撰工作。确定丛书的宗旨是：反映当代认知神经科学的学科体系、方法论和发展趋势；反映近年来相关领域的国际前沿、进展和重要成果，包括方法学和技术；反映和集成中国学者所作的突出贡献。其目标包括：引领中国认知神经科学的发展，推动学科建设，促进人才培养；展示认知神经科学在现代科学系统中的重要地位；为本学科在中国的发展争取更好的社会文化环境和支撑条件。丛书将主要面向认知神经科学及相关领域的学者、教师和研究生，促进不同学科之间的交流、交叉和相互借鉴。同时力争为国民素质与身心健康水平的提升、经济建设和社会可持续发展等重大现实问题提供一定的科学知识基础。

丛书的学术定位，一是前沿性。集中展示国内学者在认知神经科学领域内取得的最新科研成果，特别是那些具有国际领先性、领域前沿性的研究成果，科研主题和成果紧扣国际认知神经科学的研究脉搏。二是原创性。更好地展示中国认知神经科学研究近年来所取得的具有原创性的科研成果，以反映作者在该领域内取得的有代表性的原创科研成果为主。三是权威性。由科学出版社和中国心理学会共同策划，汇集国内认知神经科学领域的顶尖学者组成编委会。承担单本书写作任务的作者均是认知神经科学各分支领域内的领军学者，并取得了突出的学术成就，保证丛书具有较高的权威性。

丛书共包括三卷，分别为认知与发展卷、社会与文化卷、方法与技术卷，涵盖了国内认知神经科学研究的主要分支与主题。其中，认知与发展卷展示语言、决策、认知控制、疼痛、情绪、睡眠、心理发展与年老化、阅读障碍、面孔认知等领域的研究成果；社会与文化卷展示文化心理、自我认知、社会情绪、社会认知的神经与脑机制等研究成果；方法与技术卷介绍当前认知神经科学研究主要使用的方法与技术手段，包括多模态神经影像、弥散磁共振脑影像、近红外光谱脑功能成像、静息态功能磁共振成像、计算认知神经科学、脑电信号处理和特征提取等。

丛书的编撰工作由中国心理学会的两个分支机构共同负责组织。中国心理学会出版工作委员会主任、中国科学院心理研究所杨玉芳研究员任丛书的主编。中国心理学会普通心理和实验心理专业委员会主任、北京大学吴艳红教授任编委会主任。时任北京师范大学心理学院院长刘嘉教授（现任清华大学教授）在丛书的策划和推动中发挥了重要作用。

丛书编委会汇集了国内认知神经科学领域的优秀学者，包括教育部长江学者特聘教授、国家杰出青年基金获得者、中国科学院"百人计划"入选者等。编委会选择认知神经科学各分支领域内的领军学者承担单本书的写作任务。他们均在各自擅长的领域取得了突出的学术成就，其著作能够反映国内认知神经科学领域的最新成果和最高学术水平。

在启动丛书编撰工作的同时，中国心理学会还组织编撰了《心理科学发展报告2014—2015》（以下简称《发展报告》），主题是"脑科学时代的心理学"，组织召开了以此为主题的学术研讨会。国内各高校和研究机构的十多位青年学者，围绕认知过程的神经基础、发展认知神经科学、社会认知神经科学和技术与方法的进展四个分主题，做了高水平的学术报告。此后他们又参与了《发展报告》的编撰工作。研讨会的召开和《发展报告》的出版在心理学界产生了很好的影响，也成为丛书编撰准备工作的一个组成部分。研讨会的多位报告人后续承担了"认知神经科学书系"的写作任务。

在丛书编撰过程中，编委会组织召开了多次编撰工作会议，邀请丛书作者和出版社编辑出席。作者们报告自己的撰写计划和进展，对写作中的问题和困惑进行讨论与交流，请出版社的编辑予以解答。编撰工作会议同时也是学术研讨会，认知神经科学不同分支领域的学者相互交流和学习，拓展学术视野，激发创作灵感，对丛书写作的推进十分有益。

科学出版社的领导和教育与心理分社的编辑对本丛书的编撰和出版工作给予了高度重视和大力支持。时任科学出版社党委书记李锋（现任科学出版社总编）出席了丛书的启动会并做报告。科学出版社副总编陈亮曾与作者开展座谈，为大家介绍科学出版社的历史与成就。教育与心理分社付艳分社长和编辑们经常与作者联系，悉心回答大家的问题。在大家的努力下，"认知神经科学书系"入选了"十三五"国家重点出版物出版规划项目，部分著作获得了国家科学技术学术著作出版基金的资助。

经过数年的不懈努力，丛书的著作逐步进入出版阶段，将陆续与读者见面。希望丛书的出版能成为我国认知神经科学领域的一件具有重要意义的大事，对学科未来的发展起到积极的促进作用，并产生深刻和久远的影响。

丛书主编　杨玉芳

编委会主任　吴艳红

2020 年 10 月 16 日

# 前　言

## PREFACE

　　头表脑电图（electroencephalograph，EEG）具有高时间分辨率、多模式评估、成本低、无创以及便于操作等特点，在认知科学领域具有独特的应用优势。本书主要涉及如下内容。

　　第一章介绍了脑电的神经生理学基础、脑电分析常用的时域和频域成分以及脑电研究的发展历程，能够让缺乏脑电基础知识的读者对脑电的基本概念进行快速、全面的了解，为其深入理解后续章节介绍的脑电分析方法以及脑电在认知、临床和康复医疗中的应用提供必要的基础知识储备。

　　第二章对脑电采集记录技术进行了系统、全面的介绍，针对脑电数据的规范化、可比性，在涉及的参考转换方面着重介绍了近年来发展的平均参考转换技术，该技术是国际人类脑图谱组织认可的一种重要的参考转换技术。

　　第三章首先介绍了不同节律下的事件相关同步（event-related synchronization，ERS）和事件相关去同步（event-related desynchronization，ERD）现象在临床癫痫和精神分裂症中的应用，然后进一步介绍了采用谱熵和机器学习方法以挖掘记忆加工信息等方面的最新研究进展。

　　第四章介绍了基于诱发电位（evoked potential，EP）的事件相关电位（event-related potential，ERP），其中着重阐述了 ERP 的基本概念和性质，对比了听觉 ERP 和视觉 ERP 诱发电位之间的关联和差异，最后以实例介绍了 ERP 的提取和应用。

　　第五章至第七章主要介绍了主流的脑电分析方法以及近年来的代表性研究成果。其中，第五章在去噪预处理方面介绍了叠加平均、独立成分分析（independent component analysis，ICA）等经典的去噪方法，以及近年来发展的 $L_p$ 范数脑电噪声抑制方法；在信号分析方面主要介绍了短时傅里叶变换、小波分析、ICA、主成分分析（principle component analysis，PCA）以及稀疏主成分分析（sparse principle component analysis，SPCA）等脑电时空分析方法，并通过仿真和真实数据讨论和分析了其有效性。第六章主要介绍了脑电逆问题的背景知识以及求解技术，着重介绍了基于 $L_0$ 范数的脑电逆问题求解及其在实际应用中的价值。第七章介绍了格兰杰因果模型（Granger causal model，GCM）、偏有向相干技术（partial directed coherence，PDC）等主流网络分析方法以及相关的网络属性，并介绍了最近发展的网络结构差异特征提取方法——网络拓扑空间模式（spatial pattern extracted from the brain network topology，SPN），该方法可以被有效地应用于网络空间拓扑辨识信息的提取。

第八章至第十章结合情绪面孔、记忆加工等范式，介绍了脑电在认知科学、临床医学以及运动辅助和运动康复中的应用。其中，第八章主要介绍了前面章节提到的 P3、N170 等成分在注意、情绪和音乐认知中的应用；第九章主要介绍了基于熵、网络空间拓扑特征的癫痫识别，基于多种 ERP 的精神分裂症识别，以及脑电在睡眠治疗中的应用；第十章介绍了脑电特别是脑-机接口（brain-computer interface，BCI）技术在运动辅助以及运动康复等方面的研究进展。

第十一章介绍了脑功能成像技术方法，从多模态融合分析技术和高空间分辨率技术等两方面展开，介绍了各自涉及的多种技术。

本书归纳和总结了脑电分析方法上的最新研究成果以及在认知科学中的新应用和新发现，并总结了相关领域的国内外最新研究进展，在探讨和总结相关研究成果时具有独到的见解，体现了工学和认知科学、临床医学的深度交叉融合，是由脑电技术在认知科学和临床研究中所获得的成果凝结而成的专著。本书既可作为认知神经科学及相关领域的研究人员使用的工具书，也可作为生物医学工程、医学信息工程、电子信息工程和人工智能等相关专业本科生、研究生的学习资料。

参与本书撰写的作者有田银、徐鹏、王峋鑫和李沛洋，同时，徐伟、王忠艳、张慧玲、杨利、张海勇、史玉盼、郑树星、周慧舒、刘猛猛、钱文霞、占益超、杜肖在本书的撰写过程中也做了大量的工作，在此向他们表示感谢。

田 银

2020 年 11 月

# 目 录
## CONTENTS

# 缩 略 语 表

## A

| AAR | adaptive autoregression | 自适应自回归 |
| ACC | anterior cingulate cortex | 前扣带回皮层 |
| AD | Alzheimer disease | 阿尔茨海默病 |
| ADHD | attention deficit-hyperactive disorder | 注意缺陷多动障碍 |
| ADTF | adaptive directed transfer function | 自适应有向传递函数 |
| ADC | analog-to-digital converter | A/D 转换器 |
| AED | antiepileptic drugs | 抗癫痫药物 |
| AEEG | ambulatory electroencephalograph | 动态 EEG |
| AEP | auditory evoked potential | 听觉诱发电位 |
| AG | angular | 角回 |
| ARD | automatic relevance determination | 自动相关判决 |
| AIC | Akaike information criterion | 赤池信息量准则 |
| ALS | amyotrophic lateral sclerosis | 肌萎缩侧索硬化 |
| ANOVA | analysis of variance | 方差分析 |
| AOD | auditory oddball | 听觉异常 |
| AP | action potential | 动作电位 |
| ApEn | approximate entropy | 近似熵 |
| AR | autoregressive | 自回归 |
| ARAT | action research arm test | 手臂动作调查测试 |
| ASSR | auditory steady state response | 听觉稳态响应 |
| AUC | area under the curve | 曲线下的面积 |
| AVR | average reference | 平均参考 |
| aINS | anterior insular cortex | 前脑岛皮层 |

## B

| BCI | brain-computer interface | 脑-机接口 |
| BEM | boundary element method | 边界元方法 |

| BFGS | Broyden-Fletcher-Goldfarb-Shanno algorithm | 拟牛顿法 |
| BOLD | blood oxygen level dependent | 血氧水平依赖 |
| BSF | broad space frequency | 宽空间频率 |
| BSS | blind source separation | 盲源分离 |

## C

| CA | classification accuracy | 分类正确率 |
| CAR | common average reference | 共平均参考 |
| CBT | cognitive behavior therapy | 认知行为疗法 |
| CCA | canonical correlation analysis | 典型相关分析 |
| CCC | canonical correlation coefficients | 典型相关系数 |
| CCD | charge coupled device | 电荷耦合器件 |
| CC-ICA | coefficient constraint independent component analysis | 系数约束 ICA |
| CMRR | common mode rejection ratio | 共模抑制比 |
| CNS | central nervous system | 中枢神经系统 |
| CNVP | contingent negative variation paradigm | 偶然负变异范式 |
| CR | change rate | 变化率 |
| CRESO | composite residual and smoothing operator | 复合残差和平滑算子 |
| CSF | cerebra-spinal fluid | 脑脊液 |
| CSP | common spatial pattern | 共空间模式 |
| CV | canonical variable | 典型变量 |
| CWT | continuous wavelet transform | 连续小波变换 |

## D

| DBS | deep brain stimulation | 深部脑刺激 |
| DCM | dynamic causal model | 动态因果模型 |
| DLPFC | dorsolateral prefrontal cortex | 背外侧前额叶皮层 |
| DMN | default mode network | 默认模式网络 |
| dMRI | diffusion magnetic resonance imaging | 弥散磁共振成像 |
| DOT | diffuse optical tomography | 扩散光层析成像 |
| D2R | dopamine D2 receptor | 多巴胺 D2 受体 |
| DSI | diffusion spectrum imaging | 扩散光谱成像 |
| DT | decision tree | 决策树 |
| DTF | directed transfer function | 有向传递函数 |

| DTI | diffusion tensor imaging | 弥散张量成像 |
| DWT | discrete wavelet transformation | 离散小波变换 |

**E**

| ECD | equivalent current dipole | 等效电流偶极子 |
| ECN | executive control network | 中央执行控制网络 |
| ECT | electroconvulsive therapy | 电惊厥疗法 |
| ECoG | electrocorticography | 皮层脑电图 |
| EEG | electroencephalograph | 脑电图 |
| ELM | extreme learning machine | 极限学习机 |
| EMD | empirical model decomposition | 经验模态分解 |
| EMG | electromyogram | 肌电图 |
| EOG | electro-oculogram | 眼电图 |
| EP | evoked potential | 诱发电位 |
| EPI | echo planar imaging | 平面回波成像 |
| EPSP | excitatory postsynaptic potential | 兴奋性突触后电位 |
| ERD | event-related desynchronization | 事件相关去同步 |
| ERP | event-related potential | 事件相关电位 |
| ERS | event-related synchronization | 事件相关同步 |
| ERM | empirical risk minimization | 经验风险最小化 |

**F**

| FastICA | fast-fixed-point-algorithm-based ICA | 基于快速不动点算法的 ICA |
| FC | functional connectivity | 功能连接 |
| FCS | functional connection strength | 功能连接强度 |
| FD | fractal dimension | 分形维数 |
| FDG | fluoro-2-deoxy-D-glucose | 脱氧-D-葡萄糖 |
| FDR | false discovery rate | 伪发现率 |
| FE | fuzzy entropy | 模糊熵 |
| FEF | frontal eye field | 额叶眼区 |
| FES | functional electrical stimulation | 功能性电刺激 |
| FFA | fusiform face area | 梭形面部区域 |
| F-FESP | F-fluoroethylspiperone | 氟乙基螺环酮 |
| FG | fusiform gyrus | 梭状回 |

| FIR | finite impulse response | 有限脉冲响应 |
|---|---|---|
| FMA | Fugl-Meyer assessment | Fugl-Meyer 评估量表 |
| fMRI | functional magnetic resonance imaging | 功能磁共振成像 |
| Fm$\theta$ | frontal midline theta | 额中线 $\theta$ |
| FOCUSS | focal underdetermined system solver | 局部欠定系统求解 |

### G

| GCM | Granger causal model | 格兰杰因果模型 |
|---|---|---|
| GMM | Gaussian mixed model | 高斯混合模型 |
| Gold-MSI | gold Smiths musical sophistication index | 金史密斯音乐复杂性指数 |
| GRE | gradient recalled echo | 梯度回波 |
| GS | grip strength | 握力 |
| GSD | go-stop delay | Go-stop 延迟 |

### H

| HD-DOT | high density DOT | 高密度源扩散光层析成像 |
|---|---|---|
| HbO2 | oxyhemoglobin | 氧合血红蛋白 |
| HEOG | horizontal electrooculogram | 水平眼电 |
| HHT | Hilbert-Huang transform | 希尔伯特–黄变换 |
| HOS | higher order spectra | 高阶谱 |
| HRF | hemodynamic response function | 血氧动力学响应函数 |
| HSF | high space frequency | 高空间频率 |

### I

| ICA | independent component analysis | 独立成分分析 |
|---|---|---|
| ICC | intraclass correlation coefficient | 组内相关系数 |
| ICSD | international classification of sleep disorders | 国际睡眠障碍分类 |
| IFC | inferior frontal cortex | 额下皮层 |
| IFG | inferior frontal gyrus | 额下回 |
| IFJ | inferior frontal junction | 额下回联合区 |
| IFL | inferior frontal lobe | 额下叶 |
| IMF | intrinsic mode function | 本征模态函数 |
| INS | insular | 脑岛 |

| | | |
|---|---|---|
| IOG | inferior occipital gyrus | 枕下回 |
| IOR | inhibition of return | 返回抑制 |
| IPL | inferior parietal lobule | 顶下小叶 |
| IPS | intraparietal sulcus | 顶内沟 |
| IPSP | inhibitory postsynaptic potential | 抑制性突触后电位 |
| ITD | intrinsic time-scale decomposition | 固有时间尺度分解 |
| ITG | inferior temporal gyrus | 颞下回 |
| ITI | inter-trial interval | 试次间隔 |

**J**

| | | |
|---|---|---|
| jICA | joint independent component analysis | 联合 ICA |

**K**

| | | |
|---|---|---|
| KNN | K-nearest neighbor | K-最近邻算法 |
| KEN | Kolmogorov-Sinai entropy | Kolmogorov-Sinai 熵 |

**L**

| | | |
|---|---|---|
| LASSO | least absolute shrinkage and selection operator | 最小绝对收缩和选择算子 |
| LC | locus coeruleus | 蓝斑核 |
| LEV | levetiracetam | 左乙拉西坦 |
| LDA | linear discriminant analysis | 线性判别分析 |
| LFP | local field potential | 局部场电位 |
| LL | local linearization | 局部线性化 |
| LPISS | $L_p$ norm iterative sparse solution | $L_p$ 范数迭代稀疏解 |
| LOOCV | leave one out cross validation | 留一法交叉验证 |
| LORETA | low resolution electromanetic tomography | 低分辨率电磁层析成像 |
| $L_p$ GCA | $L_p$ norm based Granger causality analysis | 基于 $L_p$ 范数的格兰杰因果分析 |
| LPFC | lateral prefrontal cortex | 外侧前额叶皮层 |
| LPP | late positive potential | 晚期正电位 |
| $L_1$-PCA | principle component analysis based on $L_1$ norm maximization | 基于 $L_1$ 范数极大化的主成分分析 |

**M**

| | | |
|---|---|---|
| mCCA | multi-modality canonical correlation analysis | 多模态典型相关分析 |

| McI | motion clarity index | 动力指数 |
|---|---|---|
| MCC | middle cingulate cortex | 中扣带回皮层 |
| MD | mean diffusivity | 平均扩散率 |
| ME | maximum entropy | 最大熵 |
| MEG | magnetoencephalography | 脑磁图 |
| MFG | middle frontal gyrus | 额中回 |
| MI | motor imagery | 运动想象 |
| MICD | minimal clinically important difference | 最小临床重要差异 |
| MLAEP | middle latency auditory evoked potential | 中潜伏期听觉诱发电位 |
| MMN | mismatch negative | 失匹配负波 |
| MNI | Montreal Neurological Institute | 蒙特利尔神经学研究所 |
| MNS | minimum norm solution | 最小模解 |
| MO | mode of anisotropy | 各向异性模型 |
| mPFC | medial prefrontal cortex | 内侧前额叶皮层 |
| MRI | magnetic resonance imaging | 磁共振成像 |
| MS | multiple sclerosis | 多发性脑硬化 |
| MSC | magnitude-squared coherence | 幅值平方相干 |
| MTG | middle temporal gyrus | 颞中回 |
| MVAR | multivariate autoregressive model | 多元自回归模型 |

## N

| NBC | naive Bayesian classifier | 朴素贝叶斯分类器 |
|---|---|---|
| NE | norepinephrine | 去甲肾上腺素 |
| NF | neural feedback | 神经反馈 |
| NHPT | nine-hole peg test | 九柱孔测试 |
| NIRS | near infrared spectrum instrument | 近红外光谱仪 |
| NMDR | N-methyl-D-aspartate | N-甲基-D-天冬氨酸 |
| NREM | non-rapid eye movement | 非快速眼动 |
| NSPCA | non-negative sparse principle component analysis | 非负稀疏主成分分析 |
| NSR | noise signal ratio | 噪声信号比 |
| NSS | no-stop-signal | 无停止信号 |

## O

| OCD | obsessive-compulsive disorder | 强迫症 |
| OFA | occipital face area | 枕叶面部区 |
| OEF | oxygen extraction fraction | 氧抽取率 |
| ONSPCA | orthogonal non-negative sparse principle component analysis | 正则化非负稀疏主成分分析 |

## P

| Parallel-ICA | parallel independent component analysis | 并行 ICA |
| PCA | principle component analysis | 主成分分析 |
| PCC | posterior cingulate cortex | 后扣带回皮层 |
| PCP | phencyclidine | 苯环己哌啶 |
| PCu | precuneus | 楔前叶 |
| PD | pharmacodynamics | 药效学 |
| PDC | partial directed coherence | 偏有向相干 |
| PE | permutation entropy | 置换熵 |
| PEP | prosodic expectancy positivity | 韵律预期正波 |
| PET | position emission tomography | 正电子发射断层显像 |
| PFC | prefrontal cortex | 前额叶皮层 |
| PhEn | phase entropy | 相位熵 |
| PK | pharmacokinetics | 药代动力学 |
| PLF | phase-locking factor | 锁相因子 |
| PLS | partial least squares | 偏最小二乘法 |
| PLV | phase locked value | 锁相值 |
| PNN | probabilistic neural network | 概率神经网络 |
| PNES | psychogenic nonepileptic seizures | 心因性非癫痫 |
| PPC | posterior parietal cortex | 后顶叶皮层 |
| PSG | polysomnography | 多导睡眠描记法 |
| pre-SMA | pre-supplementary motor area | 前辅助运动区 |
| PSD | power spectral density | 功率谱密度 |
| PSO | particle swarm optimization algorithm | 微粒群优化算法 |

## Q

| qEEG | quantitative electroencephalography | 定量脑电图 |

# R

| RBF | radial basis function | 径向基核函数 |
|---|---|---|
| rCBF | regional cerebral blood flow | 局部脑血流量 |
| rCMR | regional cerebral metabolism rate | 局部脑代谢率 |
| REST | reference electrode standardization technique | 参考电极标准化技术 |
| REM | rapid eye movement | 快速眼动 |
| REN | Renyi entropy | Renyi 熵 |
| RFEF | right frontal eye field | 右额叶眼区 |
| rIFG | right inferior frontal gyrus | 右侧额下回 |
| rIFJ | right inferior frontal junction | 右下额叶联合区 |
| RMSEP | root mean square error of prediction | 预测均方根误差 |
| ROC | receiver operating characteristic | 被试工作特征 |
| ROI | region-of-interest | 感兴趣区域 |
| RSE | refractory status epilepticus | 难治性癫痫持续状态 |
| rs-fMRI | resting-state functional magnetic resonance | 静息态功能磁共振 |
| RQA | recurrence quantification analysis | 递归定量分析 |
| RTE | radiative transfer equation | 辐射传输方程 |
| rVLPFC | right ventrolateral prefrontal cortex | 右腹外侧前额叶皮层 |

# S

| SampEn | sample entropy | 样本熵 |
|---|---|---|
| SC | structural connectivity | 结构连接 |
| SCG | spectracentrogram | 频谱中心图 |
| SCP | slow cortical potential | 慢皮层电位 |
| SE | sensitivity | 敏感性 |
| SaEN | Shannon's entropy | 香农熵 |
| SEN | spectral entropy | 谱熵 |
| SEM | structural equation model | 结构方程模型 |
| SEP | somatosensory evoked potential | 体感诱发电位 |
| SFA | spindle frequency activity | 纺锤波频率活动 |
| SL | synchronization likelihood | 同步似然 |
| SLT | statistics learning theory | 统计学习理论 |
| SM | sensorimotor | 感觉运动 |

| SMA | supplementary motor area | 辅助运动区 |
|---|---|---|
| SMR | sensorimotor rhythm | 感觉运动节律 |
| sMRI | structural magnetic resonance imaging | 结构磁共振成像 |
| SNR | signal noise ratio | 信噪比 |
| SOA | stimuli onset asynchrony | 刺激呈现间隔 |
| SOL | sleep onset latency | 入睡潜伏期 |
| SP | specificity | 特异度 |
| SPCA | sparse principle component analysis | 稀疏主成分分析 |
| SPL | superior parietal lobe | 上顶叶 |
| SPN | spatial pattern extracted from the brain network topology | 网络拓扑空间模式 |
| SPSM | statistical parametric scalp mapping | 统计参数在头表映射 |
| SRT | signed residual time | 标记残留时间 |
| 3SCO | solution space sparse coding optimization | 基于微粒群解空间编码压缩的脑电源定位方法 |
| SSRI | selective seratonin re-uptake inhibitor | 选择性 5-羟色胺再摄取抑制剂 |
| SSRT | stop-signal response time | 停止信号反应时间 |
| SST | stop signal task | 停止信号任务 |
| SSVEP | steady-state visual evoked potential | 稳态视觉诱发电位 |
| STG | superior temporal gyms | 颞上回 |
| STN | sub-thalamic nucleus | 丘脑底核 |
| STFT | short-time Fourier transformation | 短时傅里叶变换 |
| SVD | singular value decomposition | 奇异值分解 |
| SVM | support vector machine | 支持向量机 |
| SVR | support vector regression | 支持向量回归 |
| SWA | slow wave activity | 慢波活动 |
| SWC | spindle wave component | 纺锤波成分 |
| SWS | slow wave sleep | 慢波睡眠 |
| S1 | bispectrum entropy | 双谱熵 |
| S2 | square of bispectrum entropy | 双谱熵平方 |

## T

| TMS | transcranial magnetic stimulation | 经颅磁刺激 |
|---|---|---|

| TPJ | temporal-parietal junctions | 颞顶联合区 |
| TSVD | truncated singular value decomposition | 奇异值截断分解 |
| TST | total sleepy time | 总睡眠时间 |
| TE | Tsallis entropy | Tsallis 熵 |

**U**

| UI | ultrasonic imaging | 超声成像 |

**V**

| VBM | voxel-based morphometry | 基于体素的形态测量学 |
| VCVS | voltage controlled voltage source | 压控电压源 |
| VEEG | video electroencephalograph | 视频 EEG |
| VEP | visual evoked potential | 视觉诱发电位 |
| VLPFC | ventromedial prefrontal cortex | 腹内侧前额叶皮层 |
| VPP | vertex positive potential | 顶正电位 |
| VEOG | vertical electrooculogram | 垂直眼电 |

**W**

| WE | wavelet entropy | 小波熵 |
| WHO | World Health Organization | 世界卫生组织 |
| WM | working memory | 工作记忆 |
| WMN | weighted minimum-norm solution | 加权最小模解 |

# 第一章

# 脑　电

　　脑细胞间的突触后电位放电并反映在大脑皮层或头皮表面的电生理活动，就是 EEG。全面理解 EEG 信号及其测量有利于获取高质量的数据，并从这些数据中得出准确的结论。本章主要介绍脑电的生理基础、脑电成分和脑电研究历程，首先讨论神经元行为的基础——偶极子模型，其次从频域入手介绍脑电成分（$\delta$、$\theta$、$\alpha$、$\beta$ 和 $\gamma$）的生理意义，最后回溯对脑电悠久的研究历程，通过提供基础性和机制性的 EEG 解释，使研究人员在缺乏物理学和神经生理学相关知识的情况下也可以深入理解 EEG 信号。

## 第一节　脑电的生理基础

　　当大头针扎破人的脚底时，痛觉会延伸到感觉神经末梢。此时，对膜拉伸敏感的特殊离子通道开放，并允许 $Na^+$ 进入神经末梢。这种正电荷的流入使细胞膜去极化至阈值，并产生动作电位（action potential，AP）。以这种方式，动作电位得以连续再生，并像波浪一般在感觉轴突上传播。这种从一个神经元到另一个神经元的信息传递被称为突触传递（Bear, Connors, & Paradiso, 2007）。

　　对于 EEG 信号的主要来源，普遍存在的一种观点是，EEG 源自皮层神经元（沿着皮层柱组织的锥体细胞）群体中突触的同步放电（Avitan, Teicher, & Abeles, 2009；Holmes & Khazipov, 2006；Kandel, Schwartz, & Jessell, 2000；Silva, 2009）。突触后的神经元受到刺激后，在神经树突附近产生细胞外电压，其电压值比沿着神经元的其他地方的电压值更小，这种情况被称为偶极子。偶极子包含正电荷区域和负电荷区域，并且它们之间相隔一定距离。正电荷的区域被称为源，而负电荷的区域被称为阱。

电极检测其附近的正电荷和负电荷的总和。在电极与偶极子的源极和阱极等距的情况下，电极将测量中心点的净电压。因此，当电极更接近偶极子的正极或负极时，电极只能检测偶极子。这意味着 EEG 可测量两种主要类型的偶极子：垂直于头皮表面的切向偶极子和平行于头皮表面的径向偶极子（Ahlfors et al.，2010；Whittingstall et al.，2003）。偶极子有正极和负极，因此，它将在头皮的不同区域产生正向偏移和负向偏移。

单个神经元的偶极子太小，距离头皮太远时不能测量。然而，实际检测的是来自一个区域内的多个神经元的偶极子。对来自同一区域的许多单独的偶极子进行相加，其值也可以被看成一个偶极子，该值大小反映了相加的神经元数量（Dugdale，1993；Kandel et al.，2000）。由于电极将测量脑中偶极子的正极和负极之和，只有当神经元以平行的方式排列并且同步激活时才能产生可测量的信号（图 1-1）。如果神经元都以相同的方向排列，它们的信号就可以相加以形成更大的信号；而在其他排列方式中，各个偶极子的正极和负极将相加并抵消。

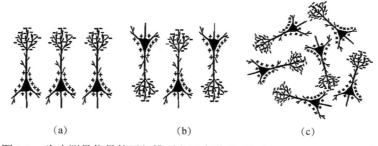

(a)　　　　　　　　(b)　　　　　　　　(c)

图 1-1　头皮测量信号的平行排列和同步激活（Jackson & Bolger，2014）

（a）负信号将会相加，并能够在头皮上测得。（b）正信号和负信号将在头皮"相互抵消"，因此不可测量。

（c）正电荷和负电荷的随机排列，没有明确的偶极子，因此在头皮上不能测量信号

在头皮上测量的信号的极性取决于偶极子的特定方向。当兴奋性突触后电位（excitatory postsynaltic potential，EPSP）在树突突触处被触发时，由于去极化电流流入神经元，局部细胞外液相对于细胞内液有更高的负电势。该电流将沿着神经元传导并在局部范围内产生分布更广泛的细胞外正电势。在垂直于颅骨的锥体神经元中，由于树突更靠近头皮，细胞外液的局部负电势将更靠近头皮，使得头皮上的电极受到负电势的影响从而产生负偏转。此时测量的信号反映的是细胞外液的电荷而不是细胞内液的电荷，这是因为朝向颅骨的容积导体效应取决于离子的移动，所以无法反映神经元内的电流。

另外，如果 EPSP 到达一个更接近细胞体的突触（在锥体皮层神经元中），则正电势将更接近头皮。此时，对应于该区域的电极将测量到正电压偏转。与 EPSP

相似，抑制性突触后电位（inhibitory postsynaptic potential，IPSP）将使突触区域超极化，当其更接近树突时将产生正电压，当其更接近细胞体时将产生负电压。因此，EPSP 和 IPSP 均可以在 EEG 信号中产生正偏转或负偏转，这取决于正电势和负电势哪个更接近头皮，当正电势更接近头皮时则产生正偏转，反之则出现负偏转。

除此之外，也有学者将 EEG 定义为丘脑-皮层和皮层-皮层组合之间的连接所产生的同步活动（Buzsaki，2006；Olejniczak，2006）。Schaul（1998）还对特定的节律进行了讨论。例如，David 等（2016）在研究皮层神经元的慢波振荡时，提出在非快速眼动的睡眠期间，EEG 表现为由皮层和丘脑振荡之间的动态相互作用所产生的特征波。在丘脑神经元中，低阈值 T 型 $Ca^{2+}$ 通道几乎在每种类型的神经元振荡中都起着关键作用，包括慢波（<1Hz）、睡眠纺锤波和 $\delta$ 波。T 通道的短暂开放引起了低阈值放电和相关的高频率动作电位爆发，它们主要存在于睡眠纺锤波和 $\delta$ 波中，而小部分 T 通道持续打开，负责维持由睡眠引起的缓慢振荡的膜电位双稳态。令人惊讶的是，丘脑皮层神经元存在非常高密度的 T 通道，其大大超过了产生低阈值放电所需的量，并因此支持某些睡眠振荡。为了澄清 T 通道密度和睡眠振荡之间的关系，David 等（2016）结合了试管内丘脑皮层神经元刺激的实验，系统地研究了 T 电导水平对丘脑皮层神经元生成的内在节律的影响。此外，他们使用分叉分析，分析了在缓慢振荡和 $\delta$ 振荡过渡间发生的动力过程。研究结果表明，虽然稳定的 $\delta$ 振荡可以诱发最低水平的 T 电导，包括由上升状态（分组的 $\delta$ 慢波）分开的 $\delta$ 振荡，整个范围的慢振荡模式需要一个高密度的 T 通道。此外，高水平的 T 电导确保了不同类型的慢振荡的稳定性。

Bazanova 和 Vernon（2014）研究了 $\alpha$ 节律的生理基础，指出 $Ca^{2+}$ 的 T 通道激活决定了 $\alpha$ 节律的频率：$\alpha$ 波起搏器的显著特征（包括丘脑转接细胞）是 T 型细胞表面和内质网的膜中存在高密度的钙通道（Destexhe & Sejnowski，2003）。$\alpha$ 节律是丘脑调节局部皮层网络的结果（Steriade & Timofeev，2003），并且是重要的大脑频率。此外，有学者发现，T 型细胞的钙通道通过调节其钙浓度，可以抑制经过丘脑的信号传递，从而达到稳定的静息状态（Page，Odonnell，& Blackshaw，2006）。正如猫的体外实验所示，在约 10Hz 的频率下，猫的丘脑核传递细胞中的细胞内钙电流，因为钙通道的活化耐受性近似为 100 ms（Bollimunta et al.，2011），从而产生细胞膜的暂时去极化。因此，转基因小鼠中的基因缺失，将导致不应期的减少，因此产生更频繁的振荡（Anderson et al.，2005）。研究表明，敲除小鼠代谢型 GABA-B 受体亚单位，违反了其对钙通道活性的抑制作用。因此，增强的钙通道活性反过来增加了频率的反射周期和扰乱了 $\alpha$ 纺锤振荡（Emson，2007）。这样的实验数据已经证实了钙通道的激活性质决定了神经元节律性放电的频率，从而产生了大脑节律活动。最近，Lörincz 等（2008）发现了猫的一个外侧膝状核皮层神经元子集，其在 $\alpha$ 频率上具有新型的固定爆发模式，称为高阈值爆发。通过丘脑-皮层纤维代谢型谷氨酸受体的活化可以发现这种激活（Mccormick & Krosigk，1992），这些激活可以进一步通过神经元间隙的连接同步形成局部 $\alpha$ 节律振源（Hughes et al.，2004）。

对 EEG 神经源（对信号有贡献的神经元的精确群体等）的具体讨论，倾向于基于各种各样的简化假设，如将高度分枝和复杂的树枝状突触建模为与神经元具有简单空间关系的导管，或将人类头骨建模为三个或四个同心球。实验工作旨在验证理论工作，并已经在一定程度上取得了成功，但是实验和理论之间仍然存在一些违反模型假设的冲突［如 Rall 对树枝状突触的建模：参见 Nunez 和 Srinivasan（1981）的研究］。

# 第二节　脑　电　成　分

脑节律根据对数增加的中心频率和频段宽度，被分组成不同的频带。脑节律频带包括 $\delta$（0.5～4Hz）、$\theta$（4～8Hz）、$\alpha$（8～13Hz），$\beta$（12～30Hz），以及低频 $\gamma$（30～80Hz）和高频 $\gamma$（80～150Hz）。除此之外，还有其他频段的节律，如亚 $\delta$ 和 $\Omega$（高达 600Hz）节律。但是在文献中，与认知过程最相关的频带集中在 2～150Hz。这种分组不是任意的，而是由脑振荡，包括突触衰变和信号动态传递的神经生物学机制所决定的。如果不对频率进行精准划分，可能会看到 $\theta$ 波的频率为 3～9Hz，或 3～7Hz，或 4～7Hz。此外，频率峰值的个体差异与脑结构、年龄、工作记忆（working memory，WM）容量和脑化学等个体特征也有一定关系（Cohen，2014）。

$\delta$ 波的频率为 0.5～4Hz（波幅为 20～200μV），是频率最慢、波幅最大的脑电波，$\delta$ 波开始出现在睡眠的第三阶段，在第四阶段达到高潮，几乎所有频谱活性均以 $\delta$ 波为主。第三阶段有小于 50% 的 $\delta$ 波活动被定义为睡眠，而第四阶段有超过 50% 的 $\delta$ 波活动被定义为睡眠。

$\theta$ 波的频率为 4～8Hz（波幅为 100～150μV）。$\theta$ 波在年长的儿童和成年人的脑电波中较为常见，往往出现在冥想、昏昏欲睡、催眠或睡眠状态，但不是出现在睡眠最深的阶段。

神经科学方面的研究表明，神经振荡可能在人类认知中发挥重要作用（Fell et al.，2011）。研究者更多关注 $\theta$ 振荡，包括啮齿动物中的海马 $\theta$ 和人类中的皮层 $\theta$。对人类头皮的 EEG 研究表层：$\theta$ 振荡在额叶的各种工作记忆和情景记忆任务中增加（Klimesch et al.，1999），但这些振荡在记忆过程中的功能和意义尚不清楚。头表记录的 $\theta$ 振荡至少可以追溯到 Arellano 和 Schwab（1950）的研究，但是直到1972 年，Ishihara 和 Yoshi 才开始了对"额叶中线 $\theta$"的研究。来自对啮齿动物内侧前额叶皮层（medial prefrontal cortex，mPFC）和海马的 EEG 活动研究揭示了皮层和海马 $\theta$ 之间的关系。一些研究已经证明，mPFC 的神经元放电活动常发生在海马 $\theta$ 的特定阶段（Gordon，2011；Hyman et al.，2005）。前额叶皮层（prefrontal cortex，PFC）的 EEG 峰值锁相到海马 $\theta$ 振荡，在行为上与空间记忆表现出一定关系（Jones & Wilson，2005；Kim，Delcasso，& Lee，2011），并且其在学习过程之后表现得尤为突出（Kim et al.，2011）。研究还表明，在需要记忆表达的空间决策期间，大鼠的 PFC 和海马的局部场电位（local field potential，LFP）中 $\theta$ 的相干性仅在获得空间记忆任务后表现得特别强。此外，在学习过程以前（大约 50ms前），PFC 的 EEG 能够锁相到海马 $\theta$ 振荡（Siapas，Lubenov，& Wilson，2005），这表明 PFC 与海马通信存在方向性，即海马 $\theta$ 导致了 PFC 的活动（Anderson et al.，2010）。与这些发现一致的是，表现出扰乱的 PFC-海马 $\theta$ 相干性的转基因小鼠，其空间记忆出现受损的症状（Sigurdsson et al.，2010）。总之，这些发现暗示 PFC和海马 $\theta$ 活动之间有密切联系，即从海马到 PFC 中间神经元的生理解剖结构使得 $\theta$ 调节的海马神经元能够驱动 PFC 中间神经元的活性，进而调节 PFC 中的 $\theta$ 振荡。

　　$\alpha$ 波，正弦节律，频率是 8～13Hz，是人在清醒、安静并闭眼时由 EEG 记录的主要频率。$\alpha$ 波表现最明显的脑区是枕叶和顶叶，并随着眼睛的睁开和噪声的减少而衰减。当人入睡时，$\alpha$ 频率通常会消失，被混合的低频波所代替，主要是 $\theta$波（4～8Hz）（Sloan et al.，2007）。随着睡眠的加深，$\delta$ 波（0.5～4Hz）逐渐活跃。1973 年，研究者首次在精神病患者的睡眠中发现 $\alpha$ 波叠加在 $\delta$ 波上（$\alpha$ 波异常或者说是 $\alpha$、$\delta$ 波异常）的现象（Hauri & Hawkins，1973）。许多研究也发现了类似的异常现象，如 Sloan 在关于慢性疼痛或者睡眠的研究中发现了 $\alpha$ 波脑电异常，这可能是因为 $\alpha$ 波作为一个"侵入者"入侵了正常的睡眠（Sloan et al.，2007）。

　　$\alpha$ 波与情感加工有关。例如，相比于正性面孔，当被试看到负性面孔时，枕叶出现的 $\alpha$ 波和额叶出现的 $\beta$ 波有更高的耦合性（Güntekin & Basar，2007）。Davidson（2002）在自发活动中发现 $\alpha$ 振荡成分的半球特异性。出现在左半球更大的 $\alpha$ 波表征了正性的影响，而出现在右半球更大的 $\alpha$ 波表征了负性的影响。锁相 $\alpha$ 波响应和诱发反应的测定器响应在高焦虑的被试中表现得更大。随着认知处理各方面的变化，在认知神经基础中，$\alpha$ 波被认为是一个重要的信号，因此，$\alpha$波已被描述为脑-身体-精神整合的通用代码、通用算子、动态过程的结构块和拟不变量。

　　$\beta$ 波，频率为 12～30Hz，波幅为 5～20μV。$\beta$ 波可以分为三个部分：低频 $\beta$

（12～16Hz，$\beta1$）；$\beta$（16.5～20Hz，$\beta2$）；高频 $\beta$（20.5～30Hz，$\beta3$）。具有多个频段的 $\beta$ 波往往与活跃、繁忙或者交流的想法有关（Baumeister et al.，2008）。运动皮层 $\beta$ 波与肌肉收缩相关，肌肉收缩发生在等张运动中，并在运动变化之前和变化期间被抑制（Baker，2007）。$\beta$ 波的产生与在静态运动控制中的知觉反应强度有关，当运动改变时，$\beta$ 波逐渐消失（Lalo et al.，2007）。当运动被抑制或自发抑制时，$\beta$ 波增加（Zhang et al.，2008）。通过经颅交流刺激（一种电刺激形式）诱导运动皮层增加 $\beta$ 波，出现的结果与等张收缩产生的缓慢的移动相一致（Pogosyan et al.，2009）。

$\gamma$ 波，频率为 30～80Hz，有多重功能。根据大量的文献资料，$\gamma$ 波被认为是脑信号传导的重要节律并与认知处理有关。根据 Singer 和 Gray（1995）的研究，$\gamma$ 频段响应代表感知，并且 $\gamma$ 波活动被假设为可将刺激结合成连贯性的知觉响应。Rodriguez 等（1999）的研究支持了这一假设，他们在 $\gamma$ 频段观察到长距离的相位同步，然而，在感知、注意、记忆与学习的 $\gamma$ 频段中，他们观察到增加的远距离功能连接（functional connectivity，FC）（Desimone，1996）。值得注意的是，$\gamma$ 频段包含很多子集，每一种都有不同的功能（Fries，2009）。此外，感知觉与刺激特征结合，可自上而下地影响经验、动机、情感、态度、价值。总而言之，一切精神活动都会影响感知的特定模式。根据动力学观点（Engel，Fries，& Singer，2001），这种自上而下的影响是自发活动和响应电位瞬时结构更新调节的本质来源。有意思的是，对应于 Oddball 范式下的应答和非应答任务，$\gamma$ 波表现出个体差异性（Karakaş，Bekçi，& Erzengin，2003）。$\gamma$ 波反映了情感处理。与正性和中性表情相对，负性表情可产生更大的 $\gamma$ 振幅（Yener et al.，2007）。在情感处理中得到的 $\gamma$ 波出现得早并延伸到 850ms。愤怒引起的快速响应刺激有一个自适应值，从而有助于生物体的生存。

# 第三节　脑电研究历程

现代侵入式 EEG 记录技术是 19 世纪神经学家和神经外科学家交叉研究的结果。早期的刺激研究关注的是皮层功能。自从 Berger 引入 EEG 并将其运用于诊断癫痫患者，脑电研究的新时代便开始了（Reif，Strzelczyk，& Rosenow，2016）。那么，脑电的研究历程是怎样的？这里通过 EEG 在癫痫学中的应用和发展来介绍。

人们研究脑电的历史可以追溯到 18 世纪中后期。1857 年，英国的一位青年生理工作者 Caton 发表了关于脑灰质电现象的研究报告，他将一个电流表放在了大脑皮层中，并做了三个实验。实验一，Caton 发现深度麻醉的动物在清醒过程中或者是在由长时间的麻醉导致死亡时都有电流产生，动物完全死亡后，电极指针指向零，即电流消失。实验二，在兔子和猴子选择和咀嚼食物时，电极指针发生转动并产生电流，咀嚼消失时，电流消失。实验三是在黑暗和光照交替的环境下进行的，在 7 只兔子和 4 只猴子的大脑中观察到了电极指针的偏转，然而，光照造成的这种偏转究竟是因为光照变化刺激了特殊的视觉中心，还是光照作为一种兴奋刺激了整个大脑，或者仅仅是由光照的温度（光照是通过蜡烛呈现的）造成了电流指针的偏转，对此仍不能确定（Richard，1951）。

这些结果在当时并没有引起足够的重视，但是却启发了波兰的生理学家 Beck，Beck 开始通过有节奏地改变光线来进行家兔和狗的脑电活动的实验。实验中，Beck 将电极直接放置在大脑的感官刺激表面，来观察大脑活动导致的脑电波，证明了大脑周围出现的连续的电流与动物自身的呼吸、心跳和周围环境的刺激有关。其论文在 1890 年发表，这时才引起了人们对脑电的关注。

从人的头皮采集 EEG 记录最早是在 1929 年由德国著名的神经病学家 Berger 完成的，他的研究发现人脑主要的节律是 8～13Hz 的 α 波。受到 Berger 实验结果的启发，Foester 和 Altenburger 提出了颅内记录的必要性并进行了更深入的研究调查，还发表了关于 30 个不同脑区的颅内 EEG 记录的论文（Foerster & Altenburger，1935）。

由于受第二次世界大战的影响，一开始，Berger 的发现没有引起研究者的注意（Reif et al.，2016）。直到 1934 年，Adrian 和 Matthews 用英语报告了 Berger 的发现。同时，Gibbs 等系统地阐明了对癫痫患者 EEG 特征提取的重要性（Gibbs F，Lennox，& Gibbs E，1936）。1940 年，Schwartz 和 Ker 证实了 Foerster 和 Altenburger 在脑肿瘤皮层连接 EEG 特征变化的研究结果。

值得一提的是，1937 年，Penfield 和神经学家 Jasper 在蒙特利尔神经学研究所（Montreal Neurologieal Institute，MNI）合作（Jellinger，2009）。在该研究所中，他们结合皮层刺激与 EEG 记录技术，并建立了跨学科的方法。受到 Foerster 早期研究的影响，Penfield 通过对皮层功能定位研究来更好地了解癫痫症状学。在这期间，他不仅描述了"矮人"的概念，更是对脑岛（insular，INS）皮层的特征及其对额叶、顶叶和颞叶的整合功能进行了精确描述。外部刺激研究阐明了由脑岛组织引起的胃、运动、感觉功能表现。1939 年，研究人员在 MNI 第一次使用硬膜外电极记录了侵入式 EEG，显示出侵入式 EEG 技术描绘癫痫区域的重要性。

1939—1944 年，MNI 进行了 76 例癫痫手术，通过建立术前和术后 EEG 来确定癫痫脑区，EEG 在当时成为"外科医生最好的指南"，并且 EEG 定位脑区损伤的相关性超过了 Pneumencephalogram（当时流行的 EEG）。

1949 年，Haynes 和 Meyers 发表了第一篇关于癫痫患者立体定向植入 EEG 电极的论文。他们描述了联合和独立的皮层和皮下结构的癫痫发作活动，并提出扩大浅层和深层脑组织同步研究的重要性。然而，当时的植入系统不够个性化，导致小核结构的研究调查不准确（Hayne & Meyers，1950）。

与此同时，法国神经外科医生 Talairach 获得了第一手的立体定向手术的经验。他通过改进植入技术并使用 EEG 来调整关于心室位置和大小的植入坐标（Talairach et al.，1949），并定义了一个参考线系统结构，允许将个性化和优化的方法用于深部脑结构及其解剖学位置的研究中。1957 年，Talairach 首次发表了立体定向脑结构图谱，10 年后发表了第二版。在法国圣安妮医院工作期间，Talairach 遇见了与他同名的对 EEG 感兴趣的神经病学和神经生理学家 Bancaud，并与 Bancaud 一起提出了适用于癫痫患者的立体定位技术。这种技术不仅允许记录深部脑电结构，而且提供了三维成像以分析发病的模式、分布、传播及临床相关特征。这种方法允许更长的、连续的记录以及诊断和外科手术的分离（Talairach et al.，1962）。颅内立体 EEG 因为具有很好的耐受性，使几天的短期研究发展到几周的长期观察研究成为可能。

EEG 在癫痫学上的发展是整个脑电发展历程的缩影。近年来，数学、科学和神经学上的发展已使 EEG 方法成为一种重要的数据资源，使 EEG 在宏观和介观上发展成为一种新的脑皮层动力学定量技术（Loo，Lenartowicz，& Makeig，2016）。

# 参考文献

Arellano，A.，& Schwab，R.（1950）. *Scalp and Basal Recording During Mental Activity*. Proceedings of the 1st International Congress of Psychiatry，Paris.

Ahlfors，S. P.，Han，J.，Belliveau，J. W.，& Hämäläinen，M. S.（2010）. Sensitivity of MEG and EEG to source orientation. *Brain Topography*，23（3），227-232.

Almeida，A. N.，Martinez，V.，& Feindel，W.（2005）. The first case of invasive EEG monitoring for the surgical treatment of epilepsy：Historical significance and context. *Epilepsia*，46（7），1082-1085.

Anderson，K. L.，Rajagovindan，R.，Ghacibeh，G. A.，Meador，K. J.，& Ding，M.（2010）. Theta oscillations mediate interaction between prefrontal cortex and medial temporal lobe in human memory. *Cerebral Cortex*，20（7），1604-1612.

Anderson，M. P.，Mochizuki，T.，Xie，J.，Fischler，W.，Manger，J.，Talley，E.，et al.（2005）. Thalamic Ca$_v$3.1 T-type Ca$^{2+}$ channel plays a crucial role in stabilizing sleep. *Proceedings of the*

*National Academy of Sciences of the United States of America*，*102*（5），1743-1748.

Avitan，L.，Teicher，M.，& Abeles，M.（2009）. EEG generator—A model of potentials in a volume conductor. *Journal of Neurophysiology*，*102*（5），3046-3059.

Baker，S. N.（2007）. Oscillatory interactions between sensorimotor cortex and the periphery. *Current Opinion in Neurobiology*，*17*（6），649-655.

Baumeister，J.，Barthel，T.，Geiss，K. R.，& Weiss，M.（2008）. Influence of phosphatidylserine on cognitive performance and cortical activity after induced stress. *Nutritional Neuroscience*，*11*（3），103-110.

Bazanova，O. M.，& Vernon，D.（2014）. Interpreting EEG alpha activity. *Neuroscience & Biobehavioral Reviews*，*44*，94-110.

Bear，M. F.，Connors，B. W.，& Paradiso，M. A.（2007）. *Neuroscience：Exploring the Brain*（3rd ed.）. Baltimore：Lippincott Williams & Wilkins.

Bollimunta，A.，Mo，J.，Schroeder，C. E.，& Ding，M.（2011）. Neuronal mechanisms and attentional modulation of corticothalamic alpha oscillations. *Journal of Neuroscience*，*31*（13），4935-4943.

Buzsaki. G.（2006）. *Rhythms of the Brain*. New York：Oxford University Press.

Cohen，M. X.（2014）. *Analyzing Neural Time Series Data：Theory and Practice*. Massachusetts：MIT Press.

David，F.，Crunelli，V.，Leresche，N.，& Lambert，R. C.（2016）. Dynamic analysis of the conditional oscillator underlying slow waves in thalamocortical neurons. *Frontiers in Neural Circuits*，*10*（52），282-292.

Davidson，R. J.（2002）. Anxiety and affective style：Role of prefrontal cortex and amygdala. *Biological Psychiatry*，*51*（1），68-80.

Desimone，R.（1996）. Neural mechanisms for visual memory and their role in attention. *Proceedings of the National Academy of Sciences of the United States of America*，*93*（24），13494-13499.

Destexhe，A.，& Sejnowski，T. J.（2003）. Interactions between membrane conductances underlying thalamocortical slow-wave oscillations. *Physiological Reviews*，*83*（4），1401-1453.

Dugdale，D.（1993）. *Essentials of Electromagnetism*. London：Macmillan Education.

Emson，P. C.（2007）. $GABA_B$ receptors：Structure and function. *Progress in Brain Research*，*160*，43-57.

Engel，A. K.，Fries，P.，& Singer，W.（2001）. Dynamic predictions：Oscillations and synchrony in top-down processing. *Nature Reviews Neuroscience*，*2*（10），704-716.

Fell，J.，Ludowig，E.，Staresina，B. P.，Wagner，T.，Kranz，T.，Elger，C. E.，& Axmacher，N.（2011）. Medial temporal theta/alpha power enhancement precedes successful memory encoding：Evidence based on intracranial EEG. *Journal of Neuroscience*，*31*（14），5392-5397.

Foerster, O., & Altenburger, H.（1935）. Elektrobiologische vorgange an der menschlichen hirrinde. *Deutsche Zeitschrift Für Nervenheilkunde, 135*（5-6）, 277-288.

Fries, P.（2009）. Neuronal gamma-band synchronization as a fundamental process in cortical computation. *Annual Review of Neuroscience, 32*, 209-224.

Gibbs, F. A., Lennox, W. G., & Gibbs, E. L.（1936）. The electroencephalogram in diagnosis and in localization of epileptic seizures. *Annee Psychologique, 36*（6）, 1225-1235.

Gordon, J. A.（2011）. Oscillations and hippocampal-prefrontal synchrony. *Current Opinion in Neurobiology, 21*（3）, 486-491.

Güntekin, B., & Basar, E.（2007）. Emotional face expressions are differentiated with brain oscillations. *International Journal of Psychophysiology, 64*（1）, 91-100.

Hauri, P., & Hawkins, D. R.（1973）. Alpha-delta sleep. *Electroencephalography & Clinical Neurophysiology, 34*（3）, 233-237.

Hayne, R., & Meyers, R.（1950）. An improved model of a human stereotaxic instrument. *Journal of Neurosurgery, 7*（5）, 463-466.

Holmes, G. L., & Khazipov, R.（2006）. Basic neurophysiology and the cortical basis of EEG. In Blum, A. S., & Rutkove, S. B.（Eds）. *The Clinical Neurophysiology Primer*（pp. 19-33）. New Jersey: Humana Press.

Hughes, S. W., Lörincz, M., Cope, D. W., Blethyn, K. L., Kékesi, K. A., Parri, H. R., et al.（2004）. Synchronized oscillations at alpha and theta frequencies in the lateral geniculate nucleus. *Neuron, 42*（2）, 253-268.

Hyman, J. M., Zilli, E. A., Paley, A. M., & Hasselmo, M. E.（2005）. Medial prefrontal cortex cells show dynamic modulation with the hippocampal theta rhythm dependent on behavior. *Hippocampus, 15*（6）, 739-749.

Jellinger, K. A.（2009）. Textbook of epilepsy surgery. *European Journal of Neurology, 16*（3）, e61.

Jackson, A. F., & Bolger, D. J.（2014）. The neurophysiological bases of EEG and EEG measurement: A review for the rest of us. *Psychophysiology, 51*（11）, 1061-1071.

Jones, M. W., & Wilson, M. A.（2005）. Phase precession of medial prefrontal cortical activity relative to the hippocampal theta rhythm. *Hippocampus, 15*（7）, 867-873.

Kandel, E. R., Schwartz, J. H., & Jessell, T. M.（2000）. *Principles of Neural Science*（4th ed）. New York: McGraw-Hill.

Karakaş, S., Bekçi, B., & Erzengin, Ö. U.（2003）. Early gamma response in human neuroelectric activity is correlated with neuropsychological test scores. *Neuroscience Letters, 340*（1）, 37-40.

Kim, J., Delcasso, S., & Lee, I.（2011）. Neural correlates of object-in-place learning in hippocampus and prefrontal cortex. *Journal of Neuroscience*，*31*（47），16991-17006.

Klimesch，W.，Doppelmayr，M.，Schwaiger，J.，Auinger，P.，& Winkler，T.（1999）. 'Paradoxical' alpha synchronization in a memory task. *Cognitive Brain Research*，*7*（4），493-501.

Lörincz，M. L.，Crunelli，V.，& Hughes，S. W.（2008）. Cellular dynamics of cholinergically induced alpha（8-13 Hz） rhythms in sensory thalamic nuclei in vitro. *Journal of Neuroscience*，*28*（3），660-671.

Lalo，E.，Gilbertson，T.，Doyle，L.，Di Lazzaro，V.，Cioni，B.，& Brown，P.（2007）. Phasic increases in cortical beta activity are associated with alterations in sensory processing in the human. *Experimental Brain Research*，*177*（1），137-145.

Loo，S. K.，Lenartowicz，A.，& Makeig，S.（2016）. Research review：Use of EEG biomarkers in child psychiatry research-current state and future directions. *Journal of Child Psychology and Psychiatry*，*57*（1），4-17.

Mccormick，D. A.，& Krosigk，M. V.（1992）. Corticothalamic activation modulates thalamic firing through glutamate "metabotropic" receptors. *Proceedings of the National Academy of Sciences of the United States of America*，*89*（7），2774-2778.

Nunez，P. L.，& Srinivasan，R.（1981）. *Electric Fields of the Brain：The Neurophysics of EEG*. New York：Oxford University Press.

Olejniczak，P.（2006）. Neurophysiologic basis of EEG. *Journal of Clinical Neurophysiology*，*23*（3），186-189.

Pacella，B. L.，& Barrera，S. E.（1941）. Electroencephalography：Its applications in neurology and psychiatry. *Psychiatric Quarterly*，*15*（3），407-437.

Page，A. J.，O'Donnell，T. A.，& Blackshaw，L. A.（2006）. Inhibition of mechanosensitivity in visceral primary afferents by GABA$_B$ receptors involves calcium and potassium channels. *Neuroscience*，*137*（2），627-636.

Pogosyan，A.，Gaynor，L. D.，Eusebio，A.，& Brown，P. （2009）. Boosting cortical activity at beta-band frequencies slows movement in humans. *Current Biology*，*19*（19），1637-1641.

Reif，P. S.，Strzelczyk，A.，& Rosenow，F.（2016）. The history of invasive EEG evaluation in epilepsy patients. *Seizure*，*41*，191-195.

Richard，C.（1951）. Researches on electrical phenomena of cerebral gray matter. *Electroencephalography & Clinical Neurophysiology*，*3*（2），140.

Rodriguez，E.，George，N.，Lachaux，J. P.，Martinerie，J.，Renault，B.，& Varela，F. J.（1999）. Perception's shadow：Long-distance synchronization of human brain activity. *Nature*，*397*（6718），430-433.

Schaul，N.（1998）. The fundamental neural mechanisms of electroencephalography. *Electroencephalo-*

*graphy & Clinical Neurophysiology*，*106*（2），101-107.

Siapas，A. G.，Lubenov，E. V.，& Wilson，M. A.（2005）. Prefrontal phase locking to hippocampal theta oscillations. *Neuron*，*46*（1），141-151.

Sigurdsson，T.，Stark，K. L.，Karayiorgou，M.，Gogos，J. A.，& Gordon，J. A.（2010）. Impaired hippocampal-prefrontal synchrony in a genetic mouse model of schizophrenia. *Nature*，*464*（7289），763-767.

Silva，F. L. D.（2009）. EEG: Origin and measurement. In Mulert C.，& Lemieux L.（Eds）. *EEG-fMRI*. Berlin: Springer.

Singer，W.，& Gray，C. M.（1995）. Visual feature integration and the temporal correlation hypothesis. *Annual Review of Neuroscience*，*18*（1），555-586.

Sloan，E. P.，Maunder，R. G.，Hunter，J. J.，& Moldofsky，H.（2007）. Insecure attachment is associated with the α-EEG anomaly during sleep. *BioPsychoSocial Medicine*，*1*（1），20-25.

Steriade，M.，& Timofeev，I.（2003）. Neuronal plasticity in thalamocortical networks during sleep and waking oscillations. *Neuron*，*37*（4），563-576.

Talairach，J.，Bancaud，J.，Bonis，A.，Szikla，G.，& Tournoux，P.（1962）. Functional stereotaxic exploration of epilepsy. *Confinia Neurologica*，*22*（1），328-331.

Talairach，J.，Hécaen，M.，David，M.，Monnier，M.，& Ajuriaguerra，J.（1949）. Recherches sur la coagulation thérapeutique des structures sous-corticales chez l'homme. *Revue Neurologique*，*81*，4-24.

Whittingstall，K.，Stroink，G.，Gates，L.，Connolly，J. F.，& Finley，A.（2003）. Effects of dipole position，orientation and noise on the accuracy of EEG source localization. *BioMedical Engineering OnLine*，*2*（1），1-5.

Yener，G. G.，Güntekin，B.，Öniz，A.，& Başar，E.（2007）. Increased frontal phase-locking of event-related theta oscillations in Alzheimer patients treated with cholinesterase inhibitors. *International Journal of Psychophysiology*，*64*，46-52.

Zhang，Y.，Chen，Y.，Bressler，S. L.，& Ding，M.（2008）. Response preparation and inhibition: The role of the cortical sensorimotor beta rhythm. *Neuroscience*，*156*（1），238-246.

# 第二章

# 脑电采集记录技术

## 第一节　有损和无损检测技术

要实现人-机一体化系统，就必须深入了解协调控制运动的脑加工机制。目前对脑机制的研究主要集中在结构和功能两方面，即研究大脑的生理结构和不同大脑皮层区域的生理功能。对大脑活动进行检测的手段主要分为有损和无损两大类。有损检测方式诸如生理解剖、植入式电极等，需要专业脑外科医生的参与，且存在较高的手术风险，易造成手术后遗症，不适用于普通的科研任务。

有损检测方式由于需要进行开颅手术而对大脑有一定的损伤，这类方法通过外科开颅手术将电极阵列植入颅内直接记录或刺激大脑神经元，从而实现和外界环境的交互。通过在颅内神经中枢植入这些微装置，可以更精准地监测大脑的活动、研究大脑机能、治疗脑部疾病、控制外部设备等。有损检测方式具体又可分为完全植入型和皮层表面电极型。完全植入型就是将电极植入大脑；而皮层表面电极型则是将电极放在大脑皮层的表面而不是真正植入大脑，通过将一个微小的电极阵列植入一名瘫痪患者的大脑运动皮层，从而使这位患者可以通过思维来操控外界设备，如打开电视机、移动假肢、使用键盘打字、移动鼠标等。皮层表面电极型和完全植入型相比较，两者虽然都需要做开颅手术，但皮层表面电极型不需要将电极植入大脑皮层，而是将其放置在大脑皮层表面，这样对皮层神经元的损伤就很小，风险也更低。因此，有损型的研究和实施一般都是用在那些需要用大脑皮层电极来实现病灶的精确定位的癫痫患者身上。

目前使用最广泛的仍是无损检测方式，常见的有脑电图、功能磁共振成像（functional magnetic resonance imaging，fMRI）、近红外光谱、脑磁图（magnetoencephalography，MEG）、正电子发射断层显像（position emission tomography，PET）等。这些技术的测量原理和实现方式不尽相同，成像特点也各有千秋。下面分别介绍它们的工作原理。

## 一、脑电图

大脑神经元放电时，透过大脑硬膜、头骨在头皮形成微弱的波动电位，将特殊电极固定在头皮表面可以记录到这些电位的变化，以此可以推断颅内神经元的放电情况。在大脑皮层没有接受明显刺激的情况下记录的脑电图被称为自发脑电图。脑的高级功能活动所产生的电信号被称为诱发电位，又称 ERP。这种电位通常比自发电位小，湮没在自发电位中难以观察。采用计算机叠加技术可将这种信号从自发电位中提取出来，它是由刺激事件引起的实时脑电波形，也是 BCI 系统中真正有用的信号。脑电技术的优点是时间分辨率高，可实时检测神经信号的变化情况。

## 二、功能磁共振成像

人脑在内外刺激的作用下，处于功能活动状态，神经活动兴奋性水平提高，局部脑组织血流、血容积及血氧消耗增加。这导致脑激活区静脉中血氧浓度增高，脱氧血红蛋白相对减少。脱氧血红蛋白是顺磁物质，氧合血红蛋白（oxyhemoglobin，HbO2）是逆磁物质，将磁性物质的相对增减记录下来，就反映了相关脑区的激活状态。功能磁共振成像技术主要有三个优点：第一，没有辐射损伤，通常也不用给患者注入任何成像的药剂，所以安全性高；第二，原则上所有自旋不为零的核元素都可被用来成像，如氢、碳、氮和磷等；第三，磁共振的各种参数都可被用来成像，这使得医疗诊断以及对人体内代谢和功能的研究更方便、有效。

## 三、近红外光谱

近红外光谱是指波长为 780～2526nm 的电磁波，位于可见光及中红外之间。这一光谱区域为含氢基团的倍频和合频吸收区。大脑组织中主要的红外线光吸收者是血红素，其光吸收特性依赖于它的氧化水平。近红外光谱仪（near infrared spectrum instrument，NIRS）通过捕捉脑组织对两种或多种光谱的吸收特性来测量脑组织的血氧和血流量，最后通过测量输入、输出光波等参数的变化，可以得到脑组织生理参数的相对变化值或者绝对变化值。近红外光量子不像射线那样具有高强度能量，所以它不会使人体内发生电离现象，对人体的损害很小。

## 四、脑磁图

当神经冲动由神经元轴突传至突触时，含有特殊递质的突触小泡进入突触间隙。随后，突触小泡内的递质与突触后膜的受体结合，导致突触后膜上某些离子通道开放，膜电位发生变化，产生突触后电位。在单位面积脑皮层中，数千个锥体细胞几乎同时产生神经冲动，从而产生集合电流以及与电流方向正切的脑磁场，而脑磁图测量的主要就是突触后电位引发的磁场。MEG 无需侵入人体就能准确定位大脑电磁波产生的部位，但必须在磁屏蔽室内进行，对实验环境要求较高。

## 五、正电子发射断层显像

正电子发射断层显像技术可以在分子水平上提供有关脏器及其病变的功能信息，该技术与放射性核素的衰变有关。注入人体的正电子放射性核素 $\beta$+ 发生衰变产生正电子，它们与人体组织中的电子发生湮灭，产生一对方向相反的 $\gamma$ 光子，探测器检测这些光子并进一步投影为医学影像。目前 PET 已成为肿瘤、心脑疾病诊断与病理研究中不可或缺的方法，但其注入人体的正电子放射素可能会对人体造成轻微损害。

以上无损检测技术的时空分辨率如表 2-1 所示。这些检测技术的原理不同，功能也存在差异。比如，EEG 反映神经系统的局部电场变化，fMRI 信号反映神经组织血液中氧浓度的变化，MEG 反映神经系统磁场的变化。这些变化都和神经元放电活动强度有着非线性的耦合关系，但它们毕竟不是神经活动的直接反映，所以不同信号包含的信息各有侧重。将这些测量信息有机地整合起来，不仅可以提高分辨率，还能从不同角度对大脑展开综合研究，实现对大脑状态的实时、多维监测。

表 2-1　大脑活动无损检测技术时空分辨率比较

| 信号获取方式 | 空域分辨率/mm | 时域分辨率 |
| --- | --- | --- |
| EEG | 5～10 | <0.5ms |
| fMRI | 1.5 | 3～5s |
| NIRS | 20 | 10ms |
| MEG | 3～10 | 1ms |
| PET | 4～6 | 30s |

# 第二节　脑电放大器设计原理

## 一、脑电信号的特点

　　脑电图是一种具有正弦波节律的波形，它是头皮上两点间的电位差随时间变化的曲线。脑电波虽然不是正弦波，但可以作为一种以正弦波为主波的波形来分析，所以脑电图波形也可以用周期、波幅和相位等参数来描述。周期、波幅、相位是脑电图的基本特征。正常人的脑电频率主要为 0.5～30Hz，其波幅为 2～200μV。现代脑电图学中，根据频率与波幅的不同，可以将脑电波分为 $\alpha$ 波、$\beta$ 波、$\theta$ 波和 $\delta$ 波。$\alpha$ 波可在头颅部检测到，频率为 8～13Hz，波幅为 20～100μV。它是节律性脑电波中最明显的波，整个大脑皮层均可产生，在清醒、安静并闭眼时即可出现，波幅表现为由小到大，再由大到小的规律性变化，呈棱状图形。$\beta$ 波在额部和颞部最为明显，频率为 12～30Hz，波幅为 5～20μV，是一种快波，其出现一般意味着大脑比较兴奋。$\theta$ 波频率为 4～8Hz，波幅为 100～150μV，它是在人困乏时，中枢神经系统（central nervous system，CNS）处于抑制状态时所记录到的波形。$\delta$ 波在睡眠、深度麻醉、缺氧或大脑有器质性病变时出现，频率为 0.5～4Hz，波幅为 20～200μV。脑电图的波形随生理情况的变化而变化，一般来说，当脑电图由高波幅的慢波转变为低波幅的快波时，则意味着兴奋过程加强；当脑电图由低波幅的快波转变为高波幅的慢波时，则意味着抑制过程进一步发展。

　　脑电数据采集系统就是将人体脑部自发或诱发的生物电信号通过电极提取出来，再经信号调制、采样、量化、编码、传输，最后送到控制器进行数据处理或存储记录的过程。脑电数据的采集对象是复杂的人体，所以相比于一般的数据采集系统，其更为复杂并有一定的特殊性。同时，脑电信号属于微弱信号，容易受到诸如工频干扰等噪声的影响，因此在脑电采集系统中，限制干扰和噪声比放大信号更有意义。

## 二、脑电测量装置的电极导联方式

　　根据电极放置方式不同，脑电图可分为头皮脑电图、皮层脑电图（electrocorticography，ECoG）和深部脑电图等。皮层脑电图和深部脑电图是带创伤的、侵入式的，因此常规脑电图检查采用的是头皮脑电图。头皮脑电图是大脑神经电活动产生的电场经容积导体（由皮层、颅骨、脑膜及头皮构成）传导后在头皮上的电位分布。

　　脑电信号的采集是通过专用的生物传感器——脑电极从人体头部提取的。为了完成对脑电信号的处理、记录、显示，首先必须把从人体头皮提取的信号放大到一定的强度才能由计算机读取，由于脑电信号的提取是在强干扰的背景下进行的，所以脑电信号的放大装置一般采用差动输入的低噪声前置放大器，并采取滤波、屏蔽等提高共模抑制比（common mode rejection ratio，CMRR）的措施来获取脑电波。

脑电图的导联连接方式一般分为单极导联法和双极导联法（图2-1）。单极导联法是将活动电极置于头皮上，并通过导联选择开关接至前置放大器的一个输入端；参考电极置于耳垂，并通过导联选择开关接至前置放大器的另一个输入端。这样，产生于活动电极处的阴性电位就会变为波形向上的阴性波形而被记录下来。

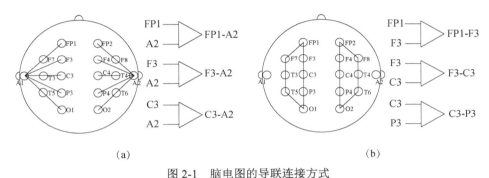

图 2-1　脑电图的导联连接方式

（a）单极导联法示意图；（b）双极导联法示意图

参考电极一般选两侧，它与活动电极有多种连接方式：第一种是一侧（如左侧）耳垂参考电极与同侧头皮活动电极连接。由于有左右两侧，这种接法就有两种。第二种是一侧耳垂参考电极与另一侧头皮活动电极连接，它也有两种接法。第三种是左右两侧耳垂的电极连接在一起作为参考电极使用（也可接地），再与各活动电极（每次只能取一种）相连。它也有多种，主要取决于活动电极安放的位置。这种单极导联法的优点是：能记录活动电极下的脑电位变化的绝对值，其波幅较大且较稳定，不易受异常波的影响，这有利于对病灶的定位。其缺点是：参考电极不能保持零电位，易混进其他生物电的干扰。

双极导联法不使用参考电极，只使用头皮上的两个活动电极。这样记录下来的是两个电极部位脑电变化的差值，因此可以大大减少干扰，并可排除参考电极引起的误差，这是双极导联法的优点。但是，如果双极导联的两个活动电极间的距离在3cm以内，那么来自较大范围（距离大于3cm）的两个活动会被同时记录下来，结果电位差值互相抵消，记录的波幅较小，也不恒定，所以两电极的距离应为3～6cm，这是双极导联法的缺点。

## 三、脑电系统设计原理

脑电系统由两个部分构成，即脑电的上位机部分和脑电的下位机部分（图 2-2）。上位机部分是通过软件进行分析处理的。脑电的下位机部分主要是通过模拟电路，经过放大、滤波等环节，得到清晰的脑电波；再使用单片机，对得到的脑电进行数字滤波，之后可以通过串口上传至 PC 机进行分析处理，也可以采用无线通信，达到远程控制的目的。脑电信号的采集是该系统的重点，也是该系统的难点。只有得到清晰的脑电信号，才能进行下一步的工作。信号的数字处理采用新型的单片机 C8051F020 实现。无线通信部分由成熟的无线通信模块 STR-11 构成，也可以使用 MAX-232 模块与计算机串口实现连接，便于在下位机进行分析处理。

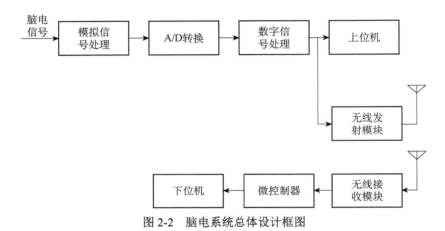

图 2-2  脑电系统总体设计框图

生物信号对来自测量系统（包括人体）之外的干扰十分敏感，抗干扰和低噪声是构成脑电信号测量的两个基本条件。A/D 转换器（analog-to-digital converter，ADC）采样后的数据需要送入微控制器。根据已有设计数据采集系统经验，经过模拟滤波处理的脑电信号仍然不可避免地含有工频及高频干扰，而且由于模拟电路器件受环境温度的影响，其稳定性欠佳，最好再做数字信号处理以得到理想的脑电波。

模拟信号处理电路（图 2-3）的任务是从噪声中提取脑电信号，并将它放大到合适的电平以提供给 A/D 转换器。根据信号的特点设计好各电路的环节，然后根据每个环节的特点安排好它们的次序，以及它们每一级的放大倍数。前置放大电路后面是高通滤波电路，这样可以将直流分量滤除，以避免直流分量在后面的电路中被放大。前置放大电路输出的脑电信号存在基线不稳的情况，基线漂移严重时输出的脑电信号会超过放大器的动态范围，测不出脑电信号，所以需要在前置放大电路和高通滤波器的后面加上去基线漂移电路。前置放大电路输出的脑电波中含有大量的50Hz工频干扰，必须予以滤除。后级放大电路放在低通滤波之后，电平迁移电路最好放在最后一级调节。

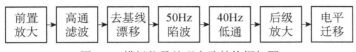

图 2-3 模拟信号处理电路结构框架图

（一）前置放大电路

各种生物信号属于低频的微弱自然信号。为了对生物信号进行各种处理、记录、显示、分析，首先必须把信号放大到所要求的强度。信号放大技术是人体电子测量系统中最基本也是最重要的一个环节。在对脑电信号进行提取的过程中，常常要求在若干个测量点中对任意两点间的电位差做多种组合测量，即对两点间的电位差进行放大。脑电放大器前置级通常采用差动电路结构，放大器的核心是前置放大。根据脑电信号的特点以及通过电极的提取方式，脑电放大器前置级应具有高输入阻抗、高共模抑制比的特点。

为了防止可能出现的基线漂移，脑电采集对电极有很严格的要求，应采用由银-氯化银制成的极化电极，以提高极化电压的稳定性。脑电电极比心电电极小得多，因此它具有较高的信号源阻抗，这就要求放大器有更高的输入阻抗（大于10MΩ）。为了抑制人体所携带的工频干扰以及所测量的参数外的其他生理作用的干扰，须选用差动放大形式。因此，共模抑制比是放大器的主要指标。脑电放大器的共模抑制比应在120dB以上。

前置级接成差动放大电路形式有两个作用，即放大差模信号（脑电信号）、抑制共模信号（干扰信号）。基本差动放大电路存在着输入电阻不够高的问题，原因在于差动输入电压是从放大器同相端和反相端两侧同时加入的。如果把差动输入信号都从同相侧送入，则能大大提高电路的输入阻抗，即同相并联差动放大电路。如图 2-4 所示，其中，A1、A2 组成同相并联输入第一级放大，以提高放大器的输入阻抗，输入阻抗可高达 10MΩ 以上。A3 为差动放大，作为放大器的第二级。

（二）高通滤波电路

脑电信号经过前置放大电路得到了放大的脑电波形。但是其中还有直流和低频分量需要滤除，可以采用一个二阶高通滤波器来滤除这些直流和低频分量。由于脑电信号的频率下限为 0.5Hz，为了不损失其低频分量，可以将高通滤波器的截止频率定为0.3Hz，电路如图 2-5 所示。

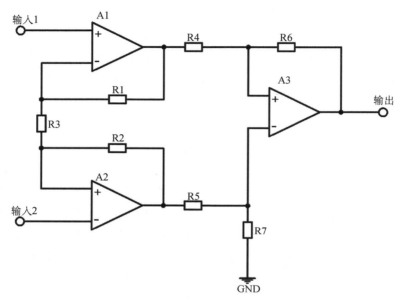

图 2-4　同相并联差动放大电路

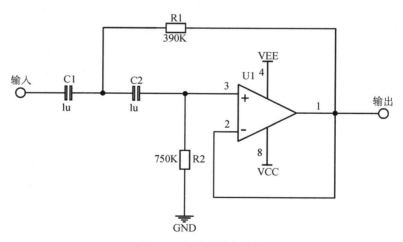

图 2-5　高通滤波电路图

## （三）去基线漂移（基线复零）电路

经过前置放大得到的脑电波还存在着较大的基线漂移，严重时甚至会使输出信号饱和。因此需要去除基线漂移，使脑电信号保持在一个合适的范围内。设计的电路如图 2-6 所示。其工作原理是：由 R8、R9、R10、R11、U3A、U3B 组成窗口比较器，因为脑电信号的幅值是 200μV，也就是±100μV，放大 2000 倍后是±200mV，因此我们把门限设为±200mV，也就是说，当高通滤波器的输出电压高于 200mV 或低于−200mV 时，比较器输出高电平，使三极管 Q1、Q2 导通，迅速将输出点电位拉低，从而使基线复零。

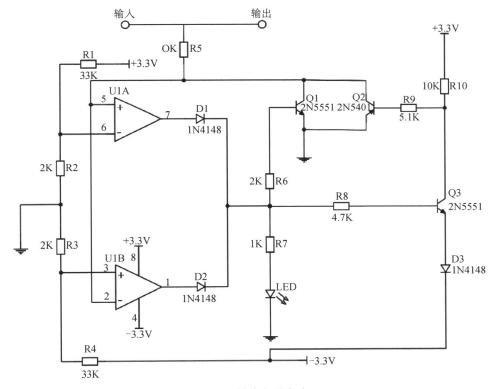

图 2-6　基线复零电路

## （四）50Hz 陷波电路

脑电数据采集系统的前置放大电路是其核心部分，普遍采用三运放仪表放大器构成的差动放大电路，该电路对呈现在输入端的共模干扰具有较强的抑制能力，能有效地改善信噪比（signal noise ratio，SNR），但是由于电路的输入端不仅存在共模干扰，还存在着由空间电磁场引起的差模干扰以及因为测量电路不对称而由共模干扰转化而来的差模干扰，这些干扰主要以 50Hz 的工频干扰的形式出现，

原理图如图 2-7 所示。

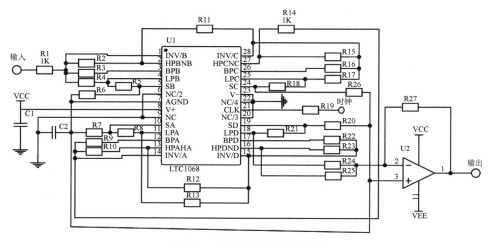

图 2-7　50Hz 陷波器的原理图

　　50Hz 陷波器可通过模拟和数字两种方式实现,在脑电数据采集系统中所使用的是模拟陷波器,实质上就是带阻滤波电路,是一种特殊的有源 RC 滤波器,用在前置级电路之后的信号调理电路中,这种方式能有效抑制从前置端输入的差模干扰。国内外部分脑电图机器采用了 50Hz 模拟陷波器,但效果不甚理想,因为陷波器的使用不当会导致有用的脑电信号畸变以及脑电波的快波失真。数字陷波器确有其独特优势,但缺点是对控制器的运算速度要求很高,而且对系统速度的要求也很高,实时性不如模拟陷波器好,电路结构也远较模拟陷波器复杂。

（五）40Hz 低通滤波

　　一般人的脑电波频率为 0.5～30Hz,为了保持脑电信号的完整性,采用的低通滤波器截止频率为 40Hz。脑电信号在高频段的频率分量并不多,采集的脑电信号主要用来做实验而不是用来做全面的信号分析,为了尽可能得到干净的脑电信号,将低通滤波器的截止频率定在 40Hz 左右是合适的。脑电信号中还混有较高频率的肌电干扰以及开关电容滤波带来的开关噪声,所以在 50Hz 陷波之后设置一级低通滤波器是必要的。为了达到较好的滤波效果而又不使电路过于复杂,可以设计一个二阶压控电压源（voltage controlled voltage source,VCVS）低通滤波器,电路结构如图 2-8 所示。

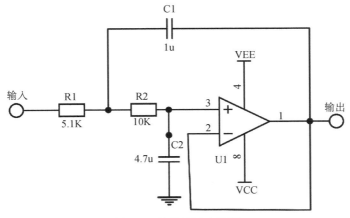

图 2-8　低通滤波电路图

（六）后级放大电路

仅有前置放大电路仍然不够，还需要后级放大电路。鉴于不同人的脑电波的波幅相差较大，经过前级放大的脑电信号还需进行增益可调的后级放大。对不同的人在不同的情况下测得的脑电信号的波幅不同，因此后级放大电路的倍数也有所区别，但是后级放大的倍数一般为 8 倍左右，电路如图 2-9 所示。

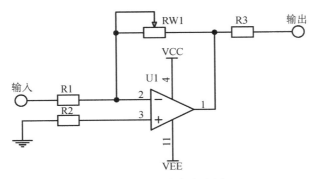

图 2-9　后级放大电路图

（七）电平迁移电路

若使用的 A/D 转换器的芯片是单极性输入的，电路在进入 A/D 转换器之前还需加一级电平迁移电路，即将脑电信号叠加在一个合适的直流电平上，使之符合 A/D 转换器的输入范围，电路如图 2-10 所示。图示电路是一个加法电路，为防止将负电压加到 A/D 转换器的输入端而损坏器件，还有必要在输出端设置一个钳位电路。

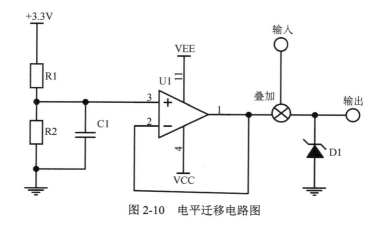

图 2-10   电平迁移电路图

# 第三节   参考转换技术

## 一、参考转换的内涵

头表脑电是颅内神经活动源在头表的映射，可以通过记录两个电极之间的电势差来获得。在脑电的采集过程中，通常以头表电极的其中一个作为参考电极，从而获得原始的脑电信号。理想的参考电极的电势应为零（其电势应该是不变化的）。然而，对于单一的参考电极，其电位本身是活动的。当用所有头表电极电位减去参考电极电位的时候，会引入一个不易知的时域变化干扰，从而影响实际的结果。因此，脑电参考转换就成了脑电离线处理的一个重要步骤。下面对目前用得较多的重参考技术做一个简要的介绍。

双侧乳突参考是较早的一种参考技术，它将两侧耳后的乳突电极的电势差作为参考电位，理论上是将两种信号同等对待。然而，在实际使用中，电极很容易损耗，如果两个电极的阻抗损耗不一，将导致有效的参考位置发生转移，从而影响整个电位的分布，并改变分布的对称性。目前，学界有很多人并不赞成使用双侧乳突参考。

平均参考（average reference，AVR）是目前较为流行的参考技术之一，它是将采集后的所有电极电位的平均值作为参考信号。理论上，闭合曲面的电势积分（总和）为零，因此，由人为方法构造的平均参考可被视为一个零电势点。实际上，头表电极并没有覆盖全部大脑，因此其电势均值并非为零，但由于大脑内部偶极子源随机分布，平均参考电极还是比较容易获得零电势的。平均参考的计算公式

可表示为

$$V_i = V_{ci} - \frac{1}{N}\sum V_{ci} \qquad (2\text{-}1)$$

其中，$N$ 表示电极数目，$V_{ci}$ 为第 $i$ 个原始头表电极电位，$V_i$ 为第 $i$ 个电极平均参考后的电位。

参考电极标准化技术（reference electrode standardization technique，REST）是一种新兴的方法，它不依赖于头皮上的中性参考电极位置或电位零点，而是将头皮上的一点或其他参考点近似地转换为以空间的无限远点为参考位置（Yao，2001）。从某种程度上说，它跟脑电逆运算息息相关。下面我们简要推导一下公式，来说明 REST 的原理。

头表电位可以表示为

$$V_a = Gx \qquad (2\text{-}2)$$

其中，$V_a$ 为记录到的头表电位，$x$ 是脑内神经源的源电位，$G$ 为由头模型和头表电极分布决定的传递矩阵，传递矩阵的推导较为复杂，但在应用层面已有很多开源的函数库供我们选择，如 Fieldtrip、Brainstorm 等，有想详细了解的读者可以参考尧德中主编的《脑功能探测的电学理论与方法》。在传递矩阵的推导过程中，一般都隐含着由偶极子产生的电位在无穷远点为零这一假设（Yao et al.，2001），因此，式（2-2）中 $V_a$ 是以无穷远点为参考的电位。

假设 $V_b$ 是平均参考电位，头表参考电极有 $n$ 个，则由平均参考的定义，我们可以得到

$$V_b = V_a - I \times (I' \times V_a / n) \qquad (2\text{-}3)$$

其中，$I$ 为 $n$ 行 1 列的全 1 矩阵，$I'$ 为 $I$ 的转置。将式（2-2）代入式（2-3）中，得到

$$\begin{aligned}V_b &= Gx - I \times (I' \times Gx / n)\\ &= Gx - I \times I' \times Gx / n \\ &= (G - I \times I' \times G / n)\,x\end{aligned} \qquad (2\text{-}4)$$

在式（2-4）中，我们设

$$G_2 = G - I \times I' \times G / n \qquad (2\text{-}5)$$

那么

$$x = G_{2+} \times V_b \qquad (2\text{-}6)$$

其中，$G_{2+}$ 为 $G_2$ 的广义逆矩阵。

将式（2-6）代入式（2-2）中，我们得到

$$V_a = G \times G_{2+} \times V_b \qquad (2\text{-}7)$$

这样，我们就由平均参考的记录电位得到了近似无穷远参考的记录电位，由其他记录电位得到近似无穷远参考电位的推导类似。为方便广大科研工作者使用参考电极标准化技术，尧德中等发展了 REST 的应用软件工具包（http：//www.neuro.uestc.edu.cn/rest/）。此外，Tian 和 Yao 已经对各种重参考技术的优劣做了较为详细的对比，感兴趣的读者可以参考相关文献（Tian & Yao，2013）。

## 二、电极在视听觉 ERP 上的影响

视听觉实验招募了 20 个右利手健康男性，他们的年龄为 20～23 岁，平均年龄为 21.4 岁。在整个实验中，屏幕中央持续呈现一个交叉的"+"字（0.5°×0.5°）。实验刺激包括三个条件：第一个刺激是单独的听觉刺激，该刺激为 1000Hz 的纯音（周期为 50ms；声压为 75dB），声音从位于屏幕上方的音响发出。第二个刺激是单独的视觉刺激，是一个白色的水平光栅（0.75°×0.75°），位置在"+"字的上方。第三个刺激是听觉刺激和视觉刺激同时呈现。听觉刺激和视觉刺激的位置很近，音响放在屏幕上方，水平平行于视觉刺激。参与者按实验指示用右手食指正确地按键。三种刺激随机等概率地出现。线索靶刺激间隔时间在 1000～1200ms 随机变化。每个区组有 150 个试次，每个被试最少完成 6 个区组。每个被试参与两个任务：注意声音 A 任务和注意光栅 V 任务。其中一半的被试首先参与注意声音 A 任务，其他被试则首先参与注意光栅 V 任务。每个被试总共完成 900 个试次，其中，每个任务包含 450 个试次。

脑电采集使用了 64 通道的 NeuroScan 系统，在线带通滤波的通带为 0.05～100Hz，采样率为 250Hz，电极阻抗小于 5KΩ，Cz 电极为在线参考电极。在离线处理中，笔者选择刺激前 100ms 和刺激后 600ms 之间的数据段作为分析对象（其中，-100ms～0s 将作为基线在后续分析中对数据进行基线校正），并把波幅绝对值大于 60μV 的信号作为伪迹剔除。分别使用双侧乳突的平均值、64 通道平均参考和 REST 参考（Zhai & Yao，2004）对数据进行重参考。

根据刺激条件对脑电数据段进行排序并叠加平均，得到相应的 ERP 波形。这里主要选择注意 A（Av）和注意 V（aV）作为示例（图 2-11），并从多电极效应探析、N1 峰值的统计差异，以及验证统计参数在头表映射（statistical parametric scalp mapping，SPSM）的分布合理性三个方面入手，比较三种参考对头表电压的时空分布的影响。

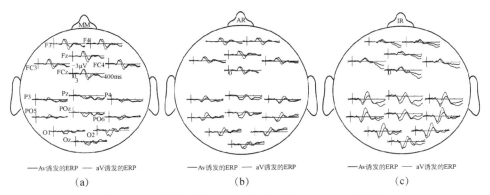

图 2-11　三种参考的 ERP 对比图（Tian & Yao，2013）

（a）是基于双侧乳突参考的 ERP。（b）是基于平均参考的 ERP。（c）是基于 REST 参考的 ERP。前部电极位置是 F3、F4、Fz、FC3、FCz 和 FC4。后部电极位置是 O1、Oz、O2、PO5、POz、PO6、P3、Pz 和 P4。另外，MM 表示双侧乳突参考，AR 表示平均参考，IR 表示 REST 参考，全书同

1）多电极效应探析。其主要研究早期 ERP 多电极效应（刺激后 170～190ms 的时间点上）的显著性差异，检验刺激类型（Av vs. aV）对样本点、电极的影响。当至少两个连续的样本在两个或更多相邻通道的 $p$ 小于 0.05 时，则认为刺激类型的影响是显著的（Junghöfer et al.，2000）。进行方差分析（analysis of variance，ANOVA）之后，检验刺激因素类型的每个水平与其他水平之间的统计差异，这里采用了与整体检验相同的统计阈值（$p<0.05$）。

2）N/峰值的统计差异。分析 N1 峰值（170～190ms）的统计参数（Murray，Brunet，& Michel，2008），以及从头表映射中获得有显著差异的分布。

3）验证 SPSM 的分布合理性。这里用电解析成像（Nunez et al.，1997）来定位不同情况下波的差异（Av 和 aV）分布，以提供在源空间的详细证据。

从图 2-12 中可以发现，aV 和 Av 之间的显著性差异主要分布在 N1（170～190ms）上。在这个实验程序中，在三种不同的参考下，其结果在 170～190ms 显示出了不同的头表分布。对于双侧乳突参考 [图 2-11（a）和图 2-12 的 MM]，其显著性差异主要分布在前部电极，如 F3、F4、Fz、FC3、FCz 和 FC4（$p$s<0.05）；对于平均参考 [图 2-11（b）和图 2-12 的 AR]，其显著性差异主要分布在前部电极（F3、F4、Fz、FC3、FCz 和 FC4）和后部电极（O1、Oz、O2、PO5、POz、PO6、P3、Pz 和 P4）（$p$s<0.05）；对于 REST 参考 [图 2-11（c）和图 2-12 的 IR]，其显著性差异主要分布在后部电极（O1、Oz、O2、PO5、POz、PO6、P3、Pz 和 P4）（$p$s<0.05）。

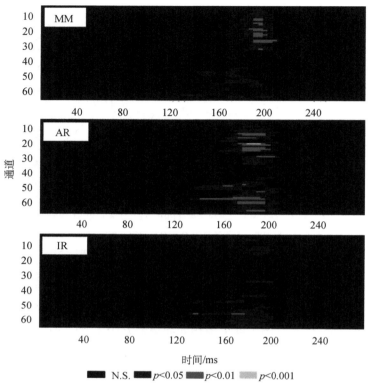

图 2-12　三种参考的统计分析（Tian & Yao，2013）

图中显示的是在刺激呈现后 0～300ms，12 个被试的（正确试次）多电极交互效应的统计显著性

　　图 2-13 表示不同参考下 N1（170～190ms）的电压拓扑分布和 SPSM。从图 2-14（a）中可以看出，对于 aV，三种参考的电压拓扑分布是相似的；从图 2-14（b）中可以看出，Av 的三种参考的头表电压分布也是相似的，唯一的差异是与不同参考电极有关的常数不同，但它不会影响电压的空间分布（好比海水的潮涨潮落能够改变海平面上一座山峰的高度，但不会改变它的形状），符合 Yao 等（2007）所获得的结果。然而，aV 和 Av 之间的实验效应在不同参考之间表现出显著的差异。也就是说，双侧乳突参考主要表现出头表前部的拓扑分布存在显著性差异，参考主要表现出头表前部和后部的拓扑分布均存在显著性差异，REST 参考主要表现出头表后部的拓扑分布存在显著性差异［图 2-13（c）］。这些结果表明，虽然电压的拓扑分布与参考电极无关，但是跟参考电极有关的波幅差异能够影响实验效应差异，从而改变最终的认知结果解释。

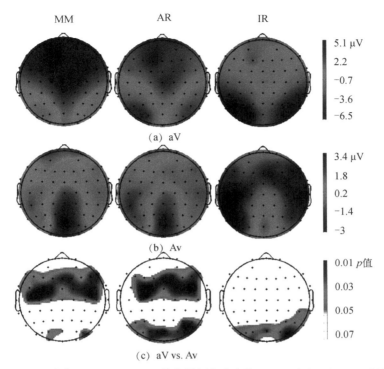

图 2-13　N1 峰值（170～190ms）的电压拓扑分布和 SPSM（Tian & Yao，2013）

（a）N1 在 aV 刺激注意 V 的电压拓扑分布。（b）N1 在 Av 刺激注意 A 的电压拓扑分布。（c）SPSM

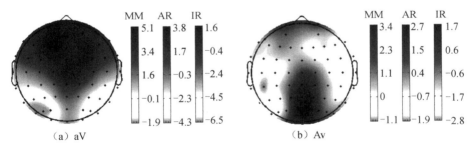

图 2-14　不同参考技术在同种实验条件下相同的电压拓扑图（Tian & Yao，2013）

　　图 2-15 表示实验效应激活的神经源（aV vs. Av），它是通过低分辨率电磁层析成像（low resolution electromanetic tomography，LORETA）方法定位的。这些结果表明，神经源主要分布在后部双侧电极位置，如颞区和枕区。后顶叶皮层（posterior parietal cortex，PPC）也包含 aV 和 Av。另外，不管注意 A 和注意 V，视听同步刺激都诱发了相似的神经活动。此外，aV 和 Av 的差异也在双侧枕颞区域，尤其在右半球更加明显。也就是说，相比于 Av，aV 在枕颞皮层有更强的激活。

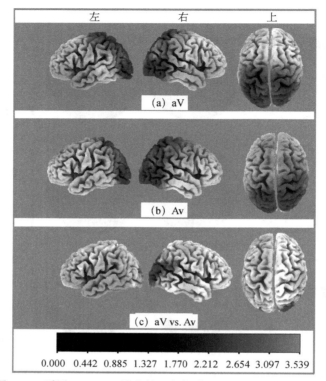

图 2-15　采用 LORETA 技术的源定位结果（Tian & Yao，2013）

（a）aV 条件，双侧后部源，包括双侧枕叶和颞叶区域。（b）Av 条件，双侧后部源，包括双侧枕叶和颞叶区域。

（c）aV vs. Av 差异，双侧后部源，包括枕叶区域。明显可以看出，aV 枕颞皮层区域的激活比 Av 更强

　　为什么不同的参考电极会改变实验效应？理论上来说，根据图 2-16，参考在每个实验条件下对波幅的影响可能转换成参考对两个实验条件下明显差异波的空间分布的影响。详细来说，图 2-16 列举了一个 2（条件：$C_1$ vs. $C_2$）×2（参考：$R_1$ vs. $R_2$）×2（电极：$e_1$ vs. $e_2$）的研究，因此，这里有 8 个 ERP 波形（$C_1R_1e_1$、$C_1R_2e_1$、$C_1R_1e_2$、$C_1R_2e_2$、$C_2R_1e_1$、$C_2R_2e_1$、$C_2R_1e_2$ 和 $C_2R_2e_2$）。如果仅仅考虑在每个实验条件下（$C_1$ 或者 $C_2$）参考对波幅的影响，那么可以观察到这个影响在每个时间点，无论是在电极 1 还是在电极 2 上都是恒定的（常数）[图 2-16（a）]，然而，这个值在不同的时间点是不同的，因此有可能改变了与波形相关的谱分析、相干分析以及脑电网络结构。

　　如果考虑参考在两个实验条件之间的实验效应，不考虑上述参考对波形的影响，那么可能进一步观察到差异波的空间分布。基于 $R_1$ [图 2-16（b），i]，可以得到四种波形（$C_1R_1e_1$、$C_2R_1e_1$、$C_1R_1e_2$ 和 $C_2R_1e_2$）。用 LORETA 方法 [图 2-16（b），ii]，可以获得在后部区域（与 $e_2$ 有关）两种 ERP 之间的显著差异。因此，可能神经认知

解释与后部区域的功能有关。基于 $R_2$[图 2-16(b)，iii]，也可以获得四种波形（$C_1R_2e_1$、$C_2R_2e_1$、$C_1R_2e_2$ 和 $C_2R_2e_2$）。用 LORETA 方法［图 2-16（b），iv］可以获得在前部区域（与 $e_i$ 有关）两种 ERP 之间的显著差异，因此，可能神经认知解释与前部区域的功能有关。明显地，在这个实验效应中，用不同的参考能够获得不同的结果。Tian 和 Yao（2013）的实验研究与图 2-16 中列举的场景相似：非零参考对差异波有明显的影响，从而干扰随后的生理解释。波的差异（实验效应）在认知研究中有着广泛的应用，因而参考电压的选择将成为一个基本而又非常重要的问题。

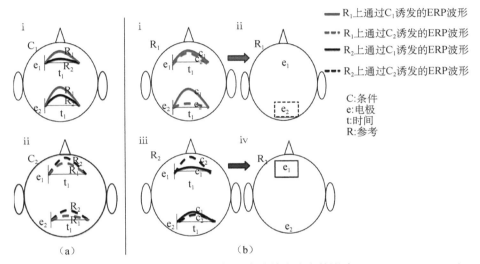

图 2-16 从两个实验中推断出的参考电极对实验效应分布的影响（Tian & Yao，2013）

（a）参考对波幅的影响。当两种不同的参考 $R_1$ 或者 $R_2$ 应用在实验条件 $C_1$（i）或者实验条件 $C_2$（ii）上时，两个电极 $e_1$ 和 $e_2$ 上的波形是不同的，然而，两种参考对于每个时间点 $R_1$ 和 $R_2$ 之间的差异在电极 $e_1$ 和 $e_2$ 上是恒定的。（b）参考在实验效应上的影响。因为两个实验条件（$C_1$ 和 $C_2$）之间的实验效应差异是不同的，所以当使用参考电极 $R_1$ 时（i 和 ii），电极 $e_2$ 上可能出现显著的差异，同理，当采用参考电极 $R_2$ 时（iii 和 iv），电极 $e_1$ 上可能出现显著的差异

另外，对于 ERP 或者 EEG 来说，电压的头表分布模式不被参考影响，从而使脑电逆问题独立于头表参考，所以，在脑或皮层表面的内部源分布在所有参考电极情况下的结果应该是一样的（图 2-14），从而提供了一个相对客观的比较来推断不同参考的相对实用性。在这个工作中，用 LORETA 的方法获得了 aV 和 Av 之间皮层表面相等的源和它们的差异。这个结果证明了当采用 REST 时，源水平的差异能够被合理地反映在头表上，并且这个结果与以前 fMRI 在视听觉效应上的发现是一致的。

三种参考中，与双侧乳突参考不同的是，平均参考和 REST 与电极之间的距

离有很大的关系。另外，REST 和平均参考的物理基础也是相当不同的。对于平均参考，最好的情况是电极全脑覆盖，这样平均参考才能转化为理论上的零参考，否则，它将不会是零，原因是封闭的头表电极之和为零，这意味着高的电极采样是平均参考的基础，这样才会使平均值为零，部分头表电极电位之和将会是一个正值或负值。对于实际的头表上部，是否均值为零严重依赖于覆盖程度，只有当不闭合的覆盖几乎相等地覆盖正性和负性表面时，均值才会趋向于零。现在，假定上部头表面电极的蒙太奇效果明显依赖于下部真实的源分布，尤其是等效的偶极子取向决定了正性和负性的电位分布，这意味着平均参考的有效性不仅依赖于覆盖程度和电极数量，也依赖于下部的源分布。至于为什么平均参考仍在使用，一个可能是平均参考平均的是整个电极矩阵，看起来与任何电极位置无关并且对于所有的电极来说都是公平的，也有研究者认为，平均参考是与电极无关的（Murray et al.，2008）。

REST 是通过皮层表面相似的源分布，从真实的头表电势中来重建电位的。从理论上来说，更多的电极数量更有利于电势重建，在以前的仿真研究中（Yao，2001；Zhai & Yao，2004），通过计算电极数目对参考的影响，发现当电极数目大于 32 个时，REST 参考明显比双侧乳突参考和平均参考更好。另外，调查有更少电极数目的情况（从原始 64 个电极中稀疏采样 34 个电极）时，所获得的基本结论是一样的。

REST 理论基于以下三个原理：①任何参考的实际头表电位都是由脑内神经源产生的；②脑电逆问题与参考无关；③相同的头表电位可以由不同的内部源产生（脑电逆问题的解释是不唯一的）。REST 的工作就像是罗萨塔石（Kayser & Tenke，2010），或者说是一座"桥"，将物理参考的实际头表电位和无穷远参考的理想头表电位连接起来。当然，其中也有许多因素，如电极覆盖程度、头模型、等效源模型和逆运算算法等，可能会影响"桥"的有效性。因此，我们可能不能够获得完美的、最好的"桥"，不能够得到真正的零参考。然而，从实际的角度出发，能够明显减少非零参考影响的方法也是有价值的。从另一方面来说，相比于平均参考，REST 是更加复杂的，因此也可能会有更多的因素影响它的表现。

# 参考文献

Davidson，R. J.（2002）. Anxiety and affective style：Role of prefrontal cortex and amygdala. *Biological Psychiatry*，51（1），68-80.

Junghöfer，M.，Elbert，T.，Tucker，D. M.，& Rockstroh，B.（2000）. Statistical control of artifacts in dense array EEG/MEG studies. *Psychophysiology*，*37*（4），523-532.

Kayser，J.，& Tenke，C. E.（2010）. In search of the Rosetta Stone for scalp EEG： Converging on reference-free techniques. *Clinical Neurophysiology*，*121*（12），1973-1975.

Murray，M. M.，Brunet，D.，& Michel，C. M.（2008）. Topographic ERP analyses： A step-by-step tutorial review. *Brain Topography*，*20*（4），249-264.

Nunez，P. L.，Srinivasan，R.，Westdorp，A. F.，Wijesinghe，R. S.，Tucker，D. M.，Silberstein，R. B.，& Cadusch，P. J.（1997）. EEG coherency. I： Statistics，reference electrode，volume conduction，Laplacians，cortical imaging，and interpretation at multiple scales. *Electroence-phalography & Clinical Neurophysiology*，*103*（5），499-515.

Tian，Y.，& Yao，D.（2013）. Why do we need to use a zero reference? Reference influences on the ERPs of audiovisual effects. *Psychophysiology*，*50*（12），1282-1290.

Yao，D.（2001）. A method to standardize a reference of scalp EEG recordings to a point at infinity. *Physiological Measurement*，*22*（4），693-711.

Yao，D.，Wang，L.，Arendt-Nielsen，L.，& Chen，A. C.（2007）. The effect of reference choices on the spatio-temporal analysis of brain evoked potentials： The use of infinite reference. *Computers in Biology & Medicine*，*37*（11），1529-1538.

Yao，D.，Zhou，Y.，Zeng，M.，Fan，S.，Lian，J.，Wu，D.，et al.（2001）. A study of equivalent source techniques for high-resolution EEG imaging. *Physics in Medicine & Biology*，*46*（8），2255-2266.

Zhai，Y.，& Yao，D.（2004）. A study on the reference electrode standardization technique for a realistic head model. *Computer Methods & Programs in Biomedicine*，*76*（3），229-238.

# 第三章

# 脑电振荡分析

　　人的感知觉、认知以及人与人之间的相互联系依赖于大脑各个神经元激活的协调作用。神经元之间的相互协调作用通常发生于多个时间范围内带有噪声的、重叠的分布式神经网络。大脑振荡频率通常比较低（80～100Hz），并在神经通信（相互作用）、认知和行为中起关键作用（Voytek & Knight，2015）。

　　研究表明，持续的视觉皮层振荡所对应的相位和幅值能够预测多种任务的行为表现。例如，当目标刺激出现在持续振荡活动相位或幅值的偏好阶段时，大脑往往更有可能正确地响应目标视觉刺激，这可能是由于持续的振荡相位偏好于神经兴奋（Mathewson et al.，2009）。当提及 EEG 振荡的时候，我们需要具体到大脑的某个频率段。脑振荡的频率通常与其幅度呈负相关，也就是说，幅度随着频率的增加而减小。例如，相比于 $\beta$ 节律，中央颞区的 $\mu$ 节律（8～13Hz）具有更大的幅值。振荡的幅度与同步激活的神经元数量成正比，这是由于与快速振荡的细胞相比较，慢速振荡的细胞集群包含了更多的神经元细胞（Voytek & Knight，2015）。

　　EEG 振荡的呈现是大脑区域之间信息传递的基本形式，且主要通过同步、去同步和频率变化来描述大脑振荡。当某一事件（或刺激）使得某皮层区域下的特定节律激活，并伴随其幅度或功率的下降时，我们称之为 ERD；相反，某一事件导致激活的特定节律幅度或功率上升，我们称之为 ERS。研究表明，大脑不同区域的感知觉、运动和认知信息的加工均能够引起不同程度 EEG 脑振荡的变化，然后形成某个特定频段的 ERD/ERS。量化以及调整运动相关的去同步现象可以有效地改善脑血管和帕金森患者的某些认知功能缺陷。在脑血管患者群中，受影响的大脑半球会使其节律的 ERD 减少。可见，研究大脑 ERD/ERS 可能的神经机制可以成为探讨患者与健康人大脑的认知功能和感觉运动之间差异的一种重要方法，且可以为临床诊断提供理论依据（Jeon et al.，2011）。

本章首先介绍了不同节律的同步/去同步现象，其次介绍了 ERD/ERS 理论分析方法，主要包括时域、频域和相位同步分析方法，再次介绍了 ERD/ERS 在临床研究中的应用，包括癫痫和精神分裂症，最后介绍了认知神经科学在脑电振荡分析方面的研究，以脑功能认知中的工作记忆为例，包括典型的记忆研究范式，以及利用从工作记忆保持期提取的电生理指标，即谱熵，来预测个体工作记忆表现在训练后的变化。

# 第一节　不同节律的 ERD/ERS 现象

## 一、不同节律的 ERS 现象

在大脑闲散或静息状态下，即大脑此时未受到任何事件刺激的条件下，某频段表现出振荡的幅度明显升高的电生理活动，我们称之为 ERS。

人脑中数以万计的神经元如何协调运作是神经科学的基本问题之一。事件同步和其相应的峰值时间在动态协调神经活动中发挥着极其重要的作用，并对神经元的某些功能具有不可忽视的影响（Lowet et al.，2015）。

通常，同步与神经振荡密切相关，其中 $\gamma$ 频段振荡（30～80Hz）受到了广泛的关注。在各种认知功能中均可以发现 $\gamma$ 振荡（功率、频率）的调制，包括知觉、注意、工作记忆和精神障碍，如精神病和注意缺陷多动障碍（attention deficit-hyperactive disorder，ADHD）。然而，至今，$\gamma$ 频段在神经通信中的角色仍然颇受争议，相关实验研究对 $\gamma$ 频段的相位编码与刺激输入的相互关系并没有获得统一的证据。例如，视觉皮层神经元接收不同的输入激励（通过不同刺激方向实现）时，其达到峰值的时间随着 $\gamma$ 的变化表现出不同。然而，Montemurro 等（2008）没有发现视觉皮层 $\gamma$ 相位对刺激输入的编码有任何贡献。

在执行手指运动任务时，研究者发现，$\gamma$ 频段的 ERS 可能与皮层激活有关，并参与多个区域之间的信息整合加工。相比于对 $\mu$ 和 $\beta$ 节律的 ERD 响应，在持续自主手指运动任务中，$\mu$ 和 $\beta$ 节律的 ERS 响应更大；自主手指运动停止时，大脑中央前区域的 $\beta$ 频段（15～25Hz）幅度上升，称为 $\beta$ 节律的 ERS 现象（Jeon et al.，2011）。

$\mu$ 节律出现在中央颞区或感觉运动区，且 $\mu$ 节律的激活受视觉刺激的影响最小，因此可以从功能空间上将它与枕部区域的 $\alpha$ 节律区分。$\alpha$ 节律在枕部区域的 ERS 现象反映了视觉系统的闲散状态，而 $\mu$ 节律和中央区域的 $\beta$ 节律的 ERS 现象则反映了感觉运动系统的静息或闲散状态。也就是说，当大脑视觉皮层受到某一事件激活而参与视觉信息加工时，感觉运动皮层区域不参与可能会引起 $\mu$ 和 $\beta$ 节律的振荡幅度有较为明显的上升（ERS）；然而，当大脑运动皮层受到某一事件激活而不参与视觉信息加工时，可能会出现 $\alpha$ 节律的振荡幅度增加。

　　Toledo 和 Barela（2014）发现了一个有趣的现象，在年轻人群执行脚踝运动任务中并没有观察到 ERS 现象。相反，在其他的被动运动实验中可以很明显地观察到 ERS 现象。例如，在 Toledo 等（2016）所做的快速脚踝旋转运动实验中，年轻组 ERS 振幅是老年组 ERS 振幅的 2 倍以上。相比于快速脚踝旋转运动中的强 ERS 现象，缓慢脚踝旋转运动中存在 ERS 缺失现象并且伴随皮层激活重置，这是由于缓慢脚踝旋转运动缺少为相继运动任务进行准备的紧迫性。此外，在老年组观测到的 ERS 现象，也可以归因于大脑为确保皮层条件下充分的感知觉和运动响应的一个提前准备策略。Hipp 等（2011）的研究为大规模皮层网络内同步化的功能相关性提供了有力的证据。对于相同的感觉刺激，研究者通过直接在感觉模糊之前远程同步的固有波动来预测被试的感知。$\beta$ 频段同步网络由额叶［额叶眼区（frontal eye field，FEF）］和顶叶［后顶内沟（intraparietal sulcus，IPS）］区域组成，这些区域涉及多稳态感知（Sterzer，Kleinschmidt，& Rees，2009）和选择性注意的控制（Serences & Yantis，2006；Tian et al.，2014），并且这些网络包括选择模糊特征的早期感觉处理阶段。因此，这些阶段的 $\beta$ 同步的波动可能反映了视觉注意的波动。Hipp 等指出，$\beta$ 频段同步可以作为调制额叶、顶叶和皮层视觉区域网络之间相互作用的一个通用机制，这一机制与视觉注意、决策和感觉运动整合相关（Pesaran，Nelson，& Andersen，2008）。

　　$\beta$ 频段的同步化网络包括与感觉运动和前运动区域一致的中心区域以及颞叶区域。这两个区域都涉及多种感知觉加工。前运动区域负责响应听觉、视觉和躯体感觉刺激（Lemus，Hernández，& Romo，2009），颞叶区域参与视听刺激的交叉整合（Dahl，Logothetis，& Kayser，2009）。此外，刺激处理期间，远程 $\beta$ 频段同步的增强与局部 $\beta$ 频段激活广泛的抑制形成鲜明对比，并且远程同步的感知效应没有伴随相应的局部神经元集群调制。这表明，区域间的频率特异性同步可以与它们的局部振荡激活分离。远距离的皮层区域可能与（在没有对应的神经元集群激活的变化情况下）特定频率范围内的激活同步。除了 $\beta$ 频段，$\gamma$ 频段网络内的同步化波动不仅反映了被试对混合刺激的感知，还可以预测听觉和视觉信息的交叉整合模式的个体差异。

　　大规模皮层同步出现在广泛且高度结构化的网络中，与感觉信息的感知组织结构紧密相关。越来越多的证据表明，大规模皮层同步在各种认知功能（包括选择性注意、交互模态整合、决策、感觉运动整合和工作记忆）中发挥重要作用（Jiruska et al.，2010a，2010b）。

## 二、不同节律的 ERD 现象

大脑皮层激活在某频段所表现出的振荡幅度明显降低的电生理活动，我们称之为 ERD。

$\alpha$ 频段在知觉、判断和记忆任务中具有相对广泛的 ERD 现象。任务复杂度或注意的增加会导致 ERD 增加。需要注意的是，$\alpha$ 频段 ERD 不是一种单一的现象。如果将不同频段范围内的扩展 $\alpha$ 节律区分开来，那么至少可以观察到两种截然不同的 $\alpha$ 频段 ERD 模式。几乎所有类型的任务执行中都可以得到低频段 $\alpha$ 的 ERD（7～10Hz）响应，且低频段 $\alpha$ 的去同步广泛分布在大脑头表各个区域，这表明 $\alpha$ 的 ERD 反映了一般任务需求和注意过程。高频段 $\alpha$（或 $\mu$ 节律）的 ERD（10～12Hz）在大脑拓扑结构上非常受限制，一般可以在感觉语义信息加工处理期间在顶枕区观察到。同时，ERD 程度与语义的记忆加工处理过程密切相关。例如，在单词编码期间，相比于记忆较差的一组，具有良好记忆力的被试在 $\alpha$ 低频带表现出显著更大的 ERD 现象。这与记忆编码期需要更高水平的注意力和警惕性有关。在持续听觉记忆任务中的 EEG 信号也同样会出现 $\alpha$ 的 ERD 现象。与 $\alpha$ 频段激活相比，$\theta$ 频段的激活则与新颖信息的编码有关（Jeon et al.，2011）。

不管是在年轻组还是在老年组，Toledo 等（2016）发现，运动感知的响应时间在时域上与 $\beta$ 激活相关，例如，实验中 ERD 出现较早的阶段具有更短的响应时间。除此之外，ERD 的持续时间与响应时间相关，响应时间越长的被试，其 ERD 持续时间也越长。

在感知缓慢的脚踝旋转运动评估期间，老年人比年轻人表现出延迟（响应时间更长）和更大的 $\beta$ 抑制（ERD）。这种现象被认为是（神经）末梢区域和中央区域出现了与年龄有关的退化，从而导致了感觉运动信息加工速度受损，这与感知快速脚踝旋转运动的实验结果一致。然而，快速脚踝旋转运动和缓慢脚踝旋转运动之间的 ERD 成分是不同的，缓慢脚踝旋转运动的振荡幅度至少是快速脚踝旋转运动的两倍。通常，更大幅度的 ERD 与更高的认知加工相关，相比于快速脚踝旋转运动的感知，我们能够在感知缓慢脚踝旋转运动中观察到更大振荡幅度的 ERD，这是由于当感觉信息变弱的时候，被试就需要更多的注意力。另外，在缓慢脚踝旋转运动期间，ERD 水平下降，这可能是由于相比于快速脚踝旋转运动，缓慢脚踝旋转运动对应的肌肉拉伸速度更慢，导致皮层运动兴奋性需要更少的调制。老年人群躯体感觉信号和信息加工处理受损是已知的事实。然而，由缓慢运动引起的 $\beta$ 节律的 ERD 在年长组比年轻组出现更大的振荡幅度，这表明 $\beta$ 节律的 ERD 不仅仅受限于输入信号的影响。在这种情况下，为了补偿由衰老导致的感觉受损，躯体感觉系统的补偿性神经机制会在老年人群的反应中出现更大振荡幅度

的 $\beta$ 节律的 ERD 现象（Toledo & Barela，2014）。由此可知，$\alpha$ 与 $\beta$ 频段可以较好地反映感知觉、运动以及工作记忆等认知活动信息的加工。

研究发现，中央颞区的 ERD 活动与手指运动密切相关，相比于对 $\mu$ 和 $\beta$ 节律的 ERS 活动的响应，短暂的自主手指运动任务对 $\mu$ 和 $\beta$ 节律的 ERD 响应更大；当执行自主手指运动时，主要表现为 $\alpha$ 频段（8～13Hz）和 $\beta$ 频段幅度的下降，而 $\alpha$ 频段主要以 10Hz 左右的 $\mu$ 节律为代表，所以亦称为 $\mu$ 节律的 ERD 和 $\beta$ 节律的 ERD 现象。

# 第二节　ERD/ERS 理论分析方法

## 一、ERD/ERS 的计算公式

为了比较由不同任务引发的 EEG 特定节律的振幅变化，研究者多采用 Pfurtscheller 和 Aranibar（1979）的标准计算方法来度量 ERD/ERS，该方法主要分为以下几个步骤：①对所有事件相关的试次数据进行带通滤波处理，得到特定频段范围内的 EEG 信号；②计算 EEG 数据的波幅平方，获得其功率样本；③将所有试次数据的功率样本加以平均；④对某个时间段的功率样本加以平均，以平滑数据和减少差异。

数学公式计算如下

$$Avg_{(j)} = \frac{1}{N}\sum_{i=1}^{N} y_{ij} \tag{3-1}$$

$$R = \frac{1}{k+1}\sum_{j=r_0}^{r_0+k} Avg_{(j)} \tag{3-2}$$

$$RA_{(j)} = \frac{Avg_{(j)} - R}{R} \times 100\% \tag{3-3}$$

其中，$N$ 是试次的总数量，$y_{ij}$ 表示带通滤波之后第 $j$ 个样本的第 $i$ 个试次，$Avg_{(j)}$ 是第 $j$ 个样本（功率样本）平方后的平均值，$R$ 是参考区间 $[r_0, r_0+k]$ 的平均功率。

## 二、ERD/ERS 研究方法

脑电同步研究方法大体上可分为线性方法和非线性方法。如图 3-1 所示，线性方法主要包括时域分析、频域分析和时频分析；非线性方法主要有相位同步、同步似然和互信息熵等。

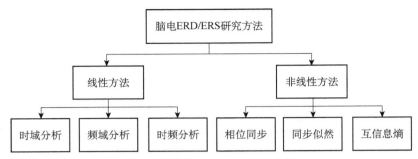

图 3-1　脑电 ERD/ERS 研究方法

时域分析是较早用于脑电 ERD/ERS 的一种分析方法，具有简单且直观、易解释等优点，主要针对 EEG 时域信号的振幅、波峰波谷、均值和方差来进行分析。频域分析主要是 EEG 脑电节律的功率谱分布，经典的功率谱方法为周期图法和 Welch 功率谱估计，现代功率谱估计主要有自回归（autoregressive，AR）参数模型谱估计。

传统的 ERD/ERS 方法将脑电信号的相位和振幅信息混合在一起进行分析，这有可能会丢失一些重要信息。因此，研究者更倾向于采用相位同步分析方法，将 EEG 的相位和振幅信息精确地分开进行分析，以获取脑电信号中一些潜在的有用信息。其中，相干量化了两个信号之间的相位和振幅关系的一致性。为确保相干变化反映了相位一致性变化，而不是信号幅度的变化，一般的相位相干同步分析都是基于锁相值（phase locked value，PLV）的。PLV 是通过两个电极之间瞬时相位的比值予以估计的。

电极 $j$ 和 $k$ 之间的 PLV 计算步骤如下（$N$ 个试次）。

1）确定感兴趣的频段。

2）通过希尔伯特（Hilbert）变换 $H$ 估计信号 $x(t)$ 的每个采样点的瞬时相位 $\Phi_i$

$$\Phi_j(t) = arg[x_j(t) + iHx_j(t)] \tag{3-4}$$

$$\Phi_k(t) = arg[x_k(t) + iHx_k(t)] \tag{3-5}$$

3）计算电极 $j$ 和 $k$ 之间的 PLV

$$\mathrm{PLV}_{j,k} = \left| \frac{1}{N} \sum_N exp^{i[\Phi_j(t) - \Phi_k(t)]} \right| \tag{3-6}$$

PLV 的取值范围为 0～1，衡量的是信号之间同步性的强弱。PLV 越趋近于 1，说明两个信号之间的相位差越稳定，同步性也越强；PLV 越趋近于 0，则表示这两个信号越独立。

# 第三节　ERD/ERS 与临床研究

大脑由大量具有特异性功能且分布广泛的皮层区域组成。目标导向的行为需要这些区域中与任务相关的子区域之间的相互作用（Hipp，Engel，& Siegel，2011）。长距离的振荡同步被认为动态建立了皮层区域间任务相关的网络，同时这种振荡同步可以调制大尺度皮层网络之间的相互作用（Fries，2005）。这些同步化的网络异常与一些大脑疾病有关，如癫痫、精神分裂症、孤独症和帕金森病（Uhlhaas & Singer，2006）。

## 一、癫痫

癫痫是由大量神经元集群的兴奋性和同步性异常而导致的一种超同步状态下的脑功能障碍疾病。最近的证据表明，癫痫现象，尤其是痉挛，是由神经元放电和同步变化不均匀的神经元网络之间复杂的相互作用导致的。在癫痫发作之前或其早期阶段，可以观察到去同步现象；相反，在癫痫发作结束后，可以观测到高度同步现象。

癫痫发作早期，长程同步增加，此时新皮层多个区域之间的场电位传播时间逐渐减少（Topolnik，Steriade，& Timofeev，2003）。当所有受影响的神经元被引入高度同步的发作性激活时，癫痫发作终止，长程同步达到最大。在癫痫发作结束时，增加的同步在动物模型和人的颅内癫痫发作时均能观察到（Kramer et al.，2010）。

同步在癫痫发作的最后阶段达到峰值（图 3-2）。癫痫发作时，大面积的脑区活动同时终止（Truccolo et al.，2011）。因此，有人提出增强或中断同步可以促进癫痫发作的终止。

在癫痫发作期间或者结束后可以观察到高度同步现象，而在癫痫发作之前或其早期阶段可以观察到去同步现象。癫痫发作可能源于多个分布式的微小皮层区域，并进一步影响癫痫发作病灶之外的大脑皮层区域，这一现象解释了一个看似违背直觉的发现：癫痫发作开始前出现去同步现象，接下来随着癫痫发作，大规模同步现象出现。

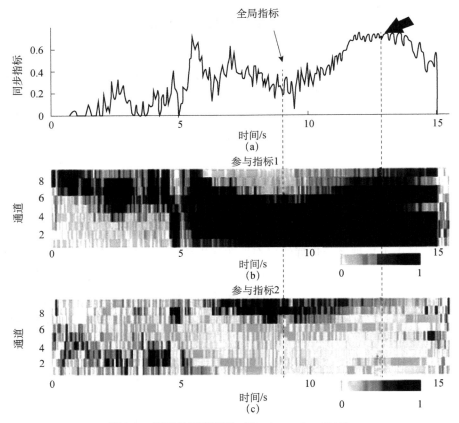

图 3-2　同步的癫痫活动（Jiruska et al.，2013）

　　这种去同步现象在活的有机体内和有机体外的神经活动和局部场电位中均可以观察到。需要考虑到的是神经元集群之间的同步化空间范围。例如，在低钙人（有机体外）模型中，癫痫开始发作时，神经元集群与高频局部场电位信号相关。随着癫痫发作继续进行，相邻的神经元集群表现出同步性增加。相反，在癫痫发作期间，相距较远的神经元集群（>300μm）的同步性较低（Jiruska et al.，2010a）。人类癫痫发作时，来源于新皮层和内嗅皮层的去同步化表现为 $\beta$ 和 $\gamma$ 频段的低振幅快速激活。在癫痫发作初期，动作电位放电受到抑制，而局部神经元之间表现出持续且强烈的放电，导致主要细胞突出和快速抑制突触后电位。对于这些发现，最合理的解释是癫痫棘波之前的区域中的"抑制性否决"，即记录的信号是半影的，并且发作病灶源位于别处。

　　复杂和多样的临床病理学发现了各种癫痫发作类型的独特模式，这些模式反映了癫痫发作时间不同的动力学机制。空间尺度对同步的影响已经在癫痫发作期间病理性高频振荡的发生中得到了很好的证明（Jefferys et al.，2012）。在癫痫发作之前，正常大脑神经细胞集群的动作电位同步放电（Foffani et al.，2007）。这些神经细胞集群放电在局部场电位中表现为高频振荡，其频谱峰值对应于 $200\sim300Hz$ 处单个神经元放电的尖峰频率（Dzhala & Staley，2004）。相反，在慢性癫痫脑中，记录到的高频振荡高达 $800Hz$（快速波动）（Jiruska et al.，2010b）。频率远远高于锥体细胞的最大放电频率的振荡，可以通过由独立（异相）神经元群产生的紧急网络现象来解释（Ibarz et al.，2010）。这种癫痫现象表明了空间尺度的重要性和同步度量的细微差别。虽然在时间上不相关，但是，就稳定相位或时间滞后方面而言，异相激发仍然可以被认为是同步的，或者至少具有多重关系。Demont-Guignard 等（2012）详细检测了锥体细胞集群大小的作用，他们研究了癫痫发作期间过度兴奋的锥体细胞的空间分布和动作电位在形成高频振荡时的同步水平。通过联合计算和体外实验研究，他们发现输入的动作电位之间弱的同步化水平可以表现为细胞外快速波动，而动作电位之间的同步逐渐增加导致其从快速波纹振荡转变到癫痫发作期间的脑电棘波放电。

　　虽然"超同步"这个术语已被纳入公认的癫痫专业基础知识中，但是越来越多的证据表明，简单度量同步的增加不足以解释癫痫发作（Park & Friston，2013）。癫痫的同步理论是非常复杂的，并随着空间尺度、ERD/ERS 计算方法定义和所测量的信号（神经元放电或者低频场电位等）的不同而不同。

## 二、精神分裂症

　　精神分裂症表现出与神经回路异常相关的认知和行为功能障碍，研究证明，大脑振荡的时空模式可以作为生物标记来区分精神分裂症患者和健康人。$\theta$ 频段选择性地响应新信息的编码，且新信息与海马皮层反馈回路中的 $\theta$ 振荡相关。在某些特定单词（仅用于在实际识别阶段期间正确识别的目标而不是干扰物和未被记住的目标）的记忆编码阶段，可以发现显著的 $\theta$ 节律的 ERS。复杂的任务表现和冥想集中期间的注意状态与额叶中线和前扣带回皮层（anterior cingulate cortex，ACC）的高振幅的 $\theta$ 激活（ERS）密切相关。

　　$\alpha$ 振荡对峰值时间和放电速率会产生强烈的抑制性影响，因此 $\alpha$ 振荡的脉冲抑制在扩展的感觉运动系统中起重要作用。研究者发现，在执行普通听觉 Oddball 范式任务期间，精神分裂症患者和健康人的 ERD 和 ERS 有显著差异（Fujimoto et al.，2012）。神经元间的信息传递是通过神经元相干实现的，并且激活的神经元集群会节律性地使波动振荡兴奋，同时产生通信时间窗口。在进行经典 Oddball 模式任务期间，精神分裂症患者的 ERD 和 ERS 功率的特征变化可以由不同相干模式中的功能障碍引起，这些模式定义了与大量神经元同步相关的通信结构。

基于 $\alpha$ 的 ERD/ERS 的生理机制反映了大脑在信息处理时微尺度同步的复杂模式。感觉刺激期间出现了短的局部 ERD 现象，且这种现象优先于命令性信号和运动反应，包括偶然负变异范式（contingent negative variation paradigm，CNVP）中的运动预激活。

ERD 在昏迷患者中不可见，但它是大脑具有意识的一种现象，与对某特定任务的感觉和认知处理以及运动行为下皮层区域的预激活或引发相关。在电生理水平上，ERD 与刺激处理或运动输出相关的皮层激活具有相关性，且皮层区域或神经结构与处理感觉信息的准备或执行运动命令具有相关性。一方面，低频段 $\alpha$（8～10Hz）的 ERD 在整个头皮上是呈拓扑分布的，其功能可能与一般有目的的命令相关；另一方面，高频段 $\alpha$（10～13Hz）的 ERD 在拓扑分布上受到更多限制，并与语义处理存在明确相关性（Doppelmayr et al.，2002）。

$\alpha$ 和 $\beta$ 的 ERD 频带在电生理上与激活的皮层网络、信息处理的准备和皮层神经元增加的兴奋性具有相关性。由信息加工的准备、执行和想象运动行为引发的 $\beta$ 节律的 ERD、$\mu$ 和中央区域的 $\beta$ 激活表明了大脑躯体感觉皮层中神经网络的激活状态。在精神分裂症患者中，增加的 $\beta$ 激活可能与神经网络的功能障碍相关。

大多数研究表明，ERD 模式都是在 $\delta$、$\alpha$ 和 $\beta$ 频带中提取出来的，这些特征位于左背侧额叶、枕部和左侧额颞区域（Stephane et al.，2008）。然而，Toshiro 等发现，对应于背侧额叶、枕侧和额颞区域的功能障碍的 ERD 模式并不总是存在偏侧性。这些差异可能由 Oddball 任务和工作记忆测试之间的差异引起。研究者证实了大脑皮层振荡的时空动力学度量可用于精神分裂症的分类（Fujimoto et al.，2012）。

这项研究表明，精神分裂症患者在执行经典 Oddball 任务期间，ERD 和 ERS 功率的特征存在变化。这些变化反映了在 Oddball 任务期间数据处理中的异常和不同的模态，并表明精神分裂症的异常认知和精神病理功能与激活的神经元组之间的相互作用以及信息交互相关。

就低频 $\gamma$ 振荡而言，听觉稳态响应（auditory steady state response，ASSR）和诱发的听觉和视觉刺激振荡已经被广泛应用于研究中。Kwon 等（1999）报告了40Hz 的 ASSR 减少，并且精神分裂症患者在点击训练中表现出延迟的相位 ERD/ERS 现象。对于诱发或诱导的振荡，Spencer 等（2004）证明了精神分裂症视觉刺激导致了在枕叶异常的 40Hz 振荡激活，并且该异常诱发振荡激活与视觉幻觉相关。在健康人群中，Ross 等（2005）发现，大脑右半球 40Hz 的 ASSR 比左半球大，这表明了左半球听觉皮层主要加工和处理声音的快速变化，而大脑右半球听觉皮层主要处理声音频谱的精细结构。Hamm 等（2011）发现，与健康被试相比，精神分裂症患者右半球的 ASSR 在 40Hz 处表现出较小的增强。精神分裂症患者显示出对声音周期性的异常神经元响应减少或逆转的脑不对称性特点，这在精神分裂症的病理学中发挥着重要作用。

高频带 $\gamma$ 振荡是执行多种认知任务期间的皮层激活的可靠标志（Kaiser，Bühler，& Lutzenberger，2004）。虽然 ASSR 本身没有反映认知过程，但是 ASSR 的共振频率主要为高频带 $\gamma$ 振荡，因此，ASSR 可以阐明听觉诱发功能的神经回路中和认知相关的高频带 $\gamma$ 振荡。相比于低频带的 ASSR，80Hz 的 ASSR 可能与认知相关的听觉神经回路的功能更相关。

精神分裂症患者表现出双侧 ASSR 功率的降低以及 40Hz 和 80Hz 频率的偶极矩。与健康被试相比，精神分裂症患者显示出较少的右侧大于左侧的 40Hz 听觉稳态响应功率和锁相因子（phase-locking factor，PLF），这表明精神分裂症以 40Hz 听觉稳态响应功率的异常不对称为特征。高频段和低频段 $\gamma$ 异常为精神分裂症神经回路的异常提供了明确的证据（Tsuchimoto et al.，2011）。

在左颞极、额叶中线和前扣带回皮层可以观察到 $\theta$ 节律的 ERS，在枕叶可以观察到 $\alpha$ 节律高振幅活动（ERS），在右侧颞顶叶、额叶中线和前扣带回皮层可以观察到 $\beta$ 节律的 ERD 现象。这些发现可能反映了大型神经元集群之间的相互作用的干扰，以及它们彼此之间的通信，这可能与异常认知和精神病理功能相关。

# 第四节　记忆相关的认知神经科学脑振荡研究

ERD 程度与语义的记忆加工处理过程密切相关。单词编码期间，相比于记忆较差的一组，具有良好记忆力的被试在 $\alpha$ 低频带表现出显著的 ERD 现象。

研究者在听觉记忆任务实验中也能观察到 EEG 信号在 $\alpha$ 频段的 ERD 现象。然而，在记忆序列呈现期间（记忆编码期）没有出现 $\alpha$ 频段的 ERD 现象，这是因为对于直接的听觉加工处理，很难在头表 EEG 信号中检测到 ERD 现象。相反，在定位到响应听觉刺激的听觉皮层的 MEG 信号中可以观测到 ERD 现象。ERS 引起功率抑制效应，表现为抑制兴奋，如阻止记忆或视觉搜索中神经网络不相关部分的干扰。丘脑可以协调视觉皮层部分之间的 $\alpha$ 频段的相干活动，并产生选择性注意所需的路径变化（Saalmann et al.，2012）。

$\theta$ 和高频段的 $\gamma$ 节律振荡与情景记忆的形成相关（Burke et al.，2013）。在单词呈现（记忆序列）之后，在左前额叶和前颞叶皮层可以观察到 $\theta$ 节律的同步增加；在单词呈现（记忆序列）阶段，右外侧颞区高频段的 $\gamma$ 同步增加。同时，Burke 等（2013）也发现了在编码期间 $\theta$ 和高频段的 $\gamma$ 同步性显著减少的区域，这表明记忆形成除了振荡激活同步外，还涉及去同步过程。

$\theta$ 相位同步发生在 V4 视觉区域和前额叶皮层之间，并且可以预测任务执行的表现（Liebe et al.，2012）。工作记忆和错误监测任务中还涉及前额叶和后部区域之间的 $\theta$ 同步。一项来自癫痫患者深部电极的研究表明，鼻侧皮层和海马之间的 $\gamma$ 同步能够预测记忆的形成。$\gamma$ 频段相干性的变化实际上可以控制信息传递路径（Siegel，Donner，& Engel，2012）。

$\theta$ 对多项目之间的信息传递是至关重要的，因为它提供了表示信息传递开始的相位参考（Lisman & Jensen，2013）。该相位参考必须由发送器和接收器共享，在信息交互区域之间观察到的高相干性似乎满足这个要求。$\gamma$ 通过三种方式对此做出贡献：①仅允许兴奋性细胞放电而形成信息；②$\gamma$ 使放电同步化；③在项目之间产生暂停，这些项目能够防止错误的信息编码。

Myers 等（2014）揭示了刺激前 $\alpha$ 振荡的去同步化现象可以预测记忆提取期的回想准确性。基于模型的分析表明，这种效应来自记忆项目精度的调制，而不是记住它们的可能性（召回率）。在记忆项之前的后部 $\alpha$ 振荡的相位也可以用于预测记忆准确率。基于刺激之前的 $\alpha$ 水平和刺激相关的视觉诱发响应之间的相关性，视觉系统刺激前的状态预示了一系列状态依赖的过程，并最终影响了工作记忆的执行。其研究结果表明，皮层兴奋性的自发变化可以为视觉认知提供更丰富的研究结果。$\alpha$ 频段的振荡（8～13Hz）与视觉兴奋性相关，如通过 $\alpha$ 频段（或 $\alpha$ 频段的某个特定频率）的神经同步降低响应视觉刺激的放电速率。度量 $\alpha$ 振荡的视觉兴奋性自发变化有助于提高工作记忆编码的表现精度。Myers 等（2014）发现，即使当刺激易于检测并且不存在直接注意的竞争时，在工作记忆编码期间依然可以检测到 $\alpha$ 频段的同步化现象。

采用图 3-3 所示的工作记忆实验范式，Ince 等（2007）以工作记忆任务中的 ERD 和 ERS 模式为特征，并采用决策树（decision tree，DT）作为分类器，成功区分了健康人和精神分裂症患者。他们发现，在记忆晚期阶段，大部分 ERD 出现在左侧额颞区，同时该皮层区域的 $\beta$ 频段的 ERD 模式在健康人和精神分裂患者之间表现出更显著的差异。在由 5 个字母组成一个单词的条件下，左侧额颞叶区 $\beta$ 频段内患者和健康人之间的识别率要高于非单词条件下两组人群的识别率。在由 5 个字母组成一个单词的条件下，患者和健康人具有更高识别率的这种现象可能与精神分裂患者在语言处理方面的异常（障碍）相关。

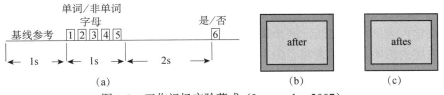

图 3-3 工作记忆实验范式（Ince et al.，2007）

（a）屏幕上顺序出现由 5 个字母组成的一个单词（b）或非单词（c）；在实验范式中，字母的顺序出现在屏幕上。

2s 之后，测试项（一个字母）出现在屏幕上，要求被试判断出该字母是否出现在刚才的记忆项里面

研究者采用 Sternberg 工作记忆范式（图 3-4）研究了健康的成年人在工作记忆编码期和保持期的神经振荡动力学特征。

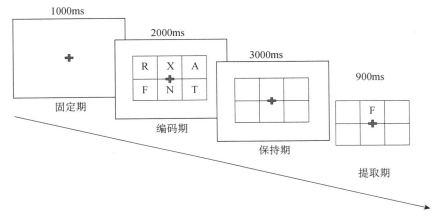

图 3-4 Sternberg 工作记忆范式（Heinrichs-Graham & Wilson，2015）

每个试次包括四个时期：①固定期（fixation），持续 1s 并且用作基线；②编码期（encoding），持续 2s，6 个字母
在网格内同时呈现；③保持期（maintain），持续 3s，6 个字母同时从网格内消失；④提取期（retrieval），持续 0.9s，
要求参与者判断网格内的字母是否在编码阶段出现过

研究发现，双侧枕叶皮层、左背外侧前额叶皮层（dorsolateral prefrontal cortex，DLPFC）和左侧颞上区域 9～16Hz 频段在整个工作记忆编码阶段表现出了显著的去同步现象（Heinrichs-Graham & Wilson，2015）。动力学分析表明，左背外侧前额叶皮层和左侧颞上区域的去同步化在工作记忆编码阶段随着时间变化逐渐增强，并且在大部分保持期也持续表现为去同步化现象，直到在记忆提取期之前的几毫秒内急剧去同步化降低。相反，枕叶区域的去同步化在编码期随着时间变化逐渐变弱，并且最终在工作记忆保持期演变成强同步现象。

人类和猴子在执行工作记忆时，外侧前额叶皮层（lateral prefrontal cortex，LPFC）和后顶叶皮层区域表现出任务相关的激活，且这些区域的神经元在注意任务中出现同步化（Salazar et al.，2012）。通过观察两个区域的神经元活动，

Salazar 等（2012）发现，执行视觉工作记忆任务时，额顶网络广泛存在与任务相关和特定内容的同步激活。同步模式在刺激选择性神经元中普遍存在，并且易受顶叶皮层的影响。这些表明了短时记忆是以额顶网络的大规模同步激活模式呈现的。EEG 的规则性是随着个体发育和心理、生理因素（如成熟）而变化的。节律性 EEG 的功率谱在振荡过程中具有明显的峰值，而不规则的 EEG 功率谱趋于平坦。Inouye 等（1991）提出了一种新的方法来度量 EEG 的不规则性，将熵的概念应用到傅里叶变换的 EEG 功率谱分布中，即谱熵。因为功率谱由每个频率的功率比例组成，而熵是一种信息量度，决定了比例分布的均匀性，所以 EEG 功率谱分布的峰值或平坦度可以通过熵来测量。先前有关 EEG 的工作记忆的研究发现，在实际的工作记忆加工处理过程中，高频段 $\alpha$ 的 ERD 与好的工作记忆表现相关（Klimesch，Doppelmayr，& Hanslmayr，2006）。

受 Inouye 等工作的启发，笔者及合作者在最近的一项研究中采用谱熵度量被试执行工作记忆任务训练前后 EEG 功率谱密度的均匀性，以探究谱熵是否可以预测个体工作记忆表现和训练前后被试工作记忆表现的变化。根据基于反应速度和准确率权衡的标记残留时间（signed residual time，SRT）分数，将 20 个被试分为两组，即高工作记忆表现组和低工作记忆表现组。我们发现，在工作记忆保持期计算得到的谱熵与 SRT 分数表现出高度相关性。因此，我们采用基于线性核的支持向量机（support vector machine，SVM）分类器和留一法交叉验证（leave one out cross validation，LOOCV），来验证谱熵能否作为一种电生理指标用以对高工作记忆表现组和低工作记忆表现组进行有效辨识。此外，基于径向基核函数（radial basis function，RBF）的支持向量回归（support vector regression，SVR）预测模型和预测均方根误差（root mean square error of prediction，RMSEP）也可用于检验谱熵是否可以预测个体工作记忆表现的 SRT 分数，从而揭示谱熵是否可以作为一种电生理指标来预测训练前后个体工作记忆表现的变化。在我们研究的整个实验过程中，要求被试保持放松状态并尽可能地抑制大范围的运动。被试将会执行由两个 session 组成的三种任务难度水平（2、4 和 8 个记忆项）的延时匹配任务。实验刺激序列基于 E-prime 开发，要求被试完成实验程序并记录被试行为结果。在整个实验过程中，固定的"+"字（0.5°×0.5°）呈现在屏幕中央。实验包括两个 session，每个 session 由 60 个试次组成（包含三种难度水平的记忆项）。在实验过程中，要求被试眼睛盯着屏幕中央固定的"+"字，并竭尽所能地减少眨眼、眼球的转动和头部的移动，同时要求被试对刺激做出相应的按键反应。首先固定的"+"字闪烁 50ms，表示该试次开始。紧接着，记忆序列呈现 200ms（编码期）。其中，记忆序列是由 A 到 Z 的大写英文字母随机组成的，分为三种难度水平（易：2 个记忆项，中：4 个记忆项，难：8 个记忆项）。三种难度水平的记忆项（2、4 或 8 个英文字母）以相同的概率随机出现。然后在经过 3000ms 时间间隔之后（保持期），测试序列（一个字母）作为探测项呈现在屏幕上 100ms。这时被试需要判断测试序列是否在之前的记忆序列中出现过。若探测项在先前的记忆序列中没有出现过，要求被试用左手食指按 "F" 键；若探测项在先前的记忆序列中出现过，要求被试用右手食指按 "J" 键。

　　研究任务由两个 session 组成，两个 session 所获得的数据的唯一区别在于：session1 是被试在没有进行训练的情况下执行记忆任务时所采集的脑电和行为数据，而 session2 是被试在进行短暂的重复训练后，执行记忆任务时所采集的脑电和行为数据。具体研究工作如下。

（一）实验方法

1. 谱熵

　　谱熵量化了给定时间段内工作记忆 EEG 功率谱的规律性/随机性，从而建立了工作记忆表现的电生理学预测指标。

　　我们的研究首先提取工作记忆每个试次的保持期 EEG 数据段，然后采用 Welch 方法计算每个试次的功率谱密度（power spectral density，PSD）（Akbar，Khotimah，& Haryanto，2016）。归一化的 PSD 被定义为某个频率的功率谱密度 psd（$f$）除以该频率段内的总功率，以获得概率密度函数

$$\overline{\mathrm{psd}}(f)=\frac{\mathrm{psd}(f)}{\sum\limits_{f=0.5}^{f=45}\mathrm{psd}(f)} \tag{3-7}$$

其中，$\overline{\mathrm{psd}}(f)$ 是 psd（$f$）的归一化的 PSD。我们在 0.5～45Hz 范围内估计基于工作记忆数据的谱熵。$\overline{\mathrm{psd}}(f)$ 的熵通过以下等式生成

$$SEn=-k\sum\limits_{f=0.5}^{f=45}\overline{\mathrm{psd}}(f)\ \log\left[\overline{\mathrm{psd}}(f)\right] \tag{3-8}$$

其中，$k=1$。在我们的研究中，对数 log 以 10 为底数，则 $SEn$ 的单位为 dit（即十进制数字）（Schneider，2007）。实际上，谱熵反映了 EEG 数据功率谱分布的均匀性。谱熵越大，功率谱分布越均匀。有关谱熵定义及其详细的理论可参见以往研究（Viertiö-Oja et al.，2004；Zhang et al.，2015）。

2. 行为分析

　　当执行具有时间限制并包括了反应时（或反应速度）和反应准确率的相关任务时，被试有时候会牺牲反应准确率以换取较快的反应速度，或者有时候会牺牲

反应速度以换取较高的反应准确率（van Breukelen，2005；Mordkoff & Egeth，1993）。在这里，我们利用 SRT 分数（Maris & van der Maas，2012）进行速度和准确率权衡（Schmitt & Scheirer，1977），来表示被试在工作记忆任务中的行为表现。SRT 评分规则定义如下（Maris & van der Maas，2012；Schmitt & Scheirer，1977；van Rijn & Ali，2017）

$$\sum_i (2RACC_i-1)(MT-t_i) \tag{3-9}$$

其中，下标 $i$ 表示第 $i$ 个试次，$RACC_i$ 等于 0 或 1，表示的是单个试次的反应准确率（$RACC$：0 表示反应错误，1 表示反应正确），$MT$ 表示项目 $i$ 的最大容许反应时间，$t_i$ 表示反应时。总分是每个试次得分的总和。

### 3. 行为表现分数与谱熵之间的相关性的空间分布

我们采用斯皮尔曼（Spearman）相关系数来度量两个变量之间的相关性（Gautheir，2001；Sedgwick，2014），具体计算公式如下

$$r = 1 - \frac{6\sum_1^m d_i^2}{m(m-1)} \tag{3-10}$$

其中，每个变量分别从低到高进行排序。$d_i$ 是变量 $x_i$ 和 $y_i$ 的两个等级之间的差。$m$ 是变量对的数量。在我们的研究中，通过 Spearman 相关分别度量每个 EEG 电极上的 SRT 分数与谱熵之间的关系。因此，可以得到 64 个电极位置［去除了水平眼电（horizontal electrooculogram，HEOG）和垂直眼电（vertical electrooculogram，VEOG）］处对应的 64 个 Spearman 相关系数。然后，根据每个通道上的 Spearman 相关系数构建指纹图和头皮空间分布，具体步骤如图 3-5 所示。基于上述分析，我们可以确定行为分数 SRT 和谱熵之间最高相关性的电极位置。

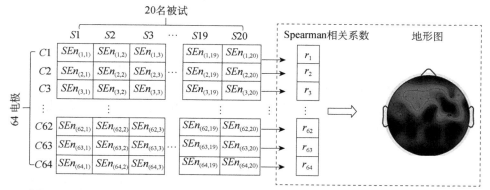

图 3-5　谱熵和 SRT 分数之间相关性的头表空间分布分析过程（Tian et al.，2017）

4. 分组规则和分类

被试根据 SRT 的标准 Z 分数分为两组。定义 Z 分数为

$$Z_i = \frac{x_i - \mu}{\sigma} \qquad (3-11)$$

其中，$x_i$（$i=1, 2, 3, \cdots, 20$）表示第 $i$ 个被试的 SRT 分数，$\mu$ 是 20 个被试的 SRT 分数的平均值，$\sigma$ 是 20 名被试之间 SRT 分数的标准差。SRT 的标准 Z 分数高于零的被试被分配到具有较高工作记忆表现的一组，剩余的被试被分配到具有较低工作记忆表现的一组。在模式分类中，高工作记忆表现组和低工作记忆表现组分别被定义为阳性和阴性。

SVM 由 Cortes 和 Vapnik 在 1995 年基于统计学习理论（statistics learning theory，SLT）首次提出（Rédei，2008）。由于其优越的泛化能力，SVM 已经被广泛用于解决各种各样的问题，如文本分类、图像分类、字迹识别和基因分类。此外，SVM 具有经验风险最小化（empirical risk minimization，ERM）和全局最优解的特征（Rédei，2008）。如果 SVM 分类器可以很好地反映特征和类别标签之间的关系，那么我们就认为该分类器能够以良好的性能预测新样本的类别。因此，采用分类正确率（classification accuracy，CA）、敏感性（sensitivity，SE）、特异度（specificity，SP）和被试工作特征（receiver operating characteristic，ROC）曲线下的面积（area under the curve，AUC）来评估 SVM 分类器的分类性能。

（1）CA

该指标用来测试集合中所有样本被正确预测的比例，计算公式如下

$$\text{CA} = \frac{TP + TN}{TP + TN + FP + FN} \qquad (3-12)$$

其中，$TP$ 表示高工作记忆表现组预测正确的样本数量，而 $TN$ 则表示是低工作记忆表现组预测正确的样本数量。$FP$ 表示高工作记忆表现组预测错误的样本数量，$FN$ 表示低工作记忆表现组预测错误的样本数量。

（2）SE 和 SP

两者分别由如下公式计算

$$\text{SE} = \frac{TP}{TP + FN} \qquad (3-13)$$

$$\text{SP} = \frac{TN}{TN + FP} \qquad (3-14)$$

其中，SE 指的是高工作记忆表现组预测正确的样本数量占总的高工作记忆表现组样本数量的比例，而 SP 表示的是低工作记忆表现组预测正确的样本数量占总的低工作记忆表现组样本数量的比例。

（3）AUC

该指标是指 ROC 曲线下的面积。有研究者认为，AUC 是一个比 CA 更好的分类性能评价指标（Huang & Ling，2005；Ling，Huang，& Zhang，2003）。ROC 是以 *TP* 为 *Y* 轴，以 *FP* 为 *X* 轴绘制而成的曲线。它描述了在整个范围内分类器的性能，且不依赖于类别分布的改变。在实际应用中，类别分布的不平衡现象非常常见，传统的评价标准可能不再适用，而 ROC 曲线由于不受类别分布的影响，适合于评估和比较不平衡数据。然而，对于两种分类器的两个相互交叉的 ROC 曲线很难用于确定哪种分类器的性能更好。因此，研究者引入了 AUC，通过计算 ROC 曲线下的面积，将其作为全局评估标准来更好地完成两种分类器的性能评估。

为了检验 SVM 分类性能的稳定性，分别在 session 内（session1、session2）和 session 间进行分类。在 session 内，LOOCV 和 SVM 分别在 session1 和 session2 对高工作记忆表现组和低工作记忆表现组进行模式分类。首先选择 1 个被试作为测试样本，其余 19 个被试作为分类模型的训练样本，根据训练样本估计出 SVM 分类器的模型参数，然后使用此模型对测试样本进行分类判别，最后采用 CA、AUC、SE、SP 四种指标对模型进行分类性能评估。重复上述步骤，直到每个被试被选为测试样本一次，最终 SVM 的分类性能由四种性能指标在 20 次交叉中验证的平均值决定。在 session 间，首先以 session1 的样本为测试样本，以 session2 的样本为训练样本；其次，以 session2 的样本为测试样本，以 session1 的样本为训练样本。

5. session 间 SRT 分数和谱熵指标的变化率

对于同一名被试，训练后通常会引起被试行为分数的变化。因此，我们试图研究由工作记忆保持期的 EEG 数据计算得到的谱熵是否可以预测被试训练前后记忆表现的变化。由于记忆表现行为分数与谱熵指标的单位尺度不同，所以定义一个新的指标——变化率（change rate，CR）

$$CR = 2 \times (TA - TB) / (TA + TB) \times 100\% \qquad (3\text{-}15)$$

其中，*TB* 表示训练前的记忆表现 SRT 分数与谱熵指标；*TA* 指的是训练后的记忆表现 SRT 分数与谱熵指标。

（二）实验结果

1. SRT 分数与谱熵之间的相关性

大脑头表地形图（图 3-6）中表示出了在 64 个电极位置获得的 SRT 分数与谱熵的相关性。

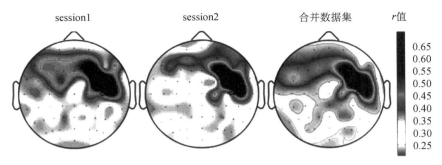

图 3-6 SRT 分数与谱熵相关性的头表地形图（Tian et al.，2017）

三个地形图从左至右分别表示在 session1、session2 和合并数据集（session1+session2）条件下的相关性，右侧竖条
表示 SRT 分数与谱熵之间的相关值 $r$

结果发现，无论是在合并的数据集（session1+session2）还是在分离的数据集（session1、session2）条件下，FC4 电极处的谱熵与被试的 SRT 分数均表现出最强相关性 [session1：$r = 0.814$，$p<0.001$；session2：$r = 0.794$，$p<0.001$；合并数据集：$r = 0.698$，$p<0.001$；伪发现率（false discovery rate，FDR）校正，如图 3-7 所示]。

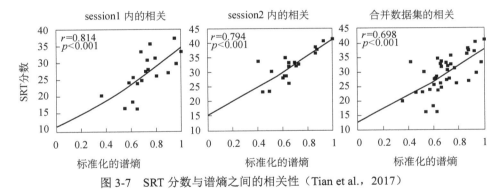

图 3-7 SRT 分数与谱熵之间的相关性（Tian et al.，2017）

因此，在接下来的工作中，我们把在 FC4 电极处计算得到的谱熵作为分类特征，用于对高工作记忆表现组与低工作记忆表现组进行模式分类，以及进一步用于 SVR 预测模型，从而预测被试的 SRT 分数。

### 2. 谱熵预测 SRT 分数

SVR 预测模型和 LOOCV 的结果表明了谱熵可以用于预测 SRT 分数，即个体的工作记忆表现。三种条件下的 RMSEP 分别为 4.635（session1）、3.339（session2）和 6.927（session1+session2）。如图 3-8 所示，由 SVR 模型预测出来的 SRT 分数与最初的 SRT 分数呈显著相关（session1：$r = 0.749$，$p<0.001$；session2：$r = 0.864$，

$p<0.001$；session1+session2：$r = 0.732$，$p<0.001$；FDR 校正）。

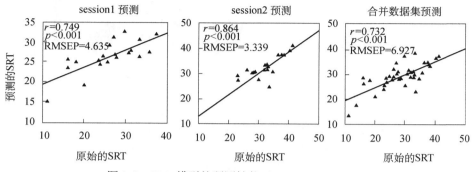

图 3-8　SVR 模型的预测性能（Tian et al.，2017）

**3. 训练前后谱熵和 SRT 分数的一致性变化**

对于同一个被试，我们探讨了谱熵变化率的增加（或减少）是否可以预测 SRT 分数变化率的增加（或减少）。图 3-9（a）显示，20 名被试中有 16 名被试的 SRT 分数通过短时间训练得以增加。图 3-9（b）显示，20 名被试中有 15 名被试的 SRT 分数的变化率在训练前后与谱熵的变化率一致。

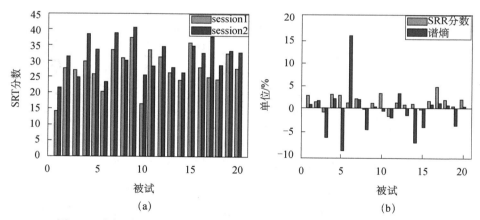

图 3-9　由短时间训练引起的工作记忆表现的变化（Tian et al.，2017）

（a）训练前后被试 SRT 分数变化。（b）训练前后被试 SRT 分数和谱熵变化率的变化

## （三）讨论

我们的研究利用谱熵作为电生理指标来预测在执行延时匹配任务时经过短时间训练后个体的工作记忆表现变化。我们发现：①从工作记忆保持期 FC4 电极处提取的谱熵与被试的 SRT 分数密切相关；②在 session 内（session1、session2）和

session 间条件下，对高、低工作记忆表现组进行模式分类，其平均 CA 分别为90.0％和92.5％；③SVR 预测模型表明了谱熵可以用于预测个体工作记忆表现的变化；④在短时间训练后，20 名被试中有 16 名被试的 SRT 分数增加，训练后 20 名被试中有 15 名被试的 SRT 分数变化率与谱熵变化率的变化一致。

## 1. 工作记忆表现的空间分布

如图 3-6 所示，$r$ 值的空间分布（即谱熵与 SRT 分数之间的相关性）集中在右侧额叶区域，这与先前的研究结果一致，即前额叶皮层可能在工作记忆任务中占主导地位（Gentili et al.，2015；Thürer et al.，2016）。前人的研究表明，前额叶皮层区域的右下额叶联合区（right inferior frontal junction，rIFJ）参与了注意目标和工作记忆表现的自上而下的因果关系的调制（Gazzaley & Nobre，2012）。在合并数据中，在 64 个电极位置（图 3-6）处，从工作记忆保持期 FC4 电极处计算得到的谱熵与 SRT 分数表现出最强的相关性（$r = 0.698$）。同样，在分离的数据集中，训练前（session1：$r = 0.814$）和训练后（session2：$r = 0.794$），在 FC4 处得到的谱熵与 SRT 分数的相关性也最高。SVM 的良好分类效果表明，从工作记忆保持期 FC4 电极处获得的谱熵可作为区分两个工作记忆表现组的可靠电生理指标。

为了进一步分析，结合 LOOCV，我们分别在 session1、session2 和合并数据（session1+session2）条件下建立了 SVR 预测模型，用于评估谱熵对工作记忆表现的预测能力（图 3-8）。模型所得到的 RMSEP 以及原始 SRT 分数与预测的 SRT 分数之间的高度相关性表明了 SVR 预测模型是有效的，从 FC4 处计算得到的谱熵可作为生物标志物来预测个体的工作记忆表现。

## 2. 工作记忆训练

许多证据表明，人的记忆能力不是绝对天生的，而是可以通过适当的训练来加以改善的（Holmes et al.，2010；Klingberg，2010；Klingberg et al.，2005）。这种记忆改善的表现与由训练诱导的从细胞内水平到皮层功能组织的可塑性有关（Klingberg，2010）。Vogt 等（2009）进行了多发性硬化症的工作记忆训练研究。他们发现，患者的记忆力通过训练能得到有效改善，并且在接受记忆专项训练后，心情不佳的传播得以推迟。

如图 3-9（a）所示，训练后 16 名被试的行为得分明显增加，表明可以通过训练有效地促进个体的工作记忆表现，这与先前的研究一致（Holmes et al.，2010；Klingberg，2010；Klingberg et al.，2005）。随着训练前后谱熵的增加（或下降），20 名被试中有 15 名被试的 SRT 分数的变化率也相应增加（或下降），这表明谱熵可作为预测变量用于预测个体工作记忆表现的变化。研究结果揭示了训练前后，SRT 分数和谱熵的变化率呈一致性变化 [图 3-9（b）]。

### 3. 工作记忆的 BCI 研究

在前人的 BCI 研究中，P3 和稳态视觉诱发电位（steady-state visually evoked potential，SSVEP）被广泛应用于 BCI 研究中（Dal Seno，Matteucci，& Mainardi，2010；George & Lécuyer，2010；Parra et al.，2003）。最近，BCI 也逐渐被应用于识别人类的情绪（Chanel & Mühl，2015；Garcia-Molina，Tsoneva，& Nijholt，2013），以及监测个体的工作记忆负载（Sánchez et al.，2015），而对个体工作记忆表现预测的 BCI 相关研究仍然很少。因此，为个体工作记忆表现找到可靠的特征具有重要意义。预测个体工作记忆表现的生物标志的发展有助于识别潜在的记忆障碍被试，帮助他们积极面对未知的生活，避免因记忆混乱导致的挫折。另外，相关研究可能反过来为低工作记忆表现的被试制定有效的训练策略提供有效的建议。此外，谱熵可作为检测精神分裂症、抑郁症、注意缺陷多动障碍和双向情感障碍患者的潜在的生物标志物，同时为工作记忆特征提取提供新思路。

### 4. 局限性

如图 3-9（a）所示，20 名被试中有 16 名被试的 SRT 分数在训练后得到了显著提高，但仍有 4 名被试的 SRT 分数呈下降趋势，这也许是由他们的个人精神状态引起的（可能是心理状态因素，如当执行不熟悉的记忆任务或不适应实验环境时，被试感到紧张；也可能是生理状态因素，如在进行实验之前，被试因为没有休息而感到疲劳或者在执行无聊的实验时感觉很无趣）。对于当前研究中的小样本量，我们使用 LOOCV 和 SVM 分类器的四个不同泛化能力评估指标，尽可能地避免过度拟合。为了检验结果的稳健性，我们分别在 session1、session2 和合并数据集（session1+session2）中计算了 64 个电极处代表个体工作记忆表现的 SRT 分数与谱熵之间的相关性。无论是在分离的数据集还是在合并的数据集中，相比于其余 63 个电极位置，SRT 分数都与 FC4 电极处的谱熵表现出较高相关性，表明这种关系是稳健的。在研究中，我们首先用 SRT 分数代表个体的工作记忆表现，然后利用谱熵来预测个体的 SRT 分数，从而达到间接预测个体工作记忆表现的目的。在今后的研究工作中，我们将通过优化分类器、扩大样本量和改进实验范式等方式，探索与在线工作记忆相关的 BCI 中预测工作记忆表现的一种直接方式。

# 参考文献

陈文锋，崔耀，张建新. （2005）. 心理实验系统 E-Prime 介绍及其应用. *心理科学，28*（6），1456-1458.

Akbar，Y.，Khotimah，S. N.，& Haryanto，F.（2016）. Spectral and brain mapping analysis of EEG based on Pwelch in schizophrenic patients. *Journal of Physics Conference Series，694*（1），012070.

Burke，J. F.，Zaghloul，K. A.，Jacobs，J.，Williams，R. B.，Sperling，M. R.，Sharan，A. D.，& Kahana，M. J.（2013）. Synchronous and asynchronous theta and gamma activity during episodic memory formation. *Journal of Neuroscience，33*（1），292-304.

Chanel，G.，& Mühl，C.（2015）. Connecting brains and bodies：Applying physiological computing to support social interaction. *Interacting with Computers，27*（5），534-550.

Dahl，C. D.，Logothetis，N. K.，& Kayser，C.（2009）. Spatial organization of multisensory responses in temporal association cortex. *Journal of Neuroscience，29*（38），11924-11932.

Dal Seno，B.，Matteucci，M.，& Mainardi，L.（2010）. Online detection of P300 and error potentials in a BCI speller. *Computational Intelligence & Neuroscience，2010*（3700），11.

Demont-Guignard，S.，Benquet，P.，Gerber，U.，Biraben，A，Martin，B.，& Wendling，F.（2012）. Distinct hyperexcitability mechanisms underlie fast ripples and epileptic spikes. *Annals of Neurology，71*（3），342-352.

Doppelmayr，M.，Klimesch，W.，Stadler，W.，Pöllhuber，D.，& Heine，C.（2002）. EEG alpha power and intelligence. *Intelligence，30*（3），289-302.

Dzhala，V. I.，& Staley，K. J.（2004）. Mechanisms of fast ripples in the hippocampus. *Journal of Neuroscience，24*（40），8896-8906.

Foffani，G.，Uzcategui，Y. G.，Gal，B.，& de la Prida，L. M.（2007）. Reduced spike-timing reliability correlates with the emergence of fast ripples in the rat epileptic hippocampus. *Neuron，55*（6），930-941.

Fries，P.（2005）. A mechanism for cognitive dynamics：Neuronal communication through neuronal coherence. *Trends in Cognitive Sciences，9*（10），474-480.

Fujimoto，T.，Okumura，E.，Takeuchi，K.，Kodabashi，A.，Tanaka，H.，Otsubo，T.，et al.（2012）. Changes in event-related desynchronization and synchronization during the auditory oddball task in schizophrenia patients. *The Open Neuroimaging Journal，6*，26-36.

Garcia-Molina, G., Tsoneva, T., & Nijholt, A. (2013). Emotional brain-computer interfaces. *International Journal of Autonomous & Adaptive Communications Systems*, 6 (1), 9-25.

Gautheir, T. D. (2001). Detecting Trends using Spearman's rank correlation coefficient. *Environmental Forensics*, 2 (4), 359-362.

Gazzaley, A., & Nobre, A. C. (2012). Top-down modulation: Bridging selective attention and working memory. *Trends in Cognitive Sciences*, 16 (2), 129-135.

Gentili, R. J., Bradberry, T. J., Oh, H., Costanzo, M. E., Kerick, S. E., Contreras-Vidal, J. L., & Hatfield, B. D. (2015). Evolution of cerebral cortico-cortical communication during visuomotor adaptation to a cognitive-motor executive challenge. *Biological Psychology*, 105, 51-65.

George, L., & Lécuyer, A. (2010). *An Overview of Research on "Passive" Brain-computer Interfaces for Implicit Human-computer Interaction.* International Conference on Applied Bionics and Biomechanics, Venice, Italy.

Hamm, J. P., Gilmore, C. S., Picchetti, N. A. M., Sponheim, S. R., & Clementz, B. A. (2011). Abnormalities of neuronal oscillations and temporal integration to low- and high-frequency auditory stimulation in schizophrenia. *Biological Psychiatry*, 69 (10), 989-996.

Heinrichs-Graham, E., & Wilson, T. W. (2015). Spatiotemporal oscillatory dynamics during the encoding and maintenance phases of a visual working memory task. *Cortex*, 69, 121-130.

Hipp, J. F., Engel, A. K., & Siegel, M. (2011). Oscillatory synchronization in large-scale cortical networks predicts perception. *Neuron*, 69 (2), 387-396.

Holmes, J., Gathercole, S. E., Place, M., Dunning, D. L., Hilton, K. A., & Elliott, J. G. (2010). Working memory deficits can be overcome: Impacts of training and medication on working memory in children with ADHD. *Applied Cognitive Psychology*, 24 (6), 827-836.

Huang, J., & Ling, C. X. (2005). Using AUC and accuracy in evaluating learning algorithms. *IEEE Transactions on Knowledge & Data Engineering*, 17 (3), 299-310.

Ibarz, J. M., Foffani, G., Cid, E., Inostroza, M., & de la Prida, L. M. (2010). Emergent dynamics of fast ripples in the epileptic hippocampus. *Journal of Neuroscience*, 30 (48), 16249-16261.

Ince, N. F., Stephane, M., Tewfik, A. H., Pellizzer, G., & McClannahan, K. (2007). *Schizophrenia Classification Using Working Memory MEG ERD/ERS Patterns.* The 3rd International IEEE/EMBS Conference on Neural Engineering, Kohala Coast.

Inouye, T., Shinosaki, K., Sakamoto, H., Toi, S., Ukai, S., Iyama, A., et al. (1991). Quantification of EEG irregularity by use of the entropy of the power spectrum. *Electroencephalography & Clinical Neurophysiology*, 79 (3), 204-210.

Jefferys, J. G. R., de la Prida, L. M., Wendling, F., Bragin, A., Avoli, M., Timofeev, I., et al.

（2012）. Mechanisms of physiological and epileptic HFO generation. *Progress in Neurobiology*, 98（3）, 250-264.

Jeon, Y., Nam, C. S., Kim, Y. J., & Whang, M. C.（2011）. Event-related（de）synchronization（ERD/ERS）during motor imagery tasks: Implications for brain-computer interfaces. *International Journal of Industrial Ergonomics*, 41（5）, 428-436.

Jiruska, P., Csicsvari, J., Powell, A. D., Fox, J. E., Chang, W. C., Vreugdenhil, M., et al（2010a）. High-frequency network activity, global increase in neuronal activity, and synchrony expansion precede epileptic seizures in vitro. *Journal of Neuroscience*, 30（16）, 5690-5701.

Jiruska, P., Finnerty, G. T., Powell, A. D., Lofti, N., Cmejla, R., & Jefferys, J. G.（2010b）. Epileptic high-frequency network activity in a model of non-lesional temporal lobe epilepsy. *Brain*, 133（5）, 1380-1390.

Jiruska, P., De Curtis, M., Jefferys, J. G., Schevon, C. A., Schiff, S. J., & Schindler, K.（2013）. Synchronization and desynchronization in epilepsy: Controversies and hypotheses. *The Journal of Physiology*, 591(4), 787-797.

Kaiser, J., Bühler, M., & Lutzenberger, W.（2004）. Magnetoencephalographic gamma-band responses to illusory triangles in humans. *Neuroimage*, 23（2）, 551-560.

Klimesch, W., Doppelmayr, M., & Hanslmayr, S.（2006）. Upper alpha ERD and absolute power: Their meaning for memory performance. *Progress in Brain Research*, 159, 151-165.

Klingberg, T.（2010）. Training and plasticity of working memory. *Trends in Cognitive Sciences*, 14（7）, 317-324.

Klingberg, T., Fernell, E., Olesen, P. J., Johnson, M., Gustafsson, P., Dahlstrom, K., et al.（2005）. Computerized training of working memory in children with ADHD-A randomized, controlled trial. *Journal of the American Academy of Child & Adolescent Psychiatry*, 44（2）177-186.

Kramer, M. A., Eden, U. T., Kolaczyk, E. D., Zepeda, R., Eskandar, E. N., & Cash, S. S.（2010）. Coalescence and fragmentation of cortical networks during focal seizures. *Journal of Neuroscience*, 30（30）, 10076-10085.

Kwon, J. S., O'Donnell, B. F., Wallenstein, G. V., Greene, R. W., Hirayasu, Y., Nestor, P. G., et al.（1999）. Gamma frequency-range abnormalities to auditory stimulation in schizophrenia. *Archives of General Psychiatry*, 56（11）, 1001-1005.

Lemus, L., Hernández, A., & Romo, R.（2009）. Neural encoding of auditory discrimination in ventral premotor cortex. *Proceedings of the National Academy of Sciences of the United States of America*, 106（34）, 14640-14645.

Liebe, S., Hoerzer, G. M., Logothetis, N. K., & Rainer, G.（2012）. Theta coupling between V4 and prefrontal cortex predicts visual short-term memory performance. *Nature Neuroscience*，*15* (3)，456-462.

Ling，C. X.，Huang，J.，& Zhang，H.(2003). *AUC：A Statistically Consistent and More Discriminating Measure than Accuracy.* Paper presented at the Proceedings of the 18th International Joint Conference on Artificial Intelligence，Mexico.

Lisman，J. E.，& Jensen，O. (2013). The theta-gamma neural code. *Neuron*，*77* (6)，1002-1016.

Lowet，E.，Roberts，M.，Hadjipapas，A.，Peter，A.，Van der Eerden，J.，& de Weerd，P. (2015). Input-dependent frequency modulation of cortical gamma oscillations shapes spatial synchronization and enables phase coding. *Plos Computational Biology*，*11* (4)，241-247.

Maris，G.，& van der Maas，H. (2012). Speed-accuracy response models：Scoring rules based on response time and accuracy. *Psychometrika*，*77* (4)，615-633.

Mathewson，K. E.，Gratton，G.，Fabiani，M.，Beck，D. M.，& Ro，T. (2009). To see or not to see：Prestimulus alpha phase predicts visual awareness. *Journal of Neuroscience*，*29* (9)，2725-2732.

Montemurro，M. A.，Rasch，M. J.，Murayama，Y.，Logothetis，N. K.，& Panzeri，S. (2008). Phase-of-firing coding of natural visual stimuli in primary visual cortex. *Current Biology*，*18* (5)，375-380.

Mordkoff，J. T.，& Egeth，H. E. (1993). Response time and accuracy revisited：Converging support for the interactive race model. *Journal of Experimental Psychology：Human Perception & Performance*，*19* (5)，981-991.

Myers，N. E.，Stokes，M. G.，Walther，L.，& Nobre，A. C. (2014). Oscillatory brain state predicts variability in working memory. *Journal of Neuroscience*，*34* (23)，7735-7743.

Park，H. J.，& Friston，K. (2013). Structural and functional brain networks：From connections to cognition. *Science*，*342* (6158)，579.

Parra，L. C.，Spence，C. D.，Gerson，A. D.，& Sajda，P. (2003). Response error correction—A demonstration of improved human-machine performance using real-time EEG monitoring. *IEEE Transactions on Neural Systems and Rehabilitation Engineering*，*11* (2)，173-177.

Pesaran，B.，Nelson，M. J.，& Andersen，R. A.(2008). Free choice activates a decision circuit between frontal and parietal cortex. *Nature*，*453* (7193)，406-409.

Pfurtscheller，G.，& Aranibar，A. (1979). Evaluation of event-related desynchronization (ERD) preceding and following voluntary self-paced movement. *Electroencephalography & Clinical Neurophysiology*，*46* (2)，138-146.

Rédei，G. P. (2008). *Encyclopedia of Genetics, Genomics, Proteomics and Informatics.* Dordrecht：Springer.

Ross, B., Herdman, A. T., & Pantev, C.(2005). Right hemispheric laterality of human 40 Hz auditory steady-state responses. *Cerebral Cortex*, *15*（12）, 2029-2039.

Sánchez, A. M., Gaume, A., Dreyfus, G., & Vialatte, F. B.（2015）. A cognitive brain-computer interface prototype for the continuous monitoring of visual working memory load. *IEEE International Workshop on Machine Learning for Signal Processing*, 1-5.

Saalmann, Y. B., Pinsk, M. A., Wang, L., Li, X., & Kastner, S.（2012）. The pulvinar regulates information transmission between cortical areas based on attention demands. *Science*, *337*（6095）, 753-756.

Salazar, R. F., Dotson, N. M., Bressler, S. L., & Gray, C. M.(2012). Content-specific fronto-parietal synchronization during visual working memory. *Science*, *338*（6110）, 1097-1100.

Schmitt, J. C., & Scheirer, C. J.（1977）. Empirical approaches to information processing: Speed-accuracy tradeoff functions or reaction time. *Acta Psychologica*, *41*（4）, 321-325.

Schneider, T. D. （2007）. Information theory primer—With an appendix on logarithms. *Maritime Policy & Management the Flagship Journal of International Shipping & Port Research*, *52*（3）, 219-227.

Sedgwick, P. （2014）. Spearman's rank correlation coefficient. *BMJ*, *349*, g7528.

Serences, J. T., & Yantis, S. （2006）. Selective visual attention and perceptual coherence. *Trends in Cognitive Sciences*, *10*（1）, 38-45.

Siegel, M., Donner, T. H., & Engel, A. K. （2012）. Spectral fingerprints of large-scale neuronal interactions. *Nature Reviews Neuroscience*, *13*（2）, 121-134.

Spencer, K. M., Nestor, P. G., Perlmutter, R., Niznikiewicz, M. A., Klump, M. C., Frumin, M., et al., （2004）. Neural synchrony indexes disordered perception and cognition in schizophrenia. *Proceedings of the National Academy of Sciences of the United States of America*, *101*（49）, 17288-17293.

Stephane, M., Ince, N. F., Leuthold, A., Pellizzer, G., Twefk, A., & Mclannahan, K. （2008）. Temporospatial characterization of brain oscillations associated with subprocesses of verbal working memory in schizophrenia. *Clinical EEG and Neuroscience*, *39*（4）, 194-202.

Sterzer, P., Kleinschmidt, A., & Rees, G. （2009）. The neural bases of multistable perception. *Trends in Cognitive Sciences*, *13*（7）, 310-318.

Thürer, B., Stockinger, C., Focke, A., Putze, F., Schultz, T., & Stein, T. （2016）. Increased gamma band power during movement planning coincides with motor memory retrieval. *Neuroimage*, *125*, 172-181.

Tian, Shanshan, Liang, & Dezhong. （2014）. Attentional orienting and response inhibition: Insights from spatial-temporal neuroimaging. *Neuroscience Bulletin*, *30*（1）, 141-152.

Tian, Y., Zhang, H., Xu, W., Zhang, H., & Yang, L., et al. (2017). Spectral entropy can predict changes of working memory performance reduced by short-time training in the delayed-match-to-sample task. *Frontiers in Human Neuroscience*, *11*, 437.

Toledo, D. R., & Barela, J. A. (2014). Age-related differences in postural control: Effects of the complexity of visual manipulation and sensorimotor contribution to postural performance. *Experimental Brain Research*, *232* (2), 493-502.

Toledo, D. R., Barela, J. A., Manzano, G. M., & Kohn, A. F. (2016). Age-related differences in EEG beta activity during an assessment of ankle proprioception. *Neuroscience Letters*, *622*, 1-5.

Topolnik, L., Steriade, M., & Timofeev, I. (2003). Partial cortical deafferentation promotes development of paroxysmal activity. *Cerebral Cortex*, *13* (8), 883-893.

Truccolo, W., Donoghue, J. A., Hochberg, L. R., Eskandar, E. N., Madsen, J. R., Anderson, W. S., et al. (2011). Single-neuron dynamics in human focal epilepsy. *Nature Neuroscience*, *14* (5), 635-641.

Tsuchimoto, R., Kanba, S., Hirano, S., Oribe, N., Ueno, T., Hirano, Y., et al. (2011). Reduced high and low frequency gamma synchronization in patients with chronic schizophrenia. *Schizophrenia Research*, *133* (1-3), 99-105.

Uhlhaas, P. J., & Singer, W. (2006). Neural synchrony in brain disorders: Relevance for cognitive dysfunctions and pathophysiology. *Neuron*, *52* (51), 155-168.

van Breukelen, G. J. P. (2005). Psychometric modeling of response speed and accuracy with mixed and conditional regression. *Psychometrika*, *70* (2), 359-376.

van Rijn, P. W., & Ali, U. S. (2017). A comparison of item response models for accuracy and speed of item responses with applications to adaptive testing. *British Journal of Mathematical & Statistical Psychology*, *70* (2), 317-345.

Viertiö-Oja, H., Maja, V., Särkelä, M., Talja, P., Tenkanen, N., Tolvanen-Laakso, H., et al. (2004). Description of the Entropytm algorithm as applied in the Datex-Ohmeda S/5 Entropy Module. *Acta Anaesthesiologica Scandinavica*, *48* (2), 154-161.

Vogt, A., Kappos, L., Calabrese, P., Stöcklin, M., Gschwind, L., Opwis, K., & Penner, I. K. (2009). Working memory training in patients with multiple sclerosis—Comparison of two different training schedules. *Restorative Neurology & Neuroscience*, *27* (3), 225-235.

Voytek, B., & Knight, R. T. (2015). Dynamic network communication as a unifying neural basis for cognition, development, aging, and disease. *Biological Psychiatry*, *77* (12), 1089-1097.

Zhang, R., Xu, P., Chen, R., Li, F., Guo, L., Li, P., et al. (2015). Predicting inter-session performance of SMR-based brain-computer interface using the spectral entropy of resting-state EEG. *Brain Topography*, *28* (5), 680-690.

# 第四章

# ERP 诱发电位分析

　　大脑是人体所有活动的中心，其状态可以通过记录相关信号来监测。人类大脑的神经活动在出生前第 17 周和第 23 周之间开始发展（Saeid & Chambers，2007），在这个早期阶段以及整个生命周期，大脑所产生的电信号不仅代表大脑的功能，还代表整个身体中不同器官的有效功能，通过记录大脑产生的信号可以监测相关的大脑活动状态（Li et al.，2009）。EEG 通过捕捉内部神经元活动产生的电压变化以记录大脑的电活动，于 1929 年被贝格尔发现（Li et al.，2009），通过 EEG 能获取更多更加有效的信息并与外界进行交流沟通，从而解决困扰人们许久的问题或者达到某种预期目标，这也促进了后来先进数字信号处理技术的应用。

　　EEG 中包含丰富的心理与生理信息，在过去多年的研究中，科学家费尽心思从中提取与心理活动相关的信息并用于研究，从而探究人脑的心理功能并揭示其奥秘。事实上，大脑是一个聚集了几十种不同活动神经源的混合物，个体的认知加工过程很难从其中分离出来（Luck，2005a）。通常，由心理活动而产生的脑电信号的幅值一般较为微弱，难以观察，从而很难对其进行直接的研究。随着计算机的广泛应用，采用计算机叠加技术能够将心理活动产生的脑电信号从自发电位中提取出来，用这种方式提取出来的信号就是 ERP。

## 第一节　ERP 的基本概念及原理

### 一、ERP 的由来

　　通过 EEG 分析，人类大脑中包含的心理认知功能逐渐被人们所了解。脑电作为大脑功能的一种瞬时连续的指标，在生物医学信号处理领域有着广泛的应用。

所以在发现 EEG 之后，部分从事大脑相关研究的科学家夜以继日地对 EEG 进行比较透彻的研究，希望从中提取出解读大脑加工机制的关键信息，了解人类大脑的心理认知加工功能。

ERP 的本质也是脑电，只不过它是运用一类特殊方法从自发电位中提取出来的脑电，在以前被称作诱发电位。它的历史不算久远，可以追溯到 20 世纪 30 年代，距今仅有 90 年左右。Pauline 和 Davis 在 1935—1936 年首次记录到了人类的感觉 ERP。4 年后，在被试脑电处于平静状态下进行记录的单次刺激诱发无叠加的诱发电位的论文也被发表出来。1951 年，神经电生理学的新世纪大门被道森的诱发电位平均技术打开。Galambos 和 Sheatz 在 1962 年首次发表了用计算机进行平均叠加的诱发电位的论文。1964 年，ERP 的概念被首次提出，并在精神病学和神经病学上成为一种有效的诊断工具。其实，ERP 的研究在 20 世纪 80 年代中期才变得比较流行，一部分原因是科研工作中引进了计算机，另一部分原因是认知神经科学研究的爆发式增长。现如今，ERP 已被广泛应用于 BCI 研究中（Saeid & Chambers，2007）。

## 二、ERP 的概念

ERP 可以直接表达大脑皮层对感觉、情感或认知事件的电反应。它通常是由周边或外部刺激所产生的反应，并表现为躯体感觉、视觉、听觉脑电位，或是在自发运动或者预期条件刺激出现之前观察到的大脑的缓慢变化（Saeid & Chambers，2007）。它是脑内的电压波动，是大量的时间锁定的关于感觉、运动或认知事件的动作电位。ERP 是由 EP 演化而来的，是刺激诱发产生的电位，在很早之前也被称作诱发电位。它是刺激事件（物理刺激和心理因素）引起的真实脑电的实时波形。

### 1. ERP 的定义

在早期研究中，科学家在没有刺激的自发脑电的基础上发现了诱发电位。所以在有了刺激后，为了跟以前的脑电区别开来，我们将以前的脑电称为自发电位，将由刺激诱发产生的脑电称为诱发电位。随着刺激种类的不断增加，科学家用"事件"一词统称各类刺激，产生的电位也叫做事件相关电位。

下面对 EP 和 ERP 的定义进行简单的概括。

广义的诱发电位是指对机体外施加一种特定的刺激，当给予刺激或是撤销刺激的时候，在神经系统的任何部分引起的电位变化。

狭义的诱发电位是指对感觉系统或脑的某一部分施加一种特定的刺激，在给予刺激或是撤销刺激的时候，在脑区所引起的电位变化。

对 ERP 的一般定义是指，对感觉系统或脑的某一部分外加一种特定的刺激，在给予/撤销刺激或出现某种心理活动的时候，在脑区所引起的电位变化。

2. ERP 成分分类及其解释

ERP 成分的分类有多种形式，它们的名称各不相同，每个名称都有各自特定的含义。

ERP 按照潜伏期可以分为早、中、晚成分以及慢波。以听觉诱发电位（auditory evoked potential，AEP）为范例，AEP 在 10ms 之内含有 7 个或 8 个波，是早成分，主要由脑干产生，对诊断听觉障碍的神经机制有重要价值；在 10~50ms 含有 5 个波，是中成分；在 50~500ms 含有 5 个主要的波，是晚成分。慢波是 500ms 后的波。与心理因素关系最为紧密的成分是晚成分和慢波。

听觉诱发电位、视觉诱发电位（visual evoked potential，VEP）以及体感诱发电位（somatosensory evoked potential，SEP）是按照刺激的感觉通路来进行分类的。科学家赋予了每个被发现的 ERP 成分以特定的名字，对 ERP 波形进行命名时，正波命名为 P，表示该成分的幅值大于 0；负波命名为 N，表示该成分的幅值小于 0。在字母后面还用数字标出它的潜伏期，表示峰值波形的延迟。用这样的形式就可以表示出波形的极性及其所处的时间位置，但许多研究人员也会使用一个简单的数字，代表该波形成分的时间位置（例如，P3 代替 P300）。值得注意的是，P1 波根据刺激类型可以分为很多种类，如分为听觉 P1 波和视觉 P1 波，然而，听觉 P1 波与视觉 P1 波并没有特殊关系，它们只是在波形上有一样的极性和一样的时间位置而已。ERP 的成分在很大程度上是独立无关的，这些成分的标签通常是指听觉或视觉刺激诱发出的相同的大脑活动（Luck，2005b）。

临床上通常将诱发电位分为四大类。第一类与刺激的物理属性相关，这类 ERP 与感觉或者运动功能有关，即它们是和刺激成分相关的成分，是人脑对刺激产生的早成分，属于外源性成分，如 P1。第二类不受刺激的物理特性影响而与人们的知觉或者认知心理加工过程有关，即与人们的注意、记忆、智能等加工有关，属于内源性成分。内源性成分为研究人类认知过程的大脑神经系统活动机制提供了理论依据，如 P3。第三类是既与心理因素有关，又与刺激的物理属性有关的成分，属于中源性成分，如 N1。第四类是不含刺激的物理因素的内源性成分，叫做纯心理波，如失匹配负波（mismatch negative，MMN）。

## 三、ERP 的提取

### （一）ERP 的提取原理

研究者主要采用时间锁定和叠加平均的方式将 ERP 从 EEG 中提取出来。因为 ERP 波形基本上都是相同的，不同刺激对应的潜伏期也是固定的，所以在进行叠加时，ERP 与叠加的次数成比例线性增大，EEG 是按随机噪声的方式进行算数加和的。在实验时，需要对被试进行多次重复的刺激，然后对每次刺激产生含有 ERP 的 EEG 数据进行叠加处理，叠加后得到的 ERP 值除以叠加的次数，所得到的结果就是单次刺激的 ERP 值，ERP 的提取原理大致就是如此。

### （二）可以用来提取 ERP 的软件

在获取人脑的 EEG 信号之后，可以借助一些工具对数据进行处理，当达到实验分析所要求的条件之后，再进行后续的研究。常用的软件是 Matlab 和相关的工具包，包括 EEGLAB 和 Fieldtrip。

EEGLAB 简单易学，在设计时采用了图形用户界面，用户只需要将界面打开，并根据界面的内容设置数据的大小，然后观察得到的图像或者数据的结果并进行分析和比较。我们在采集完数据，把数据进行整理合并之后，就可以将数据导入工具箱，然后对 EEG 数据进行简单的预处理，之后再根据自己所做的实验的需要，按需对数据进行精细的处理，从而进行再加工。因为提取 ERP 的原理都是对其进行叠加平均，所以在 EEGLAB 中，对其进行叠加平均时，只需要对之前处理过的数据设置好参数，然后点击"OK"就可以得到叠加平均后的数据。虽然 EEGLAB 的操作比较简单，但是它的扩展性能不好，只能进行单个数据的处理，且只能够观察到软件内包含的结果，在发生错误的情况下，很难发现发生错误的地方，不太利于学者对数据处理过程进行详细的了解。但除了对 EEG 进行叠加平均提取出 ERP 外，EEGLAB 还有一些时频分析、偶极子定位、统计分析等功能。

Fieldtrip 是采用函数代码编程的方式对 EEG 数据进行处理，需要学者有一定的编程技术，能够自行编程并对数据进行连贯的处理，虽然操作过程相较于 EEGLAB 来说稍微困难，但是在编程时，研究者能够清楚地了解每一步对数据进行处理的过程，明白预处理等过程的原理，这样研究者能够对实验的整个流程更加清楚，便于研究者在后续的处理过程中对发现的错误或需要改进的地方予以校正，从而得到更好的结果。另外，Brainstorm、BioSig 也是处理脑电信号的有用工具。

# 第二节 主要的 ERP 成分

自从基于 ERP 的脑电分析方法被相继提出后，ERP 的研究领域已经扩展到生理、心理、神经科学、医学、人工智能等多个层面，在对 ERP 进行不断探究的过程中，很多与认知活动密切相关的成分也被人们逐渐发现，并被应用于相应的领域当中。在越来越多的 ERP 成分被发现的同时，人们对大脑内的认知活动也了解得更多。在 ERP 的研究发展过程中，研究人员对 ERP 成分进行了更加精细的划分，这些成分包括 ERP 成分极性、皮层源位置、幅度、潜伏期等，图 4-1 显示了一些常见的 ERP 成分的波形及潜伏期。

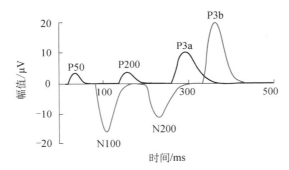

图 4-1 几个 ERP 成分的波形图（Kozlowska et al.，2017）

当前，ERP 成分已广泛被用来分析与认知事件相关的大脑活动，而对 ERP 进行研究分类和成分划分，可使其作用更加有针对性。在实验研究中，科研工作者能够根据自身实验条件选择相应的 ERP 成分并对其进行有针对性的研究，这样不仅能够提高实验效率，还能够减少人力、物力，为科学研究的进一步发展奠定基础。本节对脑电分析中主要的 ERP 成分进行简要的归纳总结，如果需要对某些成分进行深入的学习了解和研究，建议参考一些专业的书籍和文献。

## 一、听觉诱发的 ERP 成分

### （一） P50

中潜伏期听觉诱发电位（middle latency auditory evoked potential，MLAEP）是由听觉刺激开始后，在头表上记录的 10～80ms 潜伏期范围内的听觉神经通路的电位变化。典型的 MLAEP 由几种不同的偏转组成，包括 18ms 时的 Na 或 30ms 时的 P30（Nam 或 P30m）、40ms 时的 Nb（Nbm）和 50ms 时的 Pb 或 P50（Pbm

或 P50m）。在实验中，分别给被试呈现两个相同的听觉刺激（S1 和 S2），在每个刺激出现之后大约 50ms，研究者会在被试大脑顶区观察到一个正性的峰值，即 P50，有时也被称作听觉 P1，为了不和视觉早成分的 P1 相混淆，下文我们都称它为 P50。

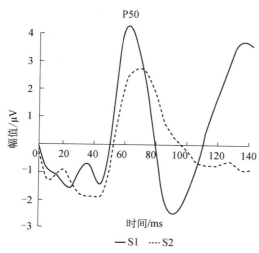

图 4-2　P50 的抑制作用（Marshall et al.，2004）

在实验中，S2 引起的 P50 振幅通常小于 S1 的 P50 振幅，这种减少被称为"P50 抑制"，通常可以使用 P50 差异（S1−S2）和 P50 比率（S2/S1）来量化抑制程度（Dalecki et al.，2016）。P50 的抑制反映了大脑对信息过载的抑制机制，通过听觉配对点击范式来评估感觉门控作用的大小，比率越大，表明抑制能力越差，感觉门控越弱；反之，表明抑制能力越强，感觉门控越强。图 4-2 是 P50 抑制作用的波形图。

P50m 发生源位于或靠近初级听觉皮层。然而，这也可能是 P50 是重叠电位的结果。例如，现有研究发现，初级听觉皮层发生器和增加皮层下产生器都有助于产生中潜伏期听觉诱发电位。P50 抑制反应受到由 P50 发生器组成的神经元电路的控制，它反映了中枢神经抑制功能与感觉门控机制之间的紧密联系。一旦 S1 激活，则其会对随后到达听觉皮层的相同刺激响应进行抑制性输入。这些抑制性输入被认为对于大于 500ms 的激活是有效的，并且在 S2 存在时（S1 出现之后 500ms）仍然有效，抑制性输入减小了 S2 的听觉皮层响应的幅度。

（二）N1

N1 成分是在听觉刺激出现后，峰值为 80～120ms 的一种负诱发电位，可在全脑区记录到且其波幅最大的区域是额中央区。N1 又可分为多种子成分，包括产生于颞上回，潜伏期在 100ms 左右，且波幅最大区域在前脑区（FZ）的成分；波幅最大区域在额中央区，并含有 90～100ms 正波和 140～150ms 负波的成分；波幅最大区域在顶区，潜伏期在 100ms 左右的成分。根据其组成结构的特点，Alcaini 等在 1994 年证明了可以实现对 N1 波进行分离。N1 的波幅随着音调的重复而减小（Javitt，2015），这种减小反映了不受偏差检测混淆的感觉特异性适应，这提供了比 MMN 增强这种现象的可塑性机制更纯粹的测量。除此之外，注意对于 N1 来说十分敏感，能够对 N1 波形本身或者是 N1 的一些子成分产生比较显著的影响。

N1 出现在 MMN 之前，并且反映了更早、更简单的感觉处理，可以作为神经可塑性的生物标志物（Gonzalez-Heydrich et al.，2016）。它广泛存在于多种认知加工功能中，包括听觉、视觉、行为和认知任务。为了验证 N1 在不同的范例中存在与功能或解剖特异性无关的更一般的大脑皮层激活共有属性，结合经颅磁刺激（transcranial magnetic stimulation，TMS）和 EEG，我们测量了皮层兴奋性。五个刺激区域包括左前额叶、左运动皮层、左初级听觉皮层、顶叶和后小脑，使用超（亚）阈值强度进行刺激。TMS 刺激在这五个位置所产生的 EEG 反应都产生了达到顶点峰值的 N1。由这五个不同的皮层源引起的 N1 的幅度在统计学上没有显著差异（所有未校正的 $p>0.05$）。测试结果发现，其他 EEG 成分不具有 N1 的这种全局性质。

## （三）MMN

MMN 是重复标准刺激的序列（标准）减去异常刺激（偏差）的 ERP 获得的波形的负成分，刺激间隔为 500～1000ms（Light et al.，2015）。MMN 的出现通常发生在 50ms 的偏差刺激之内，并在 100～150ms 之后达到峰值（图 4-3）。

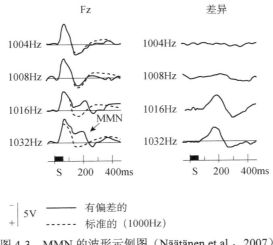

图 4-3　MMN 的波形示例图（Näätänen et al.，2007）

MMN 的产生不需要明显的行为反应，并且在没有定向注意的情况下也可以诱发，所以 MMN 反映了检测偏差刺激和感觉记忆痕迹之间的失匹配，这是一个自动的潜意识过程。MMN 是对听觉变化或更一般地对违反模式规律性的无意识大脑反应，是一种基于记忆的变化，可检测大脑对听觉刺激流中任何可区分变化的响应，包括抽象类型的变化（由大脑自动检测）。采用 MMN 作为序列模式的抽象行为能力指标（如上升与下降的音高或轨迹）可以发现，在听觉皮层水平，自动加工和高级认知功能之间存在某种关系。有研究表明，MMN 是一个重要的工具，可用于理解更复杂的听觉输入的计算过程（Näätänen et al.，2014）。

MMN 测量使得人们能够获得对中央听觉处理，特别是听觉记忆的神经生物学基础以及对有意识感知、控制听觉输入和更高形式记忆的访问的各种注意相关过程的了解。

（四）P3

图 4-4 是听觉诱发的 P3 的一个波形图，显示了它的波幅和潜伏期。P3（或 P300）成分是一个在 300~500ms 处的正成分，同时也有许多研究对它的两个主要亚成分（P3a、P3b）进行了分析。在没有任务的情况下，当一系列频繁的刺激中出现了一个不常见的比较新异的刺激（这种刺激不是一般的刺激，也不是环境变化，而是一种没有预料到的、突然的刺激）时，会产生 P3a。P3a 的潜伏期比较短，而且比 P3b 的潜伏期更提前，一般在 250~300ms，它在头皮的分布也比较广泛，最大波幅位于额叶的后部，与自动注意处理相关。

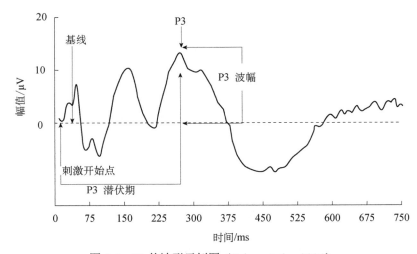

图 4-4　P3 的波形示例图（Sahoo et al.，2016）

在 Oddball 模式期间，P3b 由罕见的、与任务相关的目标刺激引发，一直是

ERP 研究的重要内容，是在执行任务的过程中记录到的一个最突出的部分。P3b 的波幅比较大，并且跨度范围也比较宽。它是由稀少的、与任务相关的靶刺激诱发的神经活动，是可以在头皮记录和观察到的广泛存在的 P3 成分（Euser & Franken，2012）。

P3b 反映了由工作记忆的环境更新引起的各种认知过程，并且受到如注意资源被分配到偏差刺激和目标到目标的间隔等条件的影响，通常在顶叶电极最为显著（Bachiller et al.，2015）。颅内脑电表明，P3 是一个拥有多个发生源的成分，包括前额叶、前扣带回、颞上回、顶叶皮层和海马。Polich 在 2007 年还对 P3b 和 P3a 反映的认知加工功能进行了归纳总结：P3a 反映了刺激驱动的自上而下的前脑区的注意加工机制，而 P3b 反映了任务驱动的自上而下的颞-顶区的注意和记忆机制（Polich，2007）。

## 二、视觉诱发的 ERP 成分

### （一）P1

大脑中对物体的视觉处理过程通常是从视网膜到初级视觉皮层，因为携带着不同性质的信息，所以在进行处理时可以分为两种路径：由低对比度图像刺激、低空间频率信息和运动的巨细胞途径（M-路径），以及对高亮度和对比度、高空间频率和颜色响应的细胞通路（P-路径）。这两条路径分别投射到背部（"where"路径）和腹部（"what"路径）。这两种神经生理学范式已被用于研究早期视觉处理功能。在瞬态 ERP 方法中，离散刺激重复出现，引出了一系列的视觉诱发电位。

视觉 ERP 早成分 P1，一般开始于刺激出现后 60～90ms，峰值在 100～130ms，在两侧的枕区一般都可以观测到，在偏侧枕区的幅度最大，P1 的潜伏期会受到刺激对比度的影响。还有研究证明，P1 还对空间注意的定向（Hillyard，Vogel，& Luck，1998）以及被试的唤醒状态（Vogel & Luck，2000）十分敏感，却不受其他自上而下的变量的影响。

### （二）N170/顶正电位

N170 成分是一个偏右半球，在刺激开始后大约 170ms 达到峰值，位于枕叶脑区的负电位，被认为是面部结构编码和构型信息的提取指标。N170 成分很重要，它是进行面孔刺激和非面孔刺激比较时产生的比较大的波（Rossion & Jacques，2011）。将对面孔刺激和非面孔刺激产生的反应进行比较时，也会产生一种潜伏期处于 150～200ms，位于头部顶端中央区的差异波，科学家将发现的这个波命名为顶正电位（vertex positive potential，VPP）。Jeffreys 在他的文章中提到，对面孔与非面孔这两种刺激的反应在两侧的极性是反转的，因为 VPP 与 N170 正好处于同一个偶极子的两端，它们的性质和皮层发生源也都是相同的，所以他进行推测的结果是，N170 是 VPP 在枕区的极性反转（Jeffreys，1989）。

面孔的放置位置不一样，会导致产生的 N170 也有很大的区别。还有研究发现，眼睛的存在会引起 N170 的倒置效应，但现在都认为 N170 主要是对面孔与非面孔进行区分，反映了面孔特异性的早期加工过程。N170 在识别个体面孔时也与局部处理相关。记录在枕颞的负电位的 ERP 研究结果表明，在健康被试中，N170 对面孔比对其他复杂对象的峰值更大。N170 被认为是一种面孔特异性的明显标志。虽然对面孔和复杂对象的感知都使用腹部路径，但面孔在腹部路径中的独立加工过程也能部分被感知。除此之外，基于 EEG 的证据也表明，在面孔响应中，梭状回（fusiform gyrus，FG）是 N170 的主要神经来源之一。

## （三）LPP

情感和认知过程之间的相互作用可以通过事件相关晚期正电位（late positive potential，LPP）来进行研究。关于情绪的研究主要集中在 P3 和 LPP。LPP 是视觉 ERP 成分，主要出现在后脑的位置。LPP 是中潜伏期 ERP，在刺激发生后的 300ms 左右变得明显，并且与中性图片和词语相比，正性和负性的图片刺激均能诱发出更明显的 LPP（Moser et al.，2008）。LPP 是当皮质醇处于最高水平时 ERP 在较晚时间点的改变，反映了对情绪刺激的早期皮层电反应。其实，LPP 的诱发不仅受到情感刺激的影响，也受到非情感刺激的影响，与需要付出努力的认知加工过程有关。来自时空 PCA 的结果表明，LPP 有两大子成分：中央顶叶主导的子成分是由情感刺激引起，而枕叶主导的子成分是由非情感刺激与认知需求在两项更新和隐蔽条件下引起的。结果表明，中央顶叶主导的 LPP 可能反映了积极的注意加工，而枕叶主导的 LPP 可能反映了被动的注意加工（Matsuda & Nittono，2014）。

## （四）N400

N400 是一种在任何有意义的刺激开始之后，峰值在 300～500ms 的负向 ERP 波形成分。N400 被认为是更容易连接两个语义概念的索引，可以作为语义启动的神经生理指数。当依次呈现两个字时，第一个字激活语义相关字的处理，并且在刺激开始后 400～500ms 禁止处理与第一个字无关的字。在 400～500ms 之后，大脑将这个字拟合到上下文中，并将其与上下文结合从而使相关词更容易被识别。

因此，使用两个词之间的短时间距离（400～500ms）的设计主要探测激活和抑制的早期过程，而使用超过 500ms 的更长的刺激呈现间隔（stimulus onset asynchrony，SOA）的设计主要探测基于上下文的使用和上下文驱动抑制的过程。当一个词与前一个词/上下文能很好匹配时，N400 波幅的绝对值更小；而当两者不匹配时，N400 波幅的绝对值更大（Boyd et al.，2014）。

在语言学领域，N400 是一种强大的电生理语义处理标记。它的潜伏期相对保持不变，N400 波幅已被证明不仅敏感于语义不一致程度，还与其本身的一些其他因素有关。电生理检查结果表明，N400 不仅可以由传统上与语言材料相关的语义加工诱发，也可以由与行动相关的材料诱发。目前对现存的 N400 反应数据还没有充分的证据予以解释，但有一些不同的解释已经被提出来。例如，Baggio 和 Hagoort 指出，N400 成分通过存储实例化［颞中回/颞上回（middle temporal gyrus/superior temporal gyms，MTG / STG）］、多式联运［额下回（inferior frontal gyrus，IFG）］和控制检索区（背外侧前额叶皮层），与顶叶区域［如角回（angular，AG）］一起反映语义统一进程（Baggio & Hagoort，2011），并通过感觉运动整合相关流程。同样，另一个研究表明，N400 作为语义促进指标，会产生一个网络词汇表，存储在颞区（颞中回和颞上沟），它们将一起被传输到正在构建的语义上下文中，再由综合性的区域（前颞叶和角回）进行访问。还有一项研究表明，N400 反映了无关的空间分布信息和被处理的意义统一的刺激活动经历的时空结合的过程。事实上，上述观点主要针对的是由词汇引起的经典 N400 效应，但据我们所知，目前没有特定的模型被提出来用以解释因有意义行动引起的 N400 效应（Federmeier & Laszlo，2009）。

# 第三节　ERP 数据的提取应用

## 一、ERP 数据的提取流程

在前面我们已经知道，可以借助于计算机软件工具对 EEG 进行处理，得到叠加平均后的 ERP 数据。对 ERP 进行数据提取的过程虽然不是很难，但 EEG 数据中有很多噪声和伪迹，而且因为受被试生理条件的影响，测量出的数据信息带有不确定性。所以，在进行数据处理的过程中，需要小心谨慎，尽量避免由人为因素导致的预处理后的数据质量大幅降低的问题。对测量后得到的 EEG 数据进行 ERP 提取的主要过程流程图如图 4-5 所示。

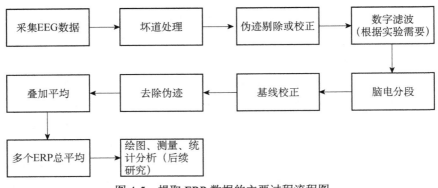

图 4-5　提取 ERP 数据的主要过程流程图

　　需要特别注意的是，在进行数据预处理的时候，由于每个实验的要求不同，所以要根据自身实验的需要选择合适的滤波参数。因为脑电数据是存在于噪声背景下的低频弱信号，所以应对采集到的脑电信号进行滤波，对其频率也要进行合适的判断和选择。

　　基线校正可以消除线性漂移带来的伪迹，同时剔除超出实验要求的电位偏移。虽然基线校正可以剔除偏移的伪迹，但它只是在某种程度上改善了结果，有时也会使结果失真，所以要使用基线校正对数据进行处理，同时也要求研究者对脑电数据的处理有一定的经验和较强的伪迹辨识能力。

　　对 ERP 数据进行提取之后，对于达到要求的数据可以进行后续的分析。但是一般在研究过程中很难在一次处理后就获得十分完美的结果，所以在对数据进行预处理之后，还需在后续分析过程中及时发现问题，然后再慢慢对之前预处理设置的参数大小或者步骤进行精细调整，从而让结果更加完善。

## 二、ERP 的简单提取应用

　　通过前面的章节我们都知道，ERP 的成分有很多种，它们各自与相关的认知加工功能相联系，反映了不同的生理、心理过程。例如，N170 是视觉诱发呈现的结果，反映的是丰富的非语言刺激。下面，我们以通过面孔刺激诱发产生的脑电数据为例，通过第一节中用 EEGLAB 处理的方法对所得到的数据进行预处理，得到 ERP 数据，然后再进行后面的研究分析。

　　第一步，根据实验的需要选择是否对获得的 EEG 数据进行合并。

　　第二步，将准备好的 EEG 数据导入 EEGLAB 软件处理环境中，并加载数据的通道位置，从界面中可以观察到许多关于 EEG 数据的基本信息，如采样频率、事件、通道数等，如图 4-6 所示。

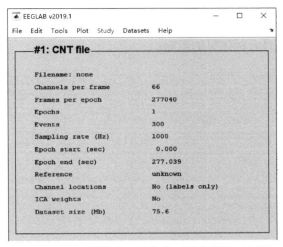

图 4-6 导入 EEG 数据并加载通道位置的示意图

第三步，对通道进行头皮定位，如图 4-7 所示，去掉不需要的通道并对坏的通道进行辨别，然后用插值法对其进行插值处理，修复坏的通道，这样才能便于后续的处理，也能防止在进行数据处理的时候，坏的通道对好的通道的数据产生不良影响。

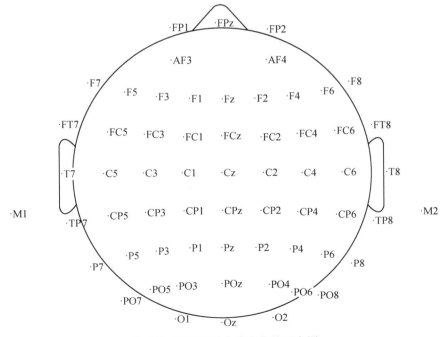

图 4-7 进行通道头皮定位的示意图

第四步，对眼电等伪迹进行去除或者校正，得到比较干净的脑电，如图 4-8 所示，以减少伪迹对分析结果的影响。

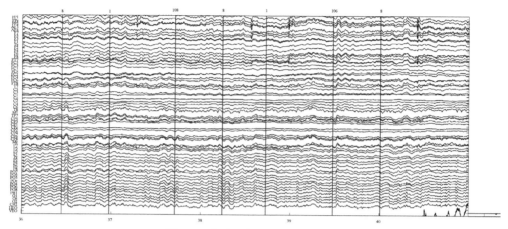

图 4-8　去除眼电后的 EEG 波形图

第五步，进行数字滤波，EEGLAB 里常用的是低通滤波和高通滤波或者是带通滤波，图 4-9 是利用带通滤波消除工频干扰带来的影响。

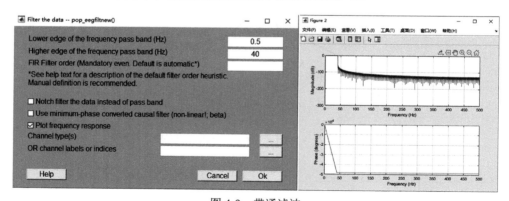

图 4-9　带通滤波

第六步，对 EEG 数据进行分段处理，如图 4-10 所示。将合并后的完整 EEG 数据按照刺激方式的不同，分为各种试次，从而可以按照研究的目的提取相应的事件的试次，用于后面对输出波形进行观察以及叠加与分析。

第七步，基线校正和分段处理，两者几乎是在一起完成的，基线校正的目的是消除线性漂移带来的伪迹。

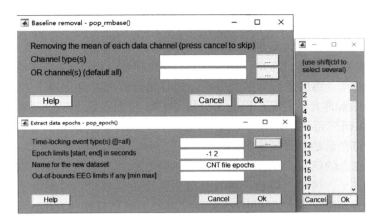

图 4-10　基线校正和数据分段处理

第八步，去除伪迹，去除伪迹的方式有很多种，ADJUST 和 AAR 都能去除伪迹，但是需要研究人员具有辨认伪迹的能力及熟练掌握每一种插件的使用方法。

第九步，完成前面的基本处理之后就可以得到一些相对比较干净的脑电数据，然后我们就可以对其进行叠加平均处理，如图 4-11 所示。

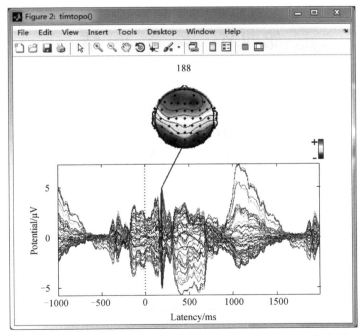

图 4-11　所有时间窗口的叠加平均（地形图默认为方差最大时刻）

图 4-11 中的地形图是 188ms 时刻的平均电压的地形图分布，每条曲线对应于

每个通道。这就是对单个被试在一定刺激下产生的 EEG 数据进行提取并显示所有时间窗口叠加的频谱图的处理过程。

如果要想对多个被试在单一刺激条件下的波形进行总的叠加平均，需要进行提取并多次处理，然后进行后续的分析，如时频分析和源定位等，从而观察 N170 的发生源和波幅的大小情况，以此来分析 N170 与面孔识别这个认知加工之间的关系。在众多研究得到的结论下，N170 还被人们称作面孔的特异性成分，可见它与面孔之间的联系是非常紧密的。

面孔所包含的信息，如面孔各个部分的特征和面孔表情，对于判断某个人的出身、健康状况、情绪趋势和一些社会信息等至关重要。通过对面孔的熟悉度、情绪状态等的判断，人们可以进一步确定应如何与之交往（Jeffery & Rhodes，2011）。面孔识别是人类社会生活的重要功能，也是一个复杂的信息处理过程。它也是视觉加工的重要部分，对视觉加工的脑机制研究，是了解人脑信息加工、大脑高级功能机制的重要途径。有很多研究使用 N170 来追踪面孔加工的发展轨迹，表明了对面孔特异性的加工早在婴儿时期就已经出现，但在其发展的过程中就变得更快和更加复杂（Luck & Kappenman，2011）。理解和解释大脑是如何处理面孔（特别是人类面孔）的研究，是认知神经科学中一个非常重要的领域。

# 第四节　本　章　小　结

本章主要对 ERP 进行了介绍，首先介绍了 ERP 的概念和原理，使我们对 ERP 有了一个简单、初步的了解；接着对 ERP 各成分进行了相应的讲解，从波幅、潜伏期、极性、发生源等方面对它们进行深入的介绍，并简单介绍了每个成分和大脑心理认知功能加工过程之间的关系，以及影响各成分的因素。知道 ERP 数据的提取过程和细节处理，有助于研究者在进行后面的研究时可以更好地调整自己的实验方案和策略，从而得到符合研究目标的结果，能够得出相应的结论、完成相应的工作或者能够进行下一步的工作。ERP 的应用研究领域越来越广泛，使我们对人类大脑的机制和认知加工功能也了解得越来越多，但是由于人类的大脑相当复杂，人类对 ERP 的研究将继续深入，对大脑的探索研究也依然不会停止。

# 参考文献

Bachiller, A., Lubeiro, A., Díez, Á., Suazo, V., Domínguez, C., Blanco, J. A., et al. (2015).

Decreased entropy modulation of EEG response to novelty and relevance in schizophrenia during a P300 task. *European Archives of Psychiatry and Clinical Neuroscience*, *265*（6），525-535.

Baggio, G., & Hagoort, P.（2011）. The balance between memory and unification in semantics: A dynamic account of the N400. *Language and Cognitive Processes*, *26*（9），1338-1367.

Boyd, J. E., Mckinnon, M. C., Patriciu, I., & Kiang, M.（2014）. Test-retest reliability of N400 event-related brain potential measures in a word-pair semantic priming paradigm in patients with schizophrenia. *Schizophrenia Research*, *158*（1-3），195-203.

Dalecki, A., Green, A. E., Johnstone, S. J., & Croft, R. J.（2016）. The relevance of attention in schizophrenia P50 paired stimulus studies. *Clinical Neurophysiology*, *127*（6），2448-2454.

Euser, A. S., & Franken, I. H.（2012）. Alcohol affects the emotional modulation of cognitive control: An event-related brain potential study. *Psychopharmacology*, *222*（3），459-476.

Federmeier, K. D., & Laszlo, S.（2009）. Time for meaning: Electrophysiology provides insights into the dynamics of representation and processing in semantic memory. *Psychology of Learning & Motivation*, *51*, 1-44.

Gonzalez-Heydrich, J., Bosquet, E. M., D'Angelo, E., Seidman, L. J., Gumlak, S., Kim, A., et al.（2016）. N100 repetition suppression indexes neuroplastic defects in clinical high risk and psychotic youth. *Neural Plasticity*, *2016*（1），1-11.

Hillyard, S. A., Vogel, E. K., & Luck, S. J.（1998）. Sensory gain control（amplification）as a mechanism of selective attention: Electrophysiological and neuroimaging evidence. *Philosophical Transactions of the Royal Society of London B: Biological Sciences*, *353*（1373），1257-1270.

Javitt, D. C.（2015）. Neurophysiological models for new treatment development in schizophrenia: Early sensory approaches. *Annals of the New York Academy of Sciences*, *1344*（1），92-104.

Jeffery, L., & Rhodes, G.（2011）. Insights into the development of face recognition mechanisms revealed by face aftereffects. *British Journal of Psychology*, *102*（4），799-815.

Jeffreys, D.（1989）. A face-responsive potential recorded from the human scalp. *Experimental Brain Research*, *78*（1），193-202.

Kozlowska, K., Melkonian, D., Spooner, C. J., Scher, S., & Meares, R.（2017）. Cortical arousal in children and adolescents with functional neurological symptoms during the auditory oddball task. *Neuroimage: Clinical*, *13*, 228-236.

Li, K., Sun, G., Zhang, B., Wu, S., & Wu, G.（2009）. *Correlation Between Forehead EEG and Sensorimotor Area EEG in Motor Imagery Task*. Eighth IEEE International Conference on Dependable, Autonomic and Secure Computing, Chengdu, China, 430-435.

Light, G. A., Swerdlow, N. R., Thomas, M. L., Calkins, M. E., Green, M. F., Greenwood,

T. A., et al. (2015). Validation of mismatch negativity and P3a for use in multi-site studies of schizophrenia: Characterization of demographic, clinical, cognitive, and functional correlates in COGS-2. *Schizophrenia Research*, *163* (1-3), 63-72.

Luck, S. J. (2005a). Ten simple rules for designing ERP experiments. In Handy, T. C. (Ed.). *Event-Related Potentials: A Methods Handbook* (pp.17-32). Cambridge: MIT Press.

Luck, S. J. (2005b). *An Introduction to the Event-Related Potential Technique*. Cambridge: MIT Press.

Luck, S. J., & Kappenman, E. S. (2011). *The Oxford Handbook of Event-Related Potential Components*. New York: Oxford University Press.

Marshall, P. J., Bar-Haim, Y., & Fox, N. A. (2004). The development of P50 suppression in the auditory event-related potential. *International Journal of Psychophysiology*, *51* (2), 135-141.

Matsuda, I., & Nittono, H. (2014). Motivational significance and cognitive effort elicit different late positive potentials. *Clinical Neurophysiology*, *126* (2), 304-313.

Moser, J. S., Hajcak, G., Huppert, J. D., Foa, E. B., & Simons, R. F. (2008). Interpretation bias in social anxiety as detected by event-related brain potentials. *Emotion*, *8* (5), 693-700.

Näätänen, R., Paavilainen, P., Rinne, T., & Alho, K. (2007). The mismatch negativity (MMN) in basic research of central auditory processing: A review. *Clinical Neurophysiology*, *118*, 2544-2590.

Näätänen, R., Sussman, E. S., Salisbury, D., & Shafer, V. L. (2014). Mismatch negativity (MMN) as an index of cognitive dysfunction. *Brain Topography*, *27* (4), 451-466.

Polich, J. (2007). Updating P300: An integrative theory of P3a and P3b. *Clinical Neurophysiology*, *118* (10), 2128-2148.

Rossion, B., & Jacques, C. (2011). The N170: Understanding the time-course of face perception in the human brain. In Luck, S. J., & Kappenman, E. S. (Eds.). *The Oxford Handbook of Event-Related Potential Components* (pp.115-142). New York: Oxford University Press.

Saeid, S., & Chambers, J. (2007). *EEG Signal Processing*. Chichester: John Willey & Sons.

Sahoo, S., Malhotra, S., Basu, D., & Modi, M. (2016). Auditory P300 event related potentials in acute and transient psychosis—Comparison with schizophrenia. *Asian Journal of Psychiatry*, *23*, 8-16.

Szychowska, M., Eklund, R., Nilsson, M. E., & Wiens, S. (2017). Effects of sound pressure level and visual perceptual load on the auditory mismatch negativity. *Neuroscience Letters*, *640*, 37-41.

Vogel, E. K., & Luck, S. J. (2000). The visual N1 component as an index of a discrimination process. *Psychophysiology*, *37* (2), 190-203.

# 第五章

# 脑电时空分析处理

时空分析旨在识别脑电信号特征的时间序列,再通过不同的脑功能进行解释。与时空相关的 ERP 成分有 N1、P3 等。最新进展旨在通过动态方法来表征时间序列系统理论,如相关维度和相干性。然而,这些方法仍然存在不确定性,这是由于以往的研究大多为分离的时间或空间研究,而忽略了时空信号的其他分量。大量的研究报告显示,EEG 可以揭示复杂的大脑功能,如认知、情绪、注意和记忆。但同时,脑电信号极易受到人体其他生理信号和空间电磁噪声等非生理信号的干扰,以及时间和空间上多种因素的影响,所以脑电包含的信息非常复杂。因此,研究者试图采用多种去噪技术以获取干净的脑电信号,并从不同角度(时域、频域等)进行分析,如从脑电地形图中获取信号的空间分布。脑电空间分析侧重于脑电信号特征空间分布的确定及其在不同脑功能方面的解释。

本章第一节介绍了脑电去噪技术,包括基于 ICA 和希尔伯特-黄变换(Hilbert-Huang transform,HHT)去噪技术。第二节介绍了脑电时频分析,主要介绍了短时傅里叶变换(short-time Fourier transformation,STFT)、连续小波变换(continuous wavelet transform,CWT)等方法。第三节介绍了 ICA 脑电分析,具体介绍了 ICA 的基本原理及一些常用的求解算法,由于 ICA 技术具有高效的盲源信号分离特性,所以可将其应用于 EEG 信号处理,包括噪声消除、ERP 成分提取和单试次 ERP 分析。第四节介绍了 PCA 脑电分析,涉及特征选择和眼电伪迹剔除。第五节介绍了稀疏 PCA(sparse principle component analysis,SPCA)脑电分析技术和仿真。第六节介绍了 ERP 成分分解,由短刺激间隔引发的 ERP 成分交叉干扰问题,并介绍了不同于传统叠加平均的成分分解方法。

## 第一节　脑电去噪技术

脑电信号一般通过放置于大脑头表的电极采集系统进行采集。脑电信号的幅度为微伏级，极易受到人体其他生理信号或空间电磁噪声等非生理信号的干扰，结果增加了脑电信号的读取难度，从而阻碍了脑电信号的后续研究分析和应用。因此，发展相关的方法去除脑电信号的噪声干扰，并从中提取出有效的大脑功能信息具有重大的理论和实践意义。

EEG 在采集过程中容易受到各种噪声的影响，如工频干扰、心电、眼电和肌电等，这些噪声会对疾病的分析和诊断产生很大的影响。因此，对 EEG 进行噪声消除是非常有必要的。至今已有多种噪声去除方法，最简单的就是将被噪声污染严重的电极或者数据段去掉，但这样会给脑内活动源的估计带来一定程度的误差，同时也会造成数据的缺失。

下面主要介绍一些常用的 EEG 去噪技术。

### 1. 基于 ICA 的噪声去除方法

ICA 是近年发展的一种应用于盲源分离（blind source separation，BSS）的信号处理方法（Joyce，Gorodnitsky，& Kutas，2004）。盲源分离的核心思想是在源信号和传输通道参数未知的情况下，基于某种准则，将源信号从观测信号中分离出来的过程。ICA（Joyce，Gorodnitsky，& Kutas，2004；Jung et al.，2000b；Vigário，1997）的基本原理是在源信号满足统计独立假设的基础上，通过优化算法把多通道观测信号分解为若干相互独立的分量。ICA 的实现需要满足源信号之间相互统计独立这一假设，并且至多有一个高斯信号以及观测信号的维数大于或等于源信号的维数。

设采集的 EEG 信号 $x(t)$ 为

$$x(t) = As(t) + n(t) \tag{5-1}$$

其中，$A$ 是传递矩阵，$x(t)$ 为采集的 $N$ 维 EEG 信号，$s(t)$ 为统计独立的 $M$（$M \leqslant N$）维未知源信号，$n(t)$ 为观测噪声。ICA 的目的就是寻求一线性变换 $w$，通过它能从采集信号 $x(t)$ 中分离出相互独立的源信号 $s(t)$

$$u(t) = wx(t) = wAs(t) \tag{5-2}$$

其中，$u(t)$ 为 $s(t)$ 的估计矢量，并且传递矩阵 $A$ 是线性变换 $w$ 的逆矩阵，即 $A = W^{-1}$。

基于 ICA 的眼电伪迹去除方法主要涉及以下几个步骤。

1）利用 ICA 方法对采集的 EEG 信号 $x(t)$ 进行分离，分别得到代表眼电图（electro-oculogram，EOG）源信号和真实的 EEG 源信号的独立成分。成分分解的数目取决于采集的 EEG 信号导联数。

2）通过 EOG 伪迹的先验时空分布信息，识别并标记表征 EOG 源信号的独立分量。

3）将标记的 EOG 独立成分去除，得到新的估计源信号成分 $u'(t)$，通过 $x'(t) = w^{-1}u'(t)$ 获得去除 EOG 干扰的干净 EEG 信号。

Hyvärinen 和 Oja 根据 ICA 的互信息原理，建立了一种被称为基于快速不动点算法的 ICA（fast-fixed-point-algorithm-based ICA，FastICA），来进行 EOG 和 EEG 独立成分的分解。FastICA 采用互信息极小判据，可用迭代算法求得独立成分的四阶累积量极值，实现对非高斯信号的提取（Hyvärinen & Oja，2000）。

## 2. 基于 HHT 的噪声去除方法

HHT 是由 Huang 提出的一种自适应时频分析方法（Yuan & Luo，2012）。其核心——经验模态分解（empirical model decomposition，EMD）算法可以自适应分解信号。这种方式不仅保留了小波变换多分辨率分析的优点，而且克服了需要提前指定小波基的困难。因此，HHT 方法不仅适用于非线性、非平稳随机信号，而且具有更好的适应性和更高的效率。由于其独特的优点，HHT 在信号处理领域中受到广泛关注。Sharabaty 等已经成功地应用 HHT 方法来分析 EEG 信号，从而估计被试的睡眠状态（Sharabaty，Jammes，& Esteve，2008）。Cheng 等使用 HHT 消除了混合非平稳信号中的测量噪声（Cheng et al.，2009）。

HHT 方法侧重于瞬时频率分析。在分析时，信号将被分解为具有特定瞬时频率的分量成分。瞬时频率的定义为

$$\lambda(t) = \frac{d\phi(t)}{dt} \tag{5-3}$$

假设 $Y(t)$ 为 $X(t)$ 的 HHT 变换，$Z(t)$ 为解析信号，则它们之间满足如下关系

$$Y(t) = X(t) \times \frac{1}{\pi t} = \frac{1}{\pi} \int_{-\infty}^{+\infty} \frac{X(\tau)}{t - \tau} d\tau \tag{5-4}$$

$$Z(t) = X(t) + jY(t) = a(t) e^{j\varphi(t)} \tag{5-5}$$

易知，$Z(t)$ 的幅值和相位分别为

$$a(t) = \sqrt{X^2(t) + Y^2(t)} \tag{5-6}$$

$$\varphi(t) = \arctan \frac{Y(t)}{X(t)} \tag{5-7}$$

由式（5-6）和式（5-7）可知，HHT 变换可以消除对应于稳态信号的负频率成分，并可以获得具有物理意义的解析信号。事实上，并不是所有频率随时间变化的非平稳信号都可以直接通过 HHT 变换获得解析信号。这是因为，这类信号在通过 HHT 分解以后可能会得到负的瞬时频率，从而使得估计出的瞬时频率失去物理意义。只有当该函数具有局部零对称性且是本征模态函数（intrinsic mode function，IMF）时，通过 HHT 方法分解出的解析信号才能获得有意义的瞬时频

率信息。

IMF 信号必须满足以下两个条件。

1）在整个信号范围内，零点和极点的数量相等或只相差一个点。

2）任意时刻的最大和最小包络的平均值为零。

由于实际的 EEG 是非平稳的随机信号，它在不同的时间具有不同的频率分量。如果要构造其解析信号，并获得具有物理意义的瞬时频率，可以采用 EMD 算法替代小波分析。这是因为小波变换需要预选择小波基，并且一旦指定小波基和变换规模，只能实现恒定的多分辨率分析。然而，EMD 算法可以根据 EEG 自身的特性进行自适应分解，获得有限数量的 IMF 成分信号，同时每个 IMF 分量可以包含具有一定物理意义的 EEG 模态。

基于 HHT 的噪声去除方法如下。

1）根据 EEG 自身的频率特性，进行自适应 EMD，然后得到一些 IMF 成分，这些成分包含 EEG 模态信息和具有物理意义的瞬时频率。

2）根据每个 IMF 成分的瞬时频率进行滤波。设采集的 EEG 频率范围为 0.5～100Hz，而我们所感兴趣的频率段为 1～40Hz，因此根据以下方法对每个 IMF 成分进行滤波。

第一，如果 IMF 成分的瞬时频率为 $f_t < 0.5$Hz 或 $f_t > 100$Hz，则意味着有很少的 IMF 成分属于 EEG 信号的成分，因此将其幅度设置为 0。

第二，如果 IMF 成分的瞬时频率为 $0.5 \leqslant f_t < 1$Hz 或 $40 < f_t \leqslant 100$Hz，则意味着 IMF 成分可能是噪声或者有用的 EEG 信号，因此用线性函数对其幅度做出一定程度的抑制。

第三，如果 IMF 成分的瞬时频率为 $1 \leqslant f_t \leqslant 40$Hz，则意味着 IMF 成分是有用的 EEG 信号，因此其幅度保持不变。

基于上述思想，给出如下"幅度抑制函数"

$$A(f_t) = \begin{cases} 0 & f_t < 0.5 \text{或} f_t > 100 \\ \dfrac{f_t - 0.5}{0.5} & 0.5 \leqslant f_t < 1 \\ 1 & 1 \leqslant f_t \leqslant 40 \\ \dfrac{f_t - 40}{20} & 40 < f_t \leqslant 100 \end{cases} \tag{5-8}$$

$f_t$ 是每个瞬时频率，$A(f_t)$ 是"幅度抑制函数"。根据幅度抑制函数对每个 IMF 成分进行滤波，并获得一组新的 IMF 成分。

3）重构滤波之后的 IMF 成分信号，获得去噪之后的 EEG 信号。

3. 基于 $L_p$（$0<p\leqslant 1$）范数的噪声抑制方法

$L_p$（$p>0$）范数空间在物理学、统计学、金融学以及工程科学和其他学科的相关分析和模型设计中有着广泛的应用，当 $p=2$ 时，即在数据分析和工程实践中广泛应用的欧氏距离。在许多情况下，欧式距离容易受到离群值和伪迹的影响。这主要是因为欧式距离采用的是 $L_2$ 范数，其本身的平方特性将在处理包含离群值伪迹的数据中扩大离群值的影响，从而使得原始数据应有的拓扑分布结构被离群值的空间分布信息所掩盖。相比于 $L_2$ 范数，$L_p$（$0<p\leqslant 1$）范数能够有效抑制离群值的影响，并在数学、物理学和计算机科学中有着丰富的应用。

笔者所在课题组在近几年发展了基于 $L_p$（$0<p\leqslant 1$）范数的格兰杰因果分析方法（$L_p$ norm based Granger causality analysis，$L_p$ GCA）（Li et al.，2015）。该方法的基本思想是采用 $L_p$（$0<p\leqslant 1$）范数空间求解格兰杰因果分析对应的多元自回归模型（multivariate autoregressive model，MVAR），并在此基础上进一步构建因果网络。这里对 $L_p$ GCA 的算法原理进行一个简单的介绍。

定义 $X_1$，$X_2$，$\cdots$，$X_M$ 为 $M$ 个联合平稳随机过程，它们在第 $k$ 个时刻点的观测值为 $X_{it}\in R$，其中 $i=1$，$2$，$\cdots$，$M$；$t=1$，$2$，$\cdots$，$T$。通过如下定义的线性回归模型可知，这 $M$ 个随机过程中的每一个都可以被自己的过去值或者其他随机过程的过去信息所预测。

$$
\begin{cases}
X_1(t)=\displaystyle\sum_{i=1}^{q}\alpha_{11}(i)\,X_1(t-i)+\sum_{i=1}^{q}\alpha_{21}(i)\,X_2(t-i) \\
\qquad +\cdots+\displaystyle\sum_{i=1}^{q}\alpha_{M1}(i)\,X_M(t-i)+\varepsilon_1(t)\,,\ \mathrm{var}\,(\varepsilon_1(t)\,)=\Sigma_1 \\
X_2(t)=\displaystyle\sum_{i=1}^{q}\alpha_{12}(i)\,X_1(t-i)+\sum_{i=1}^{q}\alpha_{22}(i)\,X_2(t-i) \\
\qquad +\cdots+\displaystyle\sum_{i=1}^{q}\alpha_{M2}(i)\,X_M(t-i)+\varepsilon_2(t)\,,\ \mathrm{var}\,(\varepsilon_2(t)\,)=\Sigma_2 \\
\qquad\qquad\vdots\qquad\qquad\qquad\qquad\vdots \\
X_M(t)=\displaystyle\sum_{i=1}^{q}\alpha_{1M}(i)\,X_1(t-i)+\sum_{i=1}^{q}\alpha_{2M}(i)\,X_2(t-i) \\
\qquad +\cdots+\displaystyle\sum_{i=1}^{q}\alpha_{MM}(i)\,X_M(t-i)+\varepsilon_M(t)\,,\ \mathrm{var}\,(\varepsilon_M(t)\,)=\Sigma_M
\end{cases}
\tag{5-9}
$$

其中，$q$ 为模型阶数，也是模型中定义的最大延迟量，而 $\alpha_{ij}$（$i=1$，$2$，$\cdots$，$M$；$j=1$，$2$，$\cdots$，$M$）定义为模型中第 $i$ 个方程中的第 $j$ 个系数向量，用于量化 $X_i(t)$ 对

$X_j$ （$t$）的影响。$\Sigma_k$ （$k$=1，2，…，$M$）为线性回归模型［式（5-9）］中与第 $k$ 个方程的残差对应的协方差，衡量的是第 $k$ 个方程中所有时间序列的过去观测值对 $X_K$ 的预测效果。定义 $W_k$=［$\alpha_{1k}$ （1），…，$\alpha_{1k}$ （$q$），…，$\alpha_{Mk}$ （1），…，$\alpha_{Mk}$ （$q$）］为 MVAR 中第 $k$ 个方程对应的系数向量，$M$ 为第 $k$ 个方程中涉及的时间序列个数，$Y_k$ = ［$X_k$ （$q$+1），$X_k$ （$q$+2），…，$X_k$ （$N$）］$^\mathrm{T}$ 为 $X_K$ 中 $N$-$q$ 个待预测的变量，其中 $N$ 表示时间序列 $X_K$ 中总的时间点数。定义传递矩阵 $A$ 为一个 （$N$-$q$）× （$M$×$q$） 的实矩阵，该矩阵由 $M$ 个时间序列的过去观测值按照如下方式构成

$$A = \begin{bmatrix} B_1 & B_2 & \cdots & B_k & \cdots & B_M \end{bmatrix}$$

$$with\ \ B_1 = \begin{bmatrix} X_i(q) & X_i(q-1) & \cdots & X_i(1) \\ X_i(q+1) & X_i(q) & \cdots & X_i(2) \\ \vdots & \vdots & & \vdots \\ X_i(N-1) & X_i(N-2) & \cdots & X_i(N-q) \end{bmatrix} \quad (5\text{-}10)$$

则式（5-9）可以通过定义在 $L_p$ （0<$p$≤1） 范数空间的目标函数求解

$$W^* = \arg\min_W f_k^*(W) = \arg\min_{W_k} \left\| Y_k - AW_k \right\|_p^p$$

$$= \arg\min_{W_k} \sum_{i=1}^{N-P} \left| X_k(q+i) - A(i,:)\ W_k \right|^p \quad (5\text{-}11)$$

其中，$\|\cdot\|_p$ 定义为向量的 $L_p$ （0<$p$≤1） 范数。该目标函数定义的梯度为

$$g = p \sum_{i=1}^{N-P} \left| X_k(q+i) - A(i,:)\ W_k \right|^{p-1} \mathrm{sgn}(i)\left(-A^\mathrm{T},(i,:)\right) \quad (5\text{-}12)$$

其中，符号函数 sgn （$i$） 可以采用如下定义

$$\mathrm{sgn}(i) = \begin{cases} 1 & X_k(q+i)\ -A(i,:)\ W_k > 0 \\ -1 & X_k(q+i)\ -A(i,:)\ W_k \leqslant 0 \end{cases} \quad (5\text{-}13)$$

对应的伪 Hessen 矩阵为

$$H_{k+1} = \begin{cases} H_k & ,\ if\ S_k \leqslant 0 \\ H_k + \dfrac{\beta_k \Delta W_k \Delta W_k^\mathrm{T} - H_k \Delta g_k \Delta W_k^\mathrm{T} - \Delta W_k \Delta g_k^\mathrm{T} H_k}{S_k} & ,\ if\ S_k > 0 \end{cases}$$

$$\Delta g_k = g_{k+1} - g_k, \quad \Delta W_k = W_{k+1} - W_k \quad (5\text{-}14)$$

$$\beta_k = 1 + \frac{\Delta g_k^\mathrm{T} H_k \Delta g_k}{S_k}$$

$$S_k = \Delta W_k^\mathrm{T} \Delta g_k$$

基于式（5-12）定义的梯度，我们采用拟牛顿法（Broyden-Fletcher-Goldfarb-Shanno algorithm，BFGS）（Battiti & Masulli，1990）迭代求解 $L_p$ AR 的最优系数向量 $W$,

迭代求解流程如下。

1）设置初始迭代索引 $k=0$，迭代终止误差为 $\varepsilon \in [0，1]$，将模型系数向量 $W$ 初始化为任意非零向量，其维度为 $q$，并设定初始伪 Hessen 矩阵 $H_0$ 为 $q$ 阶的单位阵。

2）通过式（5-12）估计第 $k$ 次迭代点处的梯度 $g_k$，当满足 $\|g_k\| < \varepsilon$ 时，输出最优模型参数 $W^* = W_k$ 并终止迭代，否则转 3）。

3）通过求解线性方程 $H_k d = -g_k$ 得到新的下降方向 $d_k$。

4）通过一维搜索 $\alpha_k = \arg\min_{\alpha} f(W_k + \alpha d_k)$ 寻找第 $k$ 次迭代点处的最优步长 $\alpha_k$，同时更新 AR 模型的系数向量 $W$ 为 $W_{k+1} = W_k + \alpha_k d_k$。

5）令 $k=k+1$，采用式（5-14）更新伪 Hessen 矩阵，转步骤 2）。

通过上述迭代步骤，最优的 $W$ 可以逐渐被估计出来。估计出线性回归模型中的所有 MVAR 系数后，可以通过式（5-9）中的残差进一步衡量任意一对随机过程间的相互作用关系。在推演任意一对时间序列 $X_j$ 以及 $X_i$ 间的相互作用关系时，可以采用如下原则：在假定 $X_i$ 受到除 $X_j$ 以外的其他时间序列的过去值的影响下，如果 $X_j$ 的过去观测值能够提高对 $X_i$ 当前值的预测，则 $X_j$ 对 $X_i$ 存在因果影响（Seth，2010）。通常这种类型的格兰杰因果分析过程被称为条件格兰杰因果，在时域网络估计中，我们主要采用了这种方法。为了能够清楚地描述格兰杰因果分析方法的工作原理，我们在这里以一个三时间序列的系统为例予以说明。

当通过式（5-11）估计出系统的无约束 MVAR 系数（在估计时间序列 $i$ 的当前值时，采用了所有时间序列的过去观测值）后，可以进一步得到多元线性回归模型对应的噪声协方差矩阵，即

$$\Sigma = \begin{bmatrix} \Sigma_{11} & \Sigma_{12} & \Sigma_{13} \\ \Sigma_{21} & \Sigma_{22} & \Sigma_{23} \\ \Sigma_{31} & \Sigma_{32} & \Sigma_{33} \end{bmatrix}$$
$$= \begin{bmatrix} \mathrm{var}(\varepsilon_1) & \mathrm{cov}(\varepsilon_1，\varepsilon_2) & \mathrm{cov}(\varepsilon_1，\varepsilon_3) \\ \mathrm{cov}(\varepsilon_2，\varepsilon_1) & \mathrm{var}(\varepsilon_2) & \mathrm{cov}(\varepsilon_2，\varepsilon_3) \\ \mathrm{cov}(\varepsilon_3，\varepsilon_1) & \mathrm{cov}(\varepsilon_3，\varepsilon_2) & \mathrm{var}(\varepsilon_3) \end{bmatrix} \tag{5-15}$$

其中，$\varepsilon_i$ 为多元自回归模型中估计出的残差。同时，衡量 $X_2$ 对 $X_1$ 影响的系统约束模型（在估计时间序列 $i$ 的当前值时，采用了除时间序列 $j$ 以外的所有其他时间序列的过去观测值）对应的噪声协方差矩阵可以表示为

$$\Sigma^* = \begin{bmatrix} \Sigma_{11}^* & \Sigma_{13}^* \\ \Sigma_{31}^* & \Sigma_{33}^* \end{bmatrix}$$

$$= \begin{bmatrix} \mathrm{var}(\varepsilon_1^*) & \mathrm{cov}(\varepsilon_1^*, \ \varepsilon_3^*) \\ \mathrm{cov}(\varepsilon_3^*, \ \varepsilon_1^*) & \mathrm{var}(\varepsilon_3^*) \end{bmatrix} \tag{5-16}$$

其中，$\varepsilon_i^*$ 为去掉随机过程 $X_2$ 以后线性自回归模型对应的残差（Seth，2010），通过式（5-15）和式（5-16），随机过程 $X_2$ 在先验因素 $X_3$ 的条件下对随机过程 $X_1$ 的影响可以表示为

$$F_{2 \to 1|3} = \ln \frac{\Sigma_{11}^*}{\Sigma_{11}} \tag{5-17}$$

而 $X_i$ 影响 $X_j$ 或者 $X_j$ 影响 $X_i$ 的统计显著性可以通过 $F$ 检验完成（Dhamala, Rangarajan, & Ding, 2008）。除了 $L_p$ GCA，笔者所在课题组还发展了其他基于 $L_p$（$0<p \leqslant 1$）范数的离群值抑制方法，感兴趣的读者可以参阅相关论文（Li et al., 2015，2018a，2018b）。

除了笔者所在课题组发展的方法外，美国密歇根大学的 Kwak 教授及其所在团队于 2008 年提出了基于 $L_1$ 范数极大化的主成分分析（principle component analysis based on $L_1$ norm maximization，$L_1$-PCA）方法（Kwak，2008）。国内的王海贤教授也采用类似的思路，构建了基于 $L_1$ 范数的共空间模式（common spatial pattern，CSP）分析方法，该方法在受离群值影响的脑电信号分析中有着一定的应用（Wang, Tang, & Zheng, 2012），感兴趣的读者可以参阅相关论文。

# 第二节 脑电时频分析

时频分析是为了解决非平稳信号频谱随时间变化不稳定的问题而引入的一种时频域联合分析方法，它提供了动态定位局部时间和频率的功能。目前有关脑电信号的时频分解方法包括短时傅里叶变换、连续小波变换或离散小波变换（discrete wavelet transformation，DWT）（Combes et al., 1989）、希尔伯特变换等。本节仅提供关于时频分解的一些基本知识，不详细介绍时频分析的理论，具体可详阅其他专业书籍。在脑电数据分析中，时频分析最重要的一个原则是平衡时间分辨率和频率分辨率之间的关系，因为时频分析本质上受限于不确定原理，即较长的时间窗可以改善频域解但会使时域解变差，而较短的时间窗则会提高时域解但会模糊频域解。

## 一、短时傅里叶变换

短时傅里叶变换是快速傅里叶变换的一种变体，也叫加窗傅里叶变换（Sheikhani et al.，2007）。它计算的是一个移动时间窗内的傅里叶变换，从而来描述脑电信号能量和相位随时间的变化。其可用以下公式计算

$$S(w,\ t)=\frac{1}{2\pi}\int_{-\infty}^{+\infty}e^{-iwt}s(k)\ h(k-t)\ d_k \qquad (5\text{-}18)$$

其中，$s(k)$ 为原始脑电信号，$h(\cdot)$ 函数为窗函数。

短时傅里叶变换的一种典型做法是计算固定长度时间窗范围内所有数据对应的频率信息，即统一对待所有的频率。值得注意的是，这种时间窗的选择限制了频率分辨率。因为一般在信号的高频段，我们往往需要更短的时间窗，从而得到较高的时间分辨率，而在信号的低频段，我们则需要高的频率分辨率，即需要较长的时间窗。我们期待在不同频段能够有不同大小的时间窗。连续小波变换提供了这种方式。

## 二、连续小波变换

与短时傅里叶变换不同，连续小波变换在进行时频分析时采用了变尺度的窗函数，这些窗函数由小波基构成。小波基 $\varphi(t)$ 是一种具有振荡性的波，它的均值为 0，即

$$\int_{-\infty}^{+\infty}\varphi(t)\ d_t = 0 \qquad (5\text{-}19)$$

任何满足上式的波形都可被认为是一种小波。为了能够对生理信号（如脑电信号）建模，小波系列的波形必须具有适合所建模信号的生物学特性。一种普遍观点认为，Morlet 小波具有一定的生物学特性（Slobounov et al.，2000），适合于生理信号（如脑电信号）的建模。Morlet 小波的定义为通过设置母小波的参数，从而产生覆盖脑电频率的小波家族。它是一种高斯加窗的正弦波段，包含了几个时间周期。Morlet 小波是一种复数小波，包括实正弦振荡和虚正弦振荡，通过与高斯包络相卷积，从而使它的幅值在中心最大和向两边逐渐减小。连续小波变换从脑电数据中提取各自的频率，从而利用了每个频率点上不同的时间窗口长度。换句话说，最长的时间窗应用到最低的频率点上，最短的时间窗应用到最高的频率点上。例如，假设一个小波家族包含一个有 6 个周期的正弦振荡，如果 10Hz 频点对应的小波时间窗为 600ms，那么 40Hz 频点对应的时间窗则为 150ms。在小波分析中，这种时间分辨率从低到高的变化是以损失随频率变化的频率分辨率为代价的。

包含在小波中的正弦波通常是由一种包络函数（如高斯函数）产生的。这种小波在中心时间点有最大的幅值，越靠近时间窗边缘，其幅值越小。在谱分解中，小波是一个复数，包含实小波和虚小波（图 5-1）。小波家族中的每个小波与脑电时间序列相卷积，在整个时间序列上滑动时间窗口，从而在每个频率点上产生复小波系数的时间序列。通过这些包含实成分和虚成分的复系数，我们可以得到幅频和相频信息。

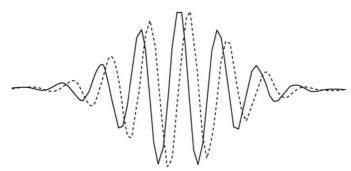

图 5-1　Morlet 小波（Roach & Mathalon，2008）

该波包含实小波（实线）和虚小波（虚线）成分

对比这两种时频分析方法，对于高频信号，Morlet 小波分析比短时傅里叶变换具有更高的时间分辨率和更低的频率分辨率。然而，如果采用默认的设置，这些时频分析方法的差异是明显的，由此可以通过调整这两种方法在整个频段上的参数从而使它们表现为相同的分辨率。需要明确的是，改良后的短时傅里叶变换能够使时间窗口随频率的增加而线性增加，而不仅仅选用一个固定的时间窗口，这种改良的短时傅里叶变换能够用 EEGLAB 软件实现。相似的，改良的小波变换能够随频率的增加线性地增加循环的次数，以取代固定的循环次数，这种改良的小波变换可以通过 Fieldtrip 软件实现。一般来说，通过对任意时频分解理论参数的灵活设置，许多方法都可以得到类似的结果。EEGLAB 和 Fieldtrip 都是运行在 Matlab 上开源的工具包，它们都可以完成许多的脑电同步测量。

## 三、基于试次的事件相关能量

能量被定义为脑电信号谱分解后得到向量的平方大小，即其值等于脑电信号经傅里叶变换后的值的平方。它反映了在特定频率点上神经振荡的强弱。脑电能量的计算依赖于如下假设，即在感兴趣的时间段内脑电信号是平稳的，以及试次之间的相位角是一致的。

## 四、传统的脑电频域分解

当脑电振荡在时间段内被认为是稳定或者平稳的，采用傅里叶变换能够对这段时间内的脑电信号进行谱分解（Rubinstein，1969），如静息态脑电数据，或者在一个拓展的时间段内，在一个固定的频率点上不断重复的稳态模式刺激所诱发的脑电信号。

## 五、脑电的时频分解案例

当脑电活动在感兴趣的时间段内不能被认为是平稳的，或者当一个事件诱发电位反映了变化的信息加工过程时，傅里叶变换就失去了它的应用舞台，这时上述时频分析理论将能够大展身手（Roach & Mathalon，2008），它们能够描述事件相关对应的能量改变。相对于事件前的基线期，这种改变在时间上锁定于任务事件，如刺激呈现或反应。将每个时频点的幅值进行平方，然后将所有试次加以平均，得到一个二维矩阵，这个矩阵中的每个元素表示脑电在特定时间点上每个频率的能量值。这种总能量值捕获了振荡的强弱，没有考虑它们的相位角。因此，它反映了事件相关振荡能量的两个主要方面：锁相诱发能量和非锁相诱发能量。下面详述一个具体的关于脑电信号时频分析的案例（Roach & Mathalon，2008）。

采集听觉 Oddball 范式下的脑电数据，其目的有两个：第一，用 Morlet 小波来分析健康的对照组被试，考察参数选择对后续脑电数据的谱分解所产生的影响。前人的研究表明，在标准声调情况下，由听觉刺激诱发的 γ 响应有较好的特征，同时这种特征出现在听觉刺激后 50ms 左右，有较强的锁相特性，所以可以较好地阐述上述的观点。第二，量化这种诱发 γ 响应，这种锁相因素值被用来比较正常的对照组和精神分裂症患者。尽管有证据表明，在听觉稳态驱动模式下，在 40Hz 声串，精神分裂症患者降低了诱发 γ 响应，但是几乎没有研究发现精神分裂症患者在 γ 响应上的异常。虽然如此，在涉及精神分裂症病理生理学神经通路上的 γ 振荡的不独立性也能被用于实验假设，即精神分裂症患者在刺激后 50ms 左右，γ 响应的锁相值会减少。

被试：22 名健康的对照组被试，13 名男性和 9 名女性，这些被试报告无精神障碍历史（包括酗酒）。对照组的大部分被试是右利手（19 名为右利手，2 名为左利手）。精神分裂症患者组包括 4 名女性和 17 名男性，其中 20 名为右利手，1 名为左利手。

任务描述：被试听取随机排列的声调刺激，这些刺激包括 210 个标准声调（500Hz、10ms 上升与下降时间和 50ms 周期）、45 个新声调以及 45 个目标声调。在听到目标声调时，被试需要进行按键反应。

　　在采集脑电信号时，研究者用了 26 个电极，并连接双侧乳突参考作为参考。为了进行组比较，选择电极 F3、Fz、F4、C3、Cz 和 C4。脑电数据被重采样到 1kHz，以及 0.05～100 Hz 带通滤波。以声音刺激的前 500ms 和后 600ms 对应的脑电数据为分析对象。除此之外，被试反应时超过 1200ms 的脑电数据段被认为是错误反应，并在后续分析中剔除。

　　用回归分析法校正眼电伪迹，刺激前-100～0ms 作为基线用于基线校正，试次的绝对幅值超过 100μV 作为伪迹剔除。使用 Morlet 小波变换对标准声调的脑电段进行时频分解。

　　设 Morlet 小波在它的中心时间点的标准差为 $\delta_t$，高斯型谱带宽中心频率为 $f_0$，标准差为 $\delta_f$。小波变换也满足不确定性原理，即更大的时间分辨率（$\delta_t$ 越短）对应于更短的频率分辨率（$\delta_f$ 越大）。$\delta_t$ 和 $\delta_f$ 的实际关系可用如下公式表示

$$\delta_t = 1/(2\pi\delta_f) \tag{5-20}$$

此外，小波的中心频率 $c$ 的定义为

$$c = f_0/\delta_f \tag{5-21}$$

即 $\delta_t$ 和 $\delta_f$ 随小波中心频率的变化而变化。在实际应用中，常数 $c$ 值一般推荐要大于 5（Combes et al., 1989），通常是 6 或 7，它对应于一个在特定频率段至少包含一个完整正弦波周期的 $\delta_t$。在设置这个常数值时，研究者也需要指定另一个因素 $m$，它与母小波的周期数 $T$ 有关，即

$$T = m\delta_t f_0 \tag{5-22}$$

　　通常周期被推荐设置为 6（Herrmann，Grigutsch，& Busch，2005）。也有极少数情况，如为了提高时间分辨率（以消耗频率分辨率为代价），将周期设置为 4（Ford et al., 2008a，2008b）或者 2（Tallon-Baudry et al., 1997）。因此，对于任何给定频率的 Morlet 小波，其时间窗宽度为 $m\delta_t$，而对于任何给定中心频率的 Morlet 小波，其谱带积 $W$ 为 $m\delta_f$。在与脑电数据卷积之前，对于每个频率点，Morlet 小波通常归一化总能量到 1，从而允许不同频率点的能量强弱输出能够直接比较。为了使 Morlet 小波的能量强弱与每个频率点的原始电位值直接相关，选取一个不同的归一化因素是很有必要的。

　　用 Morlet 小波来分析被试对标准音调做出反应时产生的脑电数据，从而检测诱发 γ 波在标准音刺激后 50～100ms 对音调的响应。为了聚焦于 γ 频段和它的相邻频率，限制频率范围为 20～60Hz，同时限制感兴趣的时间窗范围为刺激前的 150ms 到刺激后的 200ms。设置脑电数据长度（-500～600ms）超过感兴趣的时间点，是为了使在最低频率点（20Hz）的小波在感兴趣时间区域的边缘（-150～200ms）有充足的时间样本，从而通过卷积计算小波中心点的复数。因为我们主要关注的是诱发 γ 波在刺激后 50ms 的响应，所以从小波中心点的复数中提取相位角来估计时频矩阵中所有时间和频率点的试次间 PLF 值。这个分析的目的是要

证明不同的 Morlet 小波参数对 PLF 值的影响。这里改变 2 个参数，即 $c$ 和 $m$ 值。对于 6 个不同的 $c$ 和 $m$ 值组合，重复 Morlet 小波分析。实验时，常数 $c$ 被设置为 7 或者 14。由式（5-21）和式（5-22）可知，$c$ 的翻倍会导致高斯包络 $\delta_t$ 的时间大小翻倍。倍乘因子 $m$ 被设置为 2、4 或者 6。注意，包含母小波的循环次数随着这两个参数之一的增加而增加。

从图 5-2 中我们看到，对于常数 $c$，随着 $m$ 值从 2 增加到 6，这个小波的时间宽度也在增加。另外，当 $c$=7 时，$m$ 值几乎等于小波周期的数量，例如，当 $m$=2 时，小波周期数为 2.23，当 $m$=6 时，小波周期数为 6.68。当 $c$ 翻倍到 14 时，$m$ 的每个水平对应的周期数也会翻倍，导致当 $m$=2 时，小波周期数为 4.46；当 $m$=6 时，小波周期数等于 13.37。另外，图 5-2 显示，当 40Hz 小波的时间宽度最小时，$\gamma$ 频段的 PLF 值在整个频率段是模糊的。从 20Hz 到接近 60Hz，相对紧的时间特性显示了两个基本的时间带：一个中心点在 50ms；另一个中心点在 75ms（图 5-2，左上侧）。随着在中心频率 42Hz 的 $\gamma$ 频段范围越窄和频率向 36～48Hz 拓展（图 5-2 右上侧），时间特性模糊了 $\gamma$ 锁相值。对于任何给定的乘法因子 $m$，随着常数 $c$ 从 7 增加到 14，母小波被拉伸，周期数变为 2 倍和窗口朝小波边缘更加缓慢下降，增大常数 $c$ 加宽了时间拖尾，同时也缩紧了频段范围，显示出增大的 PLF 值，如图 5-2 右下侧所示。

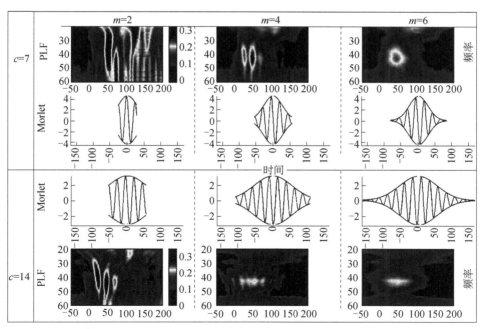

图 5-2　6 个不同的 $c$ 和 $m$ 值组合的 Morlet 分析结果（Roach & Mathalon，2008）

22 个被试的 PLF 平均，顶部的行和底部的行展示的是每对参数组合对应 40Hz 的 Morlet 小波

上述哪种时频分解能够最好地表现出听觉音调诱发的 $\gamma$ 同步？答案是没有。最好的答案与研究者的目的有关，是在时间分辨率和频率分辨率之间最平衡的妥协。由于不确定性原理，$\gamma$ 的 PLF 值不能同时在时间和频率点上找到正确的位置。

诱发 $\gamma$ 锁相值的组比较：对于组间比较，设定所用小波常数 $c$ 为 7，倍乘因子 $m$ 为 4，实验组和对照组的时频分析结果如图 5-3 所示。

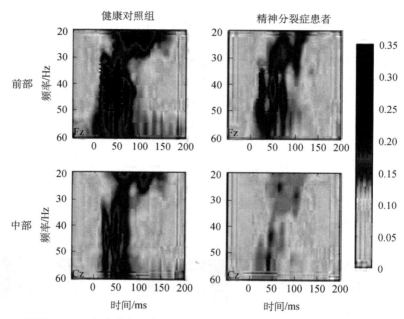

图 5-3　听觉 Oddball 任务期间，标准音调刺激后的前 200ms 和 20～60Hz 频率段的组平均 PLF 值（Roach & Mathalon，2008）

从图 5-3 中可以看出，对照组诱发 $\gamma$ 响应最明显的 PLF 值是在时间段 20～60ms 和频率段 35～50Hz。随后，计算每个组在这个时频窗内的平均 PLF 值，并采用重复测量方差分析检验分析组（对照组 vs.实验组）×前部-中部电极（F3、Fz、F4 vs. C3、Cz、C4）×偏侧（F3、C3 vs. Fz、Cz vs. F4、C4）的效应。结果显示，实验组相对于对照组，$\gamma$ 的 PLF 值有显著的减少。前部电极区域比中部电极区域的 $\gamma$ 也有一个显著更大的 PLF 值。另外，相对于对照组，实验组在相对于后部电极的中间线存在更大的 PLF 值。

这些结果显示，在 Oddball 目标检测任务中，精神分裂症患者对于听觉标准音调诱发的 $\gamma$ 振荡在脑前部有不足的相位同步。然而，它没有解释为什么该实验会出现这个差异，并且其他人在同样的听觉诱发 $\gamma$ 响应中没有出现这个差异（Gallinat et al.，2004；Spencer et al.，2008）。我们推测，可能是因为任务的不同导致了结果的差异。在这个研究中，标准音调嵌入三音调 Oddball 范式中，该范式包括不频繁的任务相关的目标音调刺激和不频繁的任务无关的新声音。相对于简单的两音调 Oddball 范式，新声音干扰的存在可能会增加任务的注意要求，从而暴露精神分裂症患者在诱发 $\gamma$ 响应中的缺陷。值得注意的是，实验结果显示，听觉刺激后 50ms 左右的 $\gamma$ 诱发响应是由一个自上而下的注意控制处理所调制的，因此它与这个想法一致，即相对于对照组，在这个研究中，实验组减少的 $\gamma$ 锁相值在任务状态下可能上升为任务相关的缺陷。

# 第三节　ICA 脑电分析

ICA 是一种基于数据驱动的高效盲源信号分离方法，可以根据输入信号源的统计特性，有效地分离出源信号的各个独立成分，是一种针对多通道的信号处理方法（James & Hesse，2005）。在信号处理和数据分析中，ICA 常用于从人体记录的混合信号中研究固定位置处获得的信号是否属于人体的电流源区。通过电流源的"空间平稳性"，可以判断由对应的 ICA 成分重建的 EEG 信号是否是由具有稳定位置的电流源产生的（Onton et al.，2006），这对 EEG 数据的分析具有重要意义。理论上，空间稳定的颅内电流源可以用来阐明各种大脑加工过程，探测出大脑加工过程中的大脑激活区域。当前，ICA 已经被广泛应用于 EEG 信号处理，包括噪声消除、ERP 成分提取和单试次 ERP 分析。特别是在脑信号的分析中，ICA 可以对呼吸、心脏搏动等干扰信号进行良好分离，从而去除噪声干扰。

由于 ICA 方法具有高效的盲源分离特征，其在医学信号处理领域有着广泛的应用。尤其在认知神经科学领域中，ICA 对 EEG 信号和 fMRI 信号的预处理以及对功能网络的提取都有很好的效果。利用 ICA 处理信号是一种极有发展前途的信号处理方法。

## 一、ICA 基本原理

ICA 是基于高阶统计量的方法，其基本原理如图 5-4 所示。

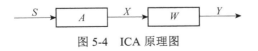

图 5-4　ICA 原理图

ICA 模型为：$X(k) = AS(k)$，$k = 1, 2, \cdots, n$，其中 $X$ 为 $n$ 维观测信号，$n$ 是实验中测量数据的时间样本数，由 $n$ 维向量表示，$X(k) = [x_1(k), x_2(k), \cdots,$

$x_n$（$k$）] $^\mathrm{T}$。盲源分离问题就是从混合信号 $X$ 中恢复未知的 $m$（$n>m$）维。源信号 $S$（$k$）$=$ [$s_1$（$k$），$s_2$（$k$），…，$s_m$（$k$）]，其中 $m$ 为源的个数。$A$ 为未知信号混合矩阵，注意，这里所说的源不是测量数据物理意义上的源，而是指数学意义上满足上式的源。

假定每个源 $s_i$（$i=1$，2，…，$m$）表示一个随机变量，对应样本值为 $s_i$（1），…，$s_i$（$n$）。源信号随机变量在统计学上是独立的，联合概率密度函数满足如下公式

$$f(s_1,\ s_2,\ \cdots,\ s_m)=f_1(s_1)\ f_2(s_2)\ \cdots\ f_m(s_m) \qquad (5\text{-}23)$$

其中，$f_i$（$s_i$）是 $s_i$ 的边缘概率密度。ICA 通过测量数据的线性投影来估计源，适用于处理信号源是线性混合且没有不同时间延迟的数据。基于源信号随机变量是相互独立的假设，每个独立源即一个独立成分。所以对数据进行 ICA 之前，需要消除数据的相关性，即进行白化处理。一般来讲，从一个时间序列中分解出的每个独立源都是由一个独立的随机过程产生的，不受其他源的支配。

ICA 的目的是寻找到可逆分离矩阵 $W$，然后对信号 $X$ 进行线性变换，就可以得到输出源 $Y$，对源 $Y$ 的估计如下

$$Y=WX=WAS \qquad (5\text{-}24)$$

$Y$ 为源信号的估计量，ICA 假设信号源中的各分量相互独立，由观察信号 $X$ 通过计算出解混矩阵 $W$，从而把它们分离开来。利用 ICA 分离出来的各成分是相互独立的。其中，$W$ 称为"解混"矩阵。由于成分的不确定性，它们不能直接被用于从其数值中提取定量指标，只能提取它们的特征，如它们的波形形态，不同的原始独立源所具有的波形不同。在进行定量分析时，往往需要从中提取"重建"数据，并通过混合矩阵对成分进行二次投射（Ventouras et al.，2010）。

## 二、ICA 算法

ICA 中的目标函数可以取互信息极小、极大似然估计、自然梯度、负熵最大等算法，常用的分析方法有 Informax 算法和固定点（fixed-point）算法。ICA 算法的求解主要是产生一个近似结果，每种方法估计成分的独立性不同。

Informax 算法是由 Bell 和 Sejnowski 在最大互信息准则的基础上提出的，将 ICA 方法与信息论的方法相联系，采用参数化的方法估计成分的概率分布（Bell & Sejnowski，1995）。Lee 等改进了 Informax 算法，实现了超高斯和亚高斯共存的信号的同时分离（Lee et al.，2000）。Informax 算法，也称负熵最大化，即最大熵（maximum entropy，ME）算法，通过优化使负熵最大化，对源信号进行估计。该算法成功地将盲源分离问题引入了信息论的框架，将信息论方法与 ICA 方法结合了起来。

Hyvärinen 和 Oja 提出了基于负熵最大化的固定点算法，称为 FastICA 算法。FastICA 算法有基于峭度、最大化似然和负熵最大等算法。该算法采用了批处理的方式，具有收敛速度快、精度高等优点。FastICA 算法既能估计次高斯独立成分，又能估计超高斯独立成分，有较高的时间和空间准确性（Hyvärinen & Oja，2000）。

Amari 提出了基于自然梯度的 ICA 算法（Amari，1998），自然梯度是黎曼空间沿曲面的最快下降方向，基于自然梯度优化的算法不需要对矩阵进行求逆运算，这使得该算法更加简单，提高了运算速度。自然梯度可用于 ME 算法和 Informax 算法中，以实现更快的收敛速度。

## 三、ICA 去除伪迹

在脑电图记录过程中，通常会产生大量干扰伪迹，如眼球运动、眨眼、肌肉噪声、心电信号和线路噪声等。在脑电实验过程中，通常要求被试固定一个视觉目标，减少自发的眼睛运动（眨眼和扫视），但这不能消除无意识的眼动，并且当被试执行的任务需要眼动时，被试往往无法固定在一个目标上。通过去除大于某个阈值的 EEG 段来去除伪迹是最常用的一种方法。然而，当可用的数据有限，或者眨眼和肌肉运动发生得太频繁时，这种方法显然是不可取的。比如，在一些患者组，去除伪迹会导致去除大量的数据。

在各个源信号之间是最大化独立的前提下，可以利用 ICA 方法分离 EEG 信号的时间波形来去除伪迹。例如，眨眼活动和肌肉活动产生的 ICA 成分具有特定的活动模式和成分图。然而，不同电极记录的头皮 EEG 活动是高度相关的，因此包含大量的冗余信息。此外，一些伪迹还可能被重叠投射到多个电极。因此，ICA 对分离和检测投射到所有电极的伪迹是可行的（Delorme，Sejnowski，& Makeig，2007）。

ICA 算法适用于具有如下数据特点的盲源分离：①混合介质是线性的且传播延迟可以忽略不计；②源的时间过程是独立的；③源的数量与电极数相同。也就是说，如果有 $N$ 个电极，ICA 算法最多可以分离 $N$ 个源。对于 EEG 信号，我们假设多通道 EEG 记录的是大脑和伪迹信号的混合。因为容积传导被认为是线性和瞬时的，所以满足特点①。特点②也是合理的，因为眼睛、肌肉、线路噪声和心脏信号的 EEG 活动源通常不是锁时的，EEG 活动被认为反映了皮层神经元的突触活动。特点③是不确定的，因为我们不知道有效的头皮 EEG 统计独立信号源的数量。然而，数值仿真已经证实 ICA 算法可以准确地识别激活源的时间过程，并识别出在时间上相对较多的独立源头，甚至存在大量低水平且在时间上独立的源活动（Jung et al.，2000b）。

对于 EEG 伪迹去除分析，输入矩阵是不同电极记录的 EEG 信号，输出数据 $Y=WX$ 是 ICA 成分的激活时间过程，并且逆矩阵 $W^{-1}$ 的列是投影各成分到头皮电极上的强度。成分的头皮拓扑图提供了源的位置信息。例如，眼睛活动应该主要投射在额叶的位置。通过校正的 EEG 信号可以推导出 $X'=(W)^{-1}Y'$，其中，$Y'$ 是激活波形矩阵 $Y$ 去除伪迹成分的数据。其中，通过校正的 EEG 数据的秩小于原始数据的秩。

## 四、ICA 处理 ERP

EP 是在一定的刺激范式期间产生的具有持续时间相对较短（<1000ms）、波幅相对较小（<10μV）的信号。它们可被用于疾病检测和监测，在临床上有重要的意义。原始 EEG 信号具有更大的波幅（100μV）。因为 EP 功率（信号）与 EEG 功率（噪声）之比很小，所以找到从 EEG 中提取 EP 的有效方法是有必要的。然而，技术上难以从较大波幅、连续、随机（噪声）以及可能是非平稳的 EEG 信号中提取短持续时间（稀疏）和低波幅的 EP 信号。传统上，ERP 可以通过将大量的（$N$ 个）EP 记录数据进行平均得到，这样增加（$\sqrt{N}$ 倍）了信噪比。然而，这个假设并不一定适用于单个试次，当进行平均时，有价值的信息可能会丢失，并且可能难以从不合作的患者中获得更多的记录。因此，在单个记录（试次）基础上提取精确 EP 的方法是必要的。基于 ICA 的盲源分离技术的引入提供了一种从测量数据中分离出时间上独立的成分的方法，测量数据包括 EEG、EP、眼动伪迹等。例如，使用 31 导头皮电极的研究表明，EEG 至少包括 31 个独立信号的总和效应（Jervis et al.，2007）。其中 EP 可能包括多达 10 个独立成分，可以由 ICA 算法分离，单个试次的 EP 必须从这些成分中重建。如果操作正确，可以得到一个无伪迹的单个试次数据。

Jonmohamadi 等利用重构时间过程的源空间独立成分分析对 EEG 源信号进行分离。源空间 ICA 是基于奇异值分解（singular value decomposition，SVD）和独立成分分析的一种 ICA 改进方法，常被应用于电极空间 EEG。在这种方法中，源的层析成像由 ICA 的混合系数反投影到源空间（3-D 脑模板）而得到。源空间 ICA 重建多个弱源和强源的能力优于最小方差波束形成法，ICA 允许弱源的标识和强源重建。源空间 ICA 比电极空间 ICA 有更高的源定位精度，这是由于源空间 ICA 分离的每个成分都有自己的层析图，这些层析图显示了其中每个体素对成分的贡献程度（Jonmohamadi et al.，2014）。对于源定位，ICA 和偶极子拟合的结合已被应用于源定位和重建源的时间过程。在这种方法中，对 EEG 进行 ICA 并采用偶极子拟合可以定位源空间（大脑）中对应电极的空间成分。

源空间 ICA 类似于最小方差波束成形，具有较高的空间分辨率，可以分离弱源和强源，并为每一个分离的源提供独特的空间位置。源空间 ICA 将矢量最小方差空间滤波器用于三维扫描网格源空间（脑体素）上的时间序列重建，然后应用奇异值分解和 ICA 来分离源。这种方法无需预定义源数量及其方向，或前后的刺激段，而且可以估计分离源的方向。电极空间 ICA 和源空间 ICA 的区别是，电极空间 ICA 常用于实际电极数据的时间过程（头皮脑电图），而源空间 ICA 常用于大脑中的虚拟电极三维网格的时间过程（利用波束形成重建源）。

基于 ICA 分析 ERP 有很多的研究。Ventouras 等利用 ICA 来提取睡眠纺锤波，睡眠纺锤波是在 11～16Hz 的频带内的睡眠脑电活动，其特征为波幅先逐渐增大，然后再逐渐减小。利用 ICA 处理睡眠纺锤波，通过视觉提取可能的睡眠纺锤波脑电和独立成分，纺锤波成分（spindle wave component，SWC）对应于睡眠纺锤波出现期间分离的脑电活动模式，并有研究者研究了这些 SC 的颅内电流源。使用 LORETA 分析原始脑电和 ICA 重建的脑电。结果表明，SC 可以通过时间和频谱分析的独立成分反投影重建 EEG 来提取。研究发现，在睡眠纺锤波期间，与 SC 相关的颅内电流源在空间上是稳定的（Ventouras et al.，2010）。

Jentzsch 将 ICA（Infomax）应用于分析通过视觉刺激获得的总平均 P3。他使用相对于刺激开始的 0～400ms 的时间窗口，选择具有最大方差的五个成分，结合成分拓扑图与头皮上的 P3 的位置拓扑图，绘制了激活图并评论了它们的极性（Jentzsch，2011）。

Makeig 等（1997）将 ICA（Infomax）应用于分析被试在听到和未听到目标刺激时，来自 14 个通道、时间长度为 1s（312 个采样点）的平均 EP，在合并 EP 数据的所有 624 个时间点上同时进行 ICA。除此之外，在 Jentzsch（2011）的研究中，他用平均信号代替单一实验，并利用地形图的逆投影矩阵来解释脑电变化。

Makeig 等（2012）在报告中指出，对视觉诱发电位的进一步分析也依赖于级联实验。他们发现，单个独立成分能显示出 α 和 β（EEG）活动的混合，这表明并非所有的独立成分都完全分离。然而，他们找到了一些负的独立成分，却没有给出详细说明（Makeig et al.，2012）。非常有趣的是，他们观察到不同实验的不同拓扑图。这些实验间的差异变化归因于大脑在整个信号处理过程中的状态差异。

对于单一试次的 EP 提取，Jung 等（2001）提出了 ICA 在 EP 上的应用，分析了视觉 EP 的单一试次。他们测量对称的马氏距离，计算逆投影成分的头表拓扑分布和成分激活的功率谱变化，并将之用于多个被试从而获得聚类成分集（Jung et al.，2001）。

# 第四节　PCA 脑电分析

PCA 是一种广泛使用的数学统计方法，在寻找数据特征、数据降维等方面发挥着重要的作用。PCA 可以表示为坐标轴的旋转，其中每个坐标刻度代表一系列时间点的线性组合，即所有时间点数据共同表征信号特征（Movellan，2003）。PCA 以特定的方式旋转坐标轴（旋转轴与原轴保持正交关系），从而使原始数据沿着第一个坐标轴的方向投影有最大的方差。图 5-5 是 PCA 思想在二维空间表示中的简单示例（Flügge，Olhede，& Fitzgerald，2009）。

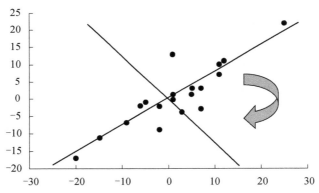

图 5-5　PCA 思想在二维空间表示中的简单示例（Flügge，Olhede，& Fitzgerald，2009）

在原始坐标系统中，两个坐标轴的数据集方差相对均匀分布。当旋转坐标轴时，仅仅一维坐标就可以解释将近 95% 的方差。新坐标轴的方向揭示了数据潜在的模式。这个例子显示了 PCA 怎样能够帮助理解大的数据集

仅仅保留一维的数据而选择抛弃其他维的数据，会导致数据集中有相当多的信息流失，而且往往两维间的数据具有大的相关性。如果我们像图 5-5 一样旋转坐标轴，那么第一个坐标轴单独就能涵盖数据中近 95% 的方差，第二个坐标轴仅仅能解释剩下 5% 的数据。换句话说，在旋转的坐标轴系统中，第一个坐标轴代表了数据集重要的特征，第二个坐标轴仅仅衡量在整个数据集中，一个数据中两个变量离它们的平均相关轴的偏差大小。

在数学上，设矩阵 $X$ 为一个数据集，$X$ 矩阵中的每行表示一个样本数据。然后需要寻找一个正交矩阵 $P$，使得

$$Y = PX \tag{5-25}$$

其中，$Y$ 的协方差矩阵是一个对角矩阵。$P$ 的行数是主成分的个数，$Y$ 是得到的主成分。如果 $Y$ 的协方差矩阵是对角矩阵，这意味着 $Y$ 的任意两维间没有冗余，因此第一维就可以涵盖尽可能多的数据方差，否则它将会与至少一个其他维共变。这种情况也适合于第二大维，它必须尽可能多地涵盖余下的方差，否则它将会至少与剩余维中的一个共变，依此类推。通常，第 $i$ 个主成分涵盖的能量等于 $Y$ 的协方差矩阵中第 $i$ 个对角元素。根据方差数量来对主成分进行排序，从而解释它们的重要性。下面简要介绍一下 PCA 的计算。

设 $X$ 中的元素为 $X=(x_1, x_2, \cdots, x_n)$，$X$ 的均值表示为 $\bar{X} = E(X)$，矩阵 $X$ 的协方差矩阵为

$$\Sigma = E((X-\bar{X})(X-\bar{X})^{\mathrm{T}}) \tag{5-26}$$

$\Sigma$ 中的元素 $\Sigma_{ij}$ 表示元素 $X_i$ 和 $X_j$ 之间的协方差。协方差矩阵 $\Sigma$ 总是一个对称矩阵。如果两个成分 $X_i$ 和 $X_j$ 是不相关的，那么它们的协方差 $\Sigma_{ij} = \Sigma_{ji} = 0$。通过向量 $x_1$，$x_2$，$\cdots$，$x_n$，能够计算样本均值和样本协方差，从而估计均值向量和协方差矩阵。相似对角化协方差矩阵可以得到对应的特征值和特征向量，通过特征值矩阵对角线上的每一个值以及它对应的特征向量可以计算一个正交基，该正交基即投影向量。其中，特征向量 $e_i$（$i=1, \cdots, k \leqslant n$）和对应的特征值 $\lambda_i$ 能够通过以下公式计算

$$\Sigma_i e_i = \lambda_i e_i \tag{5-27}$$

如果数据向量 $X$ 有 $n$ 个元素，那么特征方程则为 $n$ 阶。在实际应用中，求解特征向量和特征值可以使用 Matlab 软件，它提供了求解特征值和特征向量的函数 eig。第一主成分有最大可能的方差，换句话说，它解释了数据中尽可能多的变量。此外，每个成分与其他的成分都是正交的。

正交矩阵 $P$ 的每行为协方差矩阵的特征向量，剔除数据的直流分量，使各维度均值为 0，式（5-25）可用下式替代

$$Y = P(X - \bar{X}) \tag{5-28}$$

$Y$ 的成分能够被看作在正交基上的坐标。我们能够根据 $Y$ 重建原始数据 $X$。正交矩阵有如下性质：$P^{-1}=P^{\mathrm{T}}$，从而有

$$X = P^{\mathrm{T}}Y + \bar{X} \tag{5-29}$$

将原始向量 $X$ 投影到正交基展开的空间中，然后用正交基向量的线性组合重建原始向量。代替用协方差矩阵所有的特征向量，我们可以仅仅用一部分正交基向量来表示数据。用前 $k$ 个特征向量作为行向量，组成矩阵 $A_k^{\mathrm{T}}$，然后有

$$Y = A_k(X-\bar{X}) \tag{5-30}$$

$$X = A_k^{\mathrm{T}}Y + \bar{X} \tag{5-31}$$

这意味着映射回的原始数据有 $k$ 维。这种方式使指定数目的特征向量能够在表征数据时的误差达到最小。

PCA 在脑电分析中主要用于脑电信号的特征提取,下面用一个实例来探究 PCA 在脑电信号特征提取中的作用。

## 一、基于 PCA 的判别特征选择

本部分我们主要讨论 PCA 算法在时变脑电信号中对不同空间滤波方法的影响。预处理包括 7～30HZ(反映了运动想象任务的最好电活动)的有限脉冲响应(finite impulse response,FIR)带通滤波,其窗函数为窗宽 1s 的汉宁窗。这里主要分析四种情况,即没有空间滤波,用共平均参考(common average reference,CAR)方法空间滤波,用 4 邻居电极的拉普拉斯(Laplacion)方法空间滤波和著名的共空间滤波,以此来检测所有空间滤波器对脑电信号的影响。计算特征的算法可以用以下方程表示

$$x_{diag} = \log(diag(x^{\mathrm{T}}x)) \tag{5-32}$$

其中,$x_{diag}$ 特征被用来计算 PCA 转换矩阵 $w_k$ 和产生 $k \leqslant c$ 维的特征 $y_k$

$$y_k = w_k x \tag{5-33}$$

通过用两种不同的方法来比较它们的有效性,从而决定 $k$ 值。第一种选择 $k$ 值的方法是在 PCA 算法中,最大特征值的累积和超过特征值总和的 90%时的最小维数,用如下方程表示

$$\sum_{j=1}^{k} \lambda_j \bigg/ \sum_{c=1}^{k} \lambda_c \times 100\% \geqslant 90\% \tag{5-34}$$

第二种选择 $k$ 值的方法是通过留一法来验证分类正确率。通过转换矩阵 $w_k \in R_k X_c$ 来计算 $k$ 维特征,$N$ 个样本中用 $N-1$ 个样本训练分类器,留下的一个样本来验证分类器的正确与否。留一法的正确率为所有测试样本正确率的平均值,其方程如下

$$CCA(k) = 100\% \times \frac{1}{N} \sum_{i}^{N} f(y_i) \tag{5-35}$$

如果 SVM 分类特征正确,那么 $f(y_i)=1$,否则 $f(y_i)=0$。在选择 $k$ 值时,可以在测试数据模型中挑选使平均正确率最大时的 $k$ 值,即满足 $\mathrm{argmax}_k CCA(k)$。下面简要介绍一下本书实验中用到的三种空间滤波器(Yu,Chum,& Sim,2014)。

空间滤波器是用来减少原始信号导致的空间模糊影响的一种方法,空间模糊是因为大脑区域之间的不均匀性,从而对头表电极和信号源之间的距离所产生的一种不良影响。

### 1. 共平均参考

共平均参考这种空间滤波器与重参考技术中的平均参考本质上是一样的，也是通过单个电极减去所有电极脑电信号的平均值来达到空间滤波的效果，这是因为平均参考的位置在全脑均匀分布，平均的是整个电极矩阵，从而使参考电位对于所有电极来说都是公平的。其公式如下

$$X_i^{CAR}(t) = X_i(t) - \frac{1}{C}\sum_{j=1}^{C} X_j(t) \tag{5-36}$$

其中，$X_j(t)$ 是第 $j$ 个电极与参考电极之间的电势差，$C$ 是头表电极的数目。

### 2. 拉普拉斯空间滤波

拉普拉斯是一种对图像二阶空间导数的各向同性的测量（Hjorth，1991）。拉普拉斯经常被用到一个已经事先被平滑过的图像上，从而使其逼近高斯滤波器，以此来减少对噪声的敏感度。它在信号处理中也有类似的应用，使脑电活动在头表逼近高斯分布和反转模糊的脑电活动。头表电极中，相邻电极间的距离可大可小，如图 5-6 所示。

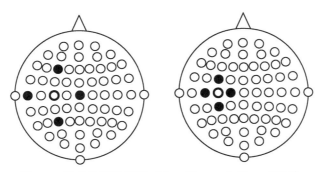

图 5-6 拉普拉斯示意图（Yu，Chum，& Sim，2014）

左图是小的拉普拉斯，右图是大的拉普拉斯

电极的数量一般在水平位置和横轴位置各选择 4 个，如图 5-6 所示。

这种逼近可用如下方程来表示

$$X_i^{LAP}(t) = X_i(t) - \sum_{j \in s_j} w_{ij} X_j(t) \tag{5-37}$$

$$w_{ij} = \frac{1/d_{ij}}{\sum_{j \in} 1/d_{ij}} \tag{5-38}$$

其中，$X_i(t)$ 是电极 $i$ 相对于参考电极的电势，是拉普拉斯方法中的中心电极，$w_{ij}$ 是常权重，$d_{ij}$ 是电极 $i$ 和电极 $j$ 之间的欧式距离。$S_j$ 是中心电极 $i$ 的邻居电极。

### 3. 共空间模式

共空间模式算法是通过两类之间的判别，将几个电极的脑电数据段映射到正交基坐标中（Blankertz et al.，2008），设 $\Sigma^{+} \in RCXC$ 和 $\Sigma^{-} \in RCXC$ 是在两种条件下（右手想象运动和脚想象运动）带通滤波后的脑电协方差矩阵。

$$\Sigma^{(c)} = \frac{1}{I_c} \sum_{i \in I_c} X_i X_i^{T}, (c \in [+,-]) \tag{5-39}$$

其中，$I_c(c \in [+,-])$ 表示对应的试次属于条件，而|$I$|表示数据集 $I$ 的大小，$X \in RCXT$ 表示对应于想象运动单个试次的脑电数据段，其中 $c$ 是电极通道的数量，$T$ 是一个试次中采样时间点的数量。共空间模式算法对两种条件下的协方差矩阵同时对角化

$$w^{T} \Sigma^{(c)} w = \Lambda^{(c)} \tag{5-40}$$

判别方程被重建，公式如下

$$J(w) = w^{T} \Sigma^{(+)} w / w^{T} \Sigma^{(-)} w \tag{5-41}$$

最优解通过极大化式（5-32）实现。

由于 $w$ 的尺度变化并不会影响式（5-32）的极值情况，可以使用拉格朗日乘子法，将上述问题转化为如下带约束的问题

$$L(\lambda, w) = w^{T} \Sigma^{(+)} w - \lambda w^{T} \Sigma^{(-)} w \tag{5-42}$$

如果投影 $w$ 能够最大化 $L$，则 $L$ 相对于 $w$ 的倒数应等于 0，即

$$\hat{L} = 2w^{T} \Sigma^{(+)} - 2\lambda w^{T} \Sigma^{(-)} = 0 \tag{5-43}$$

$$\Sigma^{(+)} w = \lambda \Sigma^{(-)} w = 0 \tag{5-44}$$

由此，共空间模式的输出信号可以用下式表示

$$y = w^{T} x \tag{5-45}$$

## 二、脑电数据

本节的第二个实验采用 BCI 大赛数据。该数据集采集于 5 个健康的被试，使用了 118 导电极。图 5-7 展示了脑电信号记录过程中的实验范式。

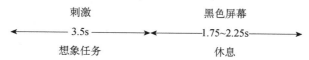

图 5-7　想象运动实验范式（Yu，Chum，& Sim，2014）

这个想象运动由一个 3.5s 的视觉线索（同时运动想象）开始，紧接着是一个休息时的黑色屏幕

任务中，被试根据视觉线索想象对应的任务，每次实验持续 3.5s。整个实验包括 3 个任务：左手、右手和右脚。目标线索中断时间在 1.75～2.25s 内随机取得，在这个期间，被试能够休息（Le & Gevins，1993）。每个被试包括 280 个试次的数据，采样率为 1000Hz。数据分别被分成 10%、20%…90%作为训练集，其余数据作为测试集。最终正确率是所有不同数据大小正确率的平均值。

## 三、结果和讨论

所有被试的平均正确率如图 5-8 所示。

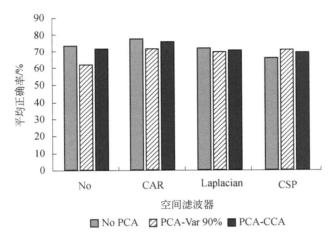

图 5-8　所有被试的平均正确率（Yu，Chum，& Sim，2014）
x 轴表示空间滤波器的不同类型。y 轴显示了每种方法的平均正确率。每种类型下的三个图例分别表示没有用特征选择方法、用 90%方差选择的 PCA 理论、留一法交叉验证选择方法的 PCA 理论，下同

从图 5-8 中可以看出，在平均空间滤波结果中，共平均参考理论以 74.59%的平均正确率比其他方法表现更好。拉普拉斯空间滤波的平均正确率为 70.06%，没有空间滤波的平均正确率为 68.78%，共空间模式的平均正确率为 68.60%。即使共空间模式是著名的 BCI 预处理和特征提取方法，在我们的脑电数据中也表现出了较弱的效果，而共平均参考和拉普拉斯滤波器都表现出了比共空间模式更好的结果。因为滤波器不依赖于对时变信号高度相关的协方差估计。这个结果显示，在 90%方差的 PCA 理论情况下，用 PCA 方法减少特征会减少特征信息，但它比不用 PCA 进行特征选择时表现出了更加稳定的特性。

但是，CCA 方法没有决定在特征选择中哪个因素对结果的影响最大。特征的数量在分类过程中也扮演着一个重要的角色，因为较少的特征数量在实际中往往有一个更普遍的应用。图 5-9 显示了每种方法创造的平均特征数量。

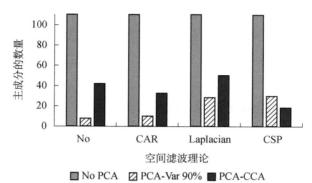

图 5-9　所有被试的平均特征数量（Yu，Chum，& Sim，2014）

图 5-9 显示，没有用 PCA 进行特征减少时，特征的数量是一个常数 118，然而对于 90%方差选择的 PCA 理论，其平均特征数量是 17.86，用 CCA 方法的 PCA 的平均特征数量为 35.35。

## 四、使用自适应 PCA 剔除脑电信号眼电伪迹

脑电信号是在短时间内自发的电位活动，在神经临床诊断中，脑电主要可以用于癫痫疾病的诊断，因为癫痫能够明显地产生区别于正常脑电的异常波动。脑电活动有独特的频段范围、空间分布和与脑功能有关的不同状态。当脑电信号幅值低于 20μV 时，脑电信号被考虑是在一个较低的状态，幅值范围在 20～50μV 是一般情况，如果幅值高于 50μV，则认为脑电信号是在一个较高的状态。

当人在眨眼睛的时候，记录的脑电信号幅值比正常的脑电信号幅值更高：如果一个眼动能够持续 400ms，那么它的幅值可以高于正常脑电记录的 10 倍。从这里可以看出，眼电伪迹主要集中于低频阶段（Pesin & Amuso，2007）。

在这个方法中，特征值不被用来进行特征的选择，而是采用有显著低频能量的特征向量。信号的自适应机制如下。

静态的阈值可能适用于所有情况，所以通常采用基于特征向量低频段能量的自适应阈值。这里用一种指数衰减机制来产生对最近特征向量的最大影响，从而

选择在每个类中显著的特征向量和抛弃可能与伪迹有关的特征向量。

PCA 算法去噪的步骤如下。

1）将脑电信号每 100 个样本点分成一个段并计算向量的协方差矩阵；

2）基于协方差矩阵计算特征值和特征向量；

3）用 50Hz 的低通滤波对特征向量进行滤波，然后计算滤波后的数据能量；

4）如果相对于特征值计算的能量大于一个阈值，那么标记这个特征向量用于重建脑电信号；

5）基于标记的特征向量重建脑电信号。

自适应 PCA 算法去噪的步骤如下。

1）将脑电信号每 100 个样本点分成一个段并计算向量的协方差矩阵；

2）基于协方差矩阵计算特征值和特征向量；

3）用 50Hz 的低通滤波对特征向量进行滤波，然后计算滤波后的数据能量；

4）计算阈值采用以下公式：

$$threshold = 当前低频能量/2 + A（之前的阈值）$$

大于这个阈值的特征向量被标记；

5）用标记的特征向量重建脑电信号。

在自适应 PCA 算法中（Babu & Prasad，2011），如果第一个最低频率指定阈值为 $x$，那么第二个阈值就能够通过当前低频能量除以 2 再加上之前的阈值来计算。用这种算法能够计算剩余的阈值。对于每个特征向量，如果特征值是显著较大的，那么低频段范围的特征向量也可以被用来进行向量重构。图 5-10 展示了自适应 PCA 去噪效果。

根据表 5-1，通过对均方误差、信噪比和运行时间进行比较可以发现，经自适应 PCA 算法比 PCA 算法去噪得到的结果拥有更好的均方误差和信噪比，但同时也会有更高的运行时间，这是因为自适应 PCA 算法在每个低频点都需要计算一个阈值。

表 5-1　PCA 去噪和自适应 PCA 去噪的比较

| 参数 | 噪声均方误 | 滤波均方误 | 噪声峰值信噪比 | 滤波峰值信噪比 | 耗时/s |
|---|---|---|---|---|---|
| PCA 去噪 | 6.0351e-008 | 7.8260e-009 | 0.9342 | 18.6770 | 1.440508 |
| 自适应 PCA 去噪 | 6.0351e-008 | 7.4452e-009 | 0.9342 | 19.1103 | 1.602615 |

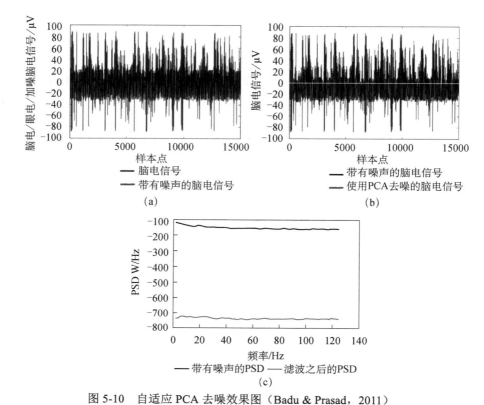

图 5-10 自适应 PCA 去噪效果图（Badu & Prasad，2011）
（a）脑电信号、眼电信号和带有噪声的脑电信号的组合；（b）估计的脑电信号；（c）功率谱密度的比较

# 第五节 SPCA 脑电分析

PCA 被广泛用于数据处理和数据降维，这里先回顾一下 PCA。PCA 的计算核心是奇异值分解，令 $X$ 是 $n×p$ 的矩阵，其中 $n$ 和 $p$ 分别是观测值的数量和维度，假设 $X$ 所有列的均值为 0，那么 $X$ 的奇异值分解可以表示为

$$X=UDV^{\mathrm{T}}$$

(5-46)

$Z=UD$，即主成分，而 $V$ 的每列是主成分对应的负载系数。第 $i$ 个成分的样本方差为 $D_{ii}^2/n$。使用前 $q$ [$q<\min(n,p)$] 个成分来表示数据就可以达到降维的目的。

主成分的优势可以归结为以下两个重要的属性。

1）主成分通常是获取 $X$ 每列最大的变化，从而保证最少的信息丢失。

2）主成分之间是不相关的，所以我们能够提取需要的主成分而忽略其他成分。

　　然而，PCA 也有一个明显的缺点，即每个成分是所有 $p$ 个变量的线性组合并且负载系数通常不为 0，这导致难以直接使用提取后的主成分来解释生理机制。在采用主成分解释生理机制时可以借助旋转技术（Cadima & Jolliffe，1995），因为简单的主成分可以通过限制负载系数为一小部分允许的整数，如 0，1，−1 等来获得。这种方法不仅实现了维数的减少，也减少了可用的变量数。在实际应用中，常常将小于阈值的系数设置为 0 以达到分析的目的，然而它可能在许多方面带来潜在的误导。类似的问题也出现在多元线性回归中，即用预测模型的线性组合来预测响应。变量选择方法通常能够较好地解决这一问题，在变量选择方法中，最小绝对收缩和选择算子（least absolute shrinkage and selection operator，LASSO）被认为是一种合适的技术（Osborne，Presnell，& Turlach，1999），它能同时导出既精确又稀疏的模型。

　　SPCA 是估计 PCA 的一种较新颖的方法，它把大部分主成分系数变成 0，从而将主要部分凸显出来，以利于解释。SPCA 的合理性基于以下事实，即可以将 PCA 转换成基于回归方程的优化问题，相当于对主成分增加二次惩罚函数。LASSO 惩罚函数也能够直接融入回归标准中，从而改善 PCA。

# 一、LASSO

　　定义一个包含 $n$ 个观测值和 $p$ 个预测值的线性回归方程，令 $Y=(y_1，\cdots，y_n)^{\mathrm{T}}$ 为系统响应，$X=[X_1，\cdots，X_p]$ 为系统输入。LASSO 在最小二乘法的基础上对回归系数引入 $L_1$ 范数约束（Zhang et al.，2012），从而在最小化目标函数的过程中实现系数的稀疏求解 $\overline{\beta}_{lasso}$

$$\overline{\beta}_{lasso} = \arg\min \left\| Y - \sum_{j=1}^{p} X_j \beta_j \right\|^2 + \lambda \sum_{j=1}^{p} |\beta_j| \qquad (5\text{-}47)$$

其中，$\lambda$ 是一个非负数。LASSO 持续向零方向收缩系数，通过权衡偏方差来保证它的预测精确性。由于 $L_1$ 自然的惩罚特性，如果 $\lambda$ 足够大，一些系数将会收缩到真正的 0 值。因此，LASSO 同时保证了模型的精确性和稀疏性。然而，LASSO 受限于观测值的数量，如果预测因素过多（$p>1000$），而样本数太少（$n<100$），那么 LASSO 最多只能预测 $n$ 个值（Zou & Hastie，2005）。

　　为了解决这个问题，elastic net 技术被引入，对于非负数 $\lambda_1$ 和 $\lambda_2$，elastic net 技术估计 $\overline{\beta}_{en}$ 通过下面的方程来实现

$$\overline{\beta}_{en} = (1+\lambda_2)\left\{ \arg\min \left\| Y - \sum_{j=1}^{p} X_j \beta_j \right\|^2 + \lambda_2 \sum_{j=1}^{p} |\beta_j|^2 + \lambda_1 \sum_{j=1}^{p} |\beta_j| \right\} \qquad (5\text{-}48)$$

可以看出，当 $\lambda_2=0$ 时，LASSO 是 elastic net 的一种特殊形式。当 $p>n$ 时，选

择 $\lambda_2>0$，elastic net 能够包括拟合模型中的所有模型。

当用 PCA 去分析脑电数据时，在主成分空间的数据矩阵中既有正值，也有负值。其模型权重 $a_{ij}$ 可用以下方程解释

$$\bar{x}_j = \sum_i a_{ij}\bar{x}_i + \bar{\varepsilon} \tag{5-49}$$

其中，$j$ 为电极数量，$\bar{x}_j$ 为在头表第 $j$ 个电极记录的脑电信号，$\bar{x}_i$ 为组成脑电信号的 $i$ 个成分，$\bar{\varepsilon}$ 为独立的白噪声。$a_{ij}$ 表示在第 $j$ 个电极上第 $i$ 个信号成分对头表记录脑电的影响。

## 二、非负稀疏主成分分析概念

脑电信号随着大脑的活动而瞬息万变，但相比于平均值，其也仅仅有更多或更少两种形式。因此，如果我们减去记录的信号均值，脑电信号将会有明显的正值和负值之分。在不同的时间点上，对于整个信号来说，单一信号成分既有正性分布，也有负性分布。如果一些区域首先明显激活，随后抑制，那么一个信号成分的源将会首先高于平均值，之后低于平均值。然而，神经元和脑区的激活和抑制在生理上属于不同的机制。因此，在相同的时间点上，一个信号成分既代表正性激活也代表负性激活是没有意义的（Fitzgerald，2009）。因此，我们需要从激活和抑制信号中发现不同的主成分（注意：信号中的主成分与 PCA 中的主成分是两种不同的概念，不要混淆）。

非负稀疏主成分分析（non-negative sparse principle component analysis，NSPCA）对成分的非负部分增加约束（Schölkopf，Platt，& Hofmann，2006），当然，这种算法也能够优化所得成分的稀疏性。对于脑电信号成分来说，其既包括正性成分，也包括负性成分。虽然这种算法的设计之初仅用于发现正性成分，但是转置数据矩阵能够有效地转换 PCA 中权重和成分的角色，因此对于负性成分，NSPCA 也能通过合适的转换对其进行分析。

NSPCA 的一个缺点是它不能计算一个保证优化的解析解。它从随机矩阵开始，采用数值优化方法，通过局部最优解来逼近全局最优解。很明显，用 NSPCA 解释的方差数量少于由标准 PCA 中相同数量成分解释的方差数量，因为稀疏解被限制到非负需求上。另外，这种算法放松了对主成分正则化标准的要求，因此会丢失正则化矩阵的一些有用的数学属性。进一步，NSPCA 只计算了主成分，而没有直接提供在主成分空间中数据的匹配点。

NSPCA 仅返回权重 $A$，而与主成分 $Z$ 没有联系。如果这部分结果满足标准 PCA 中的正则化约束，那么可以直接通过数据矩阵 $X$ 和权重转置相乘来计算主成分，即

$$Z=XA^T \tag{5-50}$$

因为 NSPCA 不能保证正则化，所以解决这个问题会更加困难，这里提供两种方法来解决这个问题。

第一种方法是通过 Matlab 函数 'mrdivide/' 获得主成分，该方法被称为 nspca 以区分 NSPCA

$$Z=X/A^T \tag{5-51}$$

因为 $A$ 是不可逆的，所以这不是一个严格意义上的数学公式。Matlab 通过发现 $(A^TZ{-}X)$ 的最小范数来求解矩阵 $Z$。因为 NSPCA 仅提供给定数量的主成分，而没必要在整个数据集中解释数据的所有方差，$A^TZ$ 不会精确地匹配 $X$ 使得给定主成分的一些测量信息不会被解释。NSPCA 的主要缺点是最优化（$A^TZ{-}X$）的最小范数是欠定的，会得到多个同样好的解决方案。因此这种算法在重复实验中可能会得到多个不同的分析结论。尤其是当决定应该选择哪种解决方案时，Matlab 不会对第一个能够解释大部分方差的主成分进行优化，而是对所有成分相同对待。

第二种方法是通过反复迭代的方法。第一步仅仅计算第一个主成分，用 $A$ 表示一个列向量，它可能通过计算 $Z=XA^T$ 来得到随后的主成分，然后减去 $X$ 在 $ZA^T$ 中的信息编码。第二个矩阵 $X_2$ 包含不涉及第一个主成分的信息，这个矩阵能够被用来计算第二个主成分。同样的程序可以被用来提取其他主成分。由于该方法在分析时重新引入了正则化项，所以我们称这种 SPCA 方法为正则化非负稀疏主成分分析（orthogonal non-negative sparse principle component analysis，ONSPCA）。

此外，根据哪种方式下会保留更多信息，可以将标准 PCA 中所有的正性权重或者所有的负性权重按列设置为 0，我们将这种方法叫做平衡 PCA 方法（trimmed PCA）。平衡 PCA 方法实质上是一种强制非负性方式（Nagel，1974）。然而，如果信号实际上是由成分信号的非负部分线性组合而成的，那么当用 PCA 来检测这些潜在的成分时，置 0 的负性权重不应过多。

## 三、仿真测试方法

为了比较 SPCA 和标准 PCA 各自的性能，我们采用半随机数据方法模拟了 24 个脑电数据，每个数据由 $k$ 个信号成分线性组合而成

$$x = \sin\left[\frac{2\pi p \times 5}{3001}(q \times 1000 + t)\right] \tag{5-52}$$

其中，$p$ 和 $q$ 是服从独立标准正态分布的随机变量。时间 $t$ 的范围为 1～3001，24 个脑电信号有相同数量的信号成分，但是各个成分组成信号的权重是不同的。权重服从均匀分布，范围为−1～1。除此之外，在原始仿真信号中混入了均值为 0、

标准差为 0.1 的白噪声。

下面对这四种方法进行测试。在仿真实验中，在每种条件下创建 100 个测试数据，$k$ 等于 1、3 或者 10，并且每种情况又分为有负性权重和无负性权重两种。四种方法被用来分析所有的数据集。

## 四、仿真结果

正如所预料的一样，因为标准 PCA 估计的是全局最优解，所以在图 5-11 中，它总是表现出最好的结果。在只用非负权重构建的情况中，所有的 NSPCA 方法得到的结果相差甚微并且稍优于 ONSPCA 的结果。平衡 PCA 方法在非负权重条件下表现出了最差的效果。当数据不仅仅由负性权重构建时，标准 PCA 和其他 PCA 方法之间表现出来的差异更加明显。鉴于在非负权重条件下，标准 PCA 和 NSPCA 的结果有较强的相似性，以及允许的差异范围并没有越过它们之间的限制，因此用它们来分析数据集进而测试一个复合信号仅由非负权重构建是否可行。

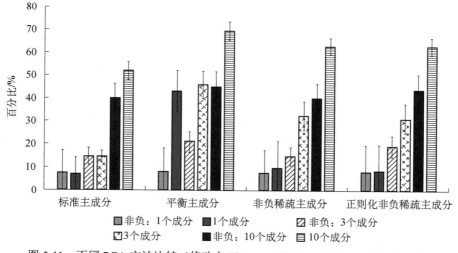

图 5-11　不同 PCA 方法比较（修改自 Flügge，Olhede，& Fitzgerald，2009）

前三个主成分（和各自的权重）未解释的数据方差百分比的均值（纵坐标）和标准差

从图 5-12 中可以看出，标准 PCA 将既有正值权重又有负值权重的信号分量解释为同一个成分（第二个成分解释的不是系统信号），而 NSPCA 将正性和负性部分解释为两个不同的成分。对于平衡主成分分析为什么在只有一个信号成分下（既包括正值权重又包括负值权重）相对于其他理论表现出了最大的偏差，也可以用图 5-12 来解释。

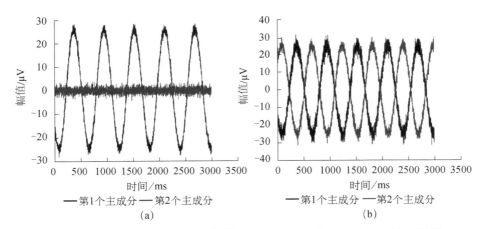

图 5-12 标准 PCA 和 NSPCA 的比较（Flügge，Olhede，& Fitzgerald，2009）

包含仅有一个信号成分（既有正性权重也有负性权重）的测试数据经过标准 PCA（a）和 NSPCA（b）计算得到的
前两个主成分

在 $k$ 等于 1 的结果中，相对较高的偏差可能来源于样本的敏感度，因为在只有一个潜在成分下，对于随机分布的权重来说，如果成分的权重对于大部分数据来说变得很小，那么噪声将会变成占优势的因素，使得信号成分的分解结果可能变差。

基于同样的数据集对测试数据进行 10 次分析，在 NSPCA 的结果中没有发现偏差。然而，这仅表示由三个成分计算得到的成分所解释的方差总比例是一个常数，在 10 次分析中，三个成分中对结果的贡献在 5 次实验中表现出不同。在这些结果中，ONSPCA 没有表现出与其他几种方法一样的不稳定性，这可能是因为在 ONSPCA 方法中，优化过程需要根据权重和数据矩阵计算主成分，而不像 NSPCA 在计算主成分时存在一定的未知性。

虽然 NSPCA 的效果可能稍强于 ONSPCA，但考虑到 NSPCA 获得的结果不稳定，在脑电分析中，ONSPCA 仍是一个更加可靠的选择。在这些情况下，特别是仅由正性权重组成的信号中，ONSPCA 与标准正态分布有可比性。用 NSCPA 和 ONSPCA 方法对非负主成分进行分析明显优于标准 PCA。

## 五、真实脑电数据测试

真实脑电实验涉及 27 段脑电记录，每段脑电记录持续 1.5s。这些脑电从 35～39 周的婴儿身上获得。所有的婴儿在临床上是健康的，同时实验过程中没有服用止痛药。其中有 9 段脑电记录是婴儿在临床上进行必要的打脚阶段采集得到的，还有 9 段脑电记录是在抚摸婴儿的脚时采集得到的，另有 9 段脑电记录是在不采用任何特殊刺激下的婴儿头表上采集得到的。

在采集脑电时采用 17 个电极，并按照 10–20 导联系统覆盖婴儿的整个头皮。在 Slater 等的早期工作中，他们发现在对婴儿的脚跟施加刺激时，CPz 处表现出来的诱发电位较特殊，因此我们的分析集中在这个电极上。我们首先丢弃了刺激前半秒的脑电记录，限制分析时间在刺激后 0～925ms。其次，我们使用 woody 滤波对齐 27 段脑电数据。在 woody 滤波过程中，脑电数据通过彼此时移来增加它们的相似性。执行这一步骤是因为我们需要发现信号形状的相似性而不是提取零点。最大的时移范围为 75ms。我们从这 27 段脑电数据中选择 CPz 处的信号来计算数据间一系列共同的主成分。

## 六、结果

图 5-13 显示了由 ONSPCA 和标准 PCA 计算的前三个主成分。除了脑电数据的第二个主成分表现为相反的极性外，由两种不同算法计算得到的主成分形状看起来是相当相似的。然而，对属于标准 PCA 的第二个成分权重进行详细的检查，发现由这个主成分解释的方差事实上大部分是负性权重。因此，被第二个主成分强烈影响的数据形状更应该表现出与图 5-13（b）相同的极性。

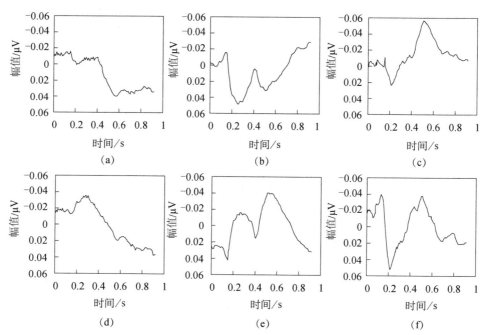

图 5-13　在 CPz 电极上用不同的 PCA 方法计算所获得的前三个主成分（Flügge，Olhede，& Fitzgerald，2009）

（a）、（b）、（c）对应 ONSPCA；（d）、（e）、（f）对应标准 PCA

由标准 PCA 计算得到的前三个主成分对应的方差比重占总方差比重的 83.6%，而 ONSPCA 对应的方差仅占 69.7%。然而，这些数量没有对标准 PCA 提供一个令人信服的论点，因为 ONSPCA 仍然能够更加精确地表示信号。这里有一个迹象或许能够解释为什么会这样。我们用基于平衡理论的 PCA 方法来分析这个问题，在使用基于平衡理论的 PCA 时，我们强制假设脑电数据实际的信号不应该有相反的权重与之关联。那么剩下的非负部分仅占前三个主成分的 58.4%。这意味着有 25%的方差成分依赖于相反的标志，即没有适当的生物学动机。

在本节中，我们讨论了 PCA 中的非负性在脑电研究中的重要意义。我们评估了 NSPCA 算法，展示了怎样根据所需目的来调整算法，从而在脑电分析中体现这些算法的优势。这些结果为 NSPCA 算法在脑电分析中的应用提供了支持。然而，该方法的有效性还需要通过大量的分析予以证明。

事实上，NSPCA 在哪种情况下能够比标准 PCA 得到与实际潜在成分更加相似的结果，仍然需要通过大量的仿真数据加以验证。

在未来的研究中，也可以将更多的生理激活限制融合到计算 PCA 的数学模型中。例如，利用电极间的空间关系代替传统的将在各个电极处获得的数据视为独立的观测对象这一方式。除此之外，还可以将转换非负成分的思想应用到更加普遍的统计模型中，如 ICA。

# 第六节　ERP 成分分解

ERP 是特定事件刺激后产生的脑区电位变化与某一特定刺激锁时。相对于 EEG，ERP 的波幅很小，隐藏在 EEG 中，一般可以通过叠加平均来提取 ERP。在研究脑认知的实验中，单试次中通常会有多个事件，刺激间距通常可被用来研究特定的神经或心理学问题。然而，在短的刺激间距中，连续刺激诱发的 ERP 响应（不同事件引发的 ERP）可能会相互交叠，而对以各个事件为参考点的 ERP 进行叠加平均的方法会导致重要信息的丢失，这样就会很难区分 ERP 的波形变化是由何引起的。通常，这种混叠是由每种相邻刺激引发的 ERP 波形与对应刺激的时间分布的数学卷积所引起的（Woldorff，1993）。这种快速的刺激呈现可能导致连续刺激过程出现交互，而长时间间隔的刺激一般不会发生这种交叠现象。这些电位交互可能包含对刺激处理过程的影响。例如，第二个事件产生的 ERP，可能是前一个 ERP 响应与当前刺激的 ERP 产生交叠的结果。大多数 ERP 的早成分表现为低幅度和高频率。相比之下，前一个 ERP 响应的晚成分会与当前刺激的 ERP 响应发生交叠。因为晚期波形倾向于更大的幅度和更低的频率，所以它们将会交叠当前 ERP 的早期波形，使感兴趣的效应在幅度上减小。

ERP 具有高时间分辨率的特性，同时与特定的认知活动有关，这使得它在认知神经科学以及临床医学领域有广泛的应用。在一些关于大脑高级认知功能的研究中，往往会有多个事件刺激，而这种由各事件引发的 ERP 响应之间的交叉干扰极大地影响了与 ERP 相关的大脑认知研究。然而，传统的叠加平均技术具有一定的缺陷，所以找到一种能有效提取由不同事件引发的真实 ERP 响应具有重要的意义（尹刚，2010）。

## 一、二事件成分分解

Zhang 基于平均的 ERP 波形提出了关于刺激、反应的 ERP 成分分解的卷积模型。定义 $F_s(t)$ 为对实验刺激的 ERP 响应，反应的 ERP 响应波形为 $F_r(t)$（Zhang，1998）。整个试次的反应时间 $t$ 的分布为 $g(t)$（以试次的百分比表示），ERP 波形在叠加平均时选择了被试在重复实验过程中执行相同反应时的脑电波形，这些波形只有反应时上的差异，即每个试次的反应时是不同的。每个试次与两个时间轴上的标记相关联，S 标记表示刺激开始，R 标记表示响应开始。通常，单个试次的波形都有这两个行为标记或者时间序列的参考点。反应时只是这两个标记之间的时间间隔。当然，每个试次中的 R 标记可以任意移位（例如，向右移动或"推迟"一定量，如 150ms），标记的意义也会随之改变，如行为反应开始后的 150ms。同理，S 标记也可以任意移动。其结果是它们之间的时间推移在操作上定义的"反应时"也会改变，但这些变化只是名义上的，对公式没有太大影响。

模型的假设为：刺激、反应在所有试次中的幅度和潜伏期是一致的；刺激成分和反应成分在单个试次中的叠加是线性的；反应时的分布有一定的方差（反应时的方差不为 0）。成分分解的目的是恢复刺激引发的 ERP 响应 $f_s(t)$ 和反应的 ERP 成分 $f_r(t)$。构建 $F_s(t)$ 和 $F_r(t)$ 的数学方程如下

$$F_s(t) = f_s(t) + \int f_r(t-\tau) \, g(\tau) \, d\tau \tag{5-53}$$

$$F_r(t) = f_r(t) + \int f_s(t-\tau) \, g(\tau) \, d\tau \tag{5-54}$$

其中，卷积的表示方法如下

$$F_s(t) = f_s(t) + f_r(t) \times g(t) \tag{5-55}$$

$$F_r(t) = f_r(t) + f_s(t) \times g(-t) \tag{5-56}$$

执行傅里叶变换（波浪字符标记代表傅里叶变换域）

$$\tilde{F}_s(k) = \tilde{f}_s(k) + \tilde{f}_r(k) \times \tilde{g}(k) \tag{5-57}$$

$$\tilde{F}_r(k) = \tilde{f}_r(k) + \tilde{f}_s(k) \times \tilde{g}(-k) \tag{5-58}$$

然后求解频域成分 $\tilde{F}_s(t)$ 和 $\tilde{F}_r(t)$ 得到

$$f_s(t) = \frac{1}{2\pi} \int \frac{\tilde{F}_s(k) - \tilde{F}_r(k) \times \tilde{g}(k)}{1 - |\tilde{g}(k)|^2} e^{ikt} dk \tag{5-59}$$

$$f_r(t) = \frac{1}{2\pi} \int \frac{\tilde{F}_r(k) - \tilde{F}_s(k) \times \tilde{g}(-k)}{1 - |\tilde{g}(k)|^2} e^{ikt} dk \tag{5-60}$$

其中，~表示记录的 ERP 的平均频谱和反应时的分布。为了方便起见，采用周期边界条件将上述方程写成矩阵形式（Yin et al.，2009），如下

$$\begin{bmatrix} F_s(1) \\ F_s(2) \\ \vdots \\ F_s(n) \\ F_r(1) \\ F_r(2) \\ \vdots \\ F_r(n) \end{bmatrix} = \begin{bmatrix} 1 & 0 & \cdots & 0 & g(1) & g(2) & \cdots & g(n) \\ 0 & 1 & \cdots & \vdots & g(n) & g(1) & \cdots & g(n-1) \\ \vdots & \vdots & 0 & \vdots & \vdots & & & \vdots \\ 0 & \cdots & 0 & 1 & g(2) & g(3) & \cdots & g(1) \\ g(1) & g(n) & \cdots & g(2) & 1 & 0 & \cdots & 0 \\ g(2) & g(1) & \cdots & g(3) & 0 & 1 & & \vdots \\ \vdots & \vdots & & \vdots & \vdots & \vdots & 0 & \\ g(n) & g(n-1) & \cdots & g(1) & 0 & \cdots & 0 & 1 \end{bmatrix} \begin{bmatrix} f_s(1) \\ f_s(2) \\ \vdots \\ f_s(n) \\ f_r(1) \\ f_r(2) \\ \vdots \\ f_r(n) \end{bmatrix}$$

可以简记为

$$\begin{bmatrix} F_s \\ F_r \end{bmatrix} = \begin{bmatrix} I & B \\ B^{\mathrm{T}} & I \end{bmatrix} \begin{bmatrix} f_s \\ f_r \end{bmatrix}$$

其中，$I$ 表示单位矩阵，T 表示矩阵的转置

$$B = \begin{bmatrix} g(1) & g(2) & \cdots & g(n) \\ g(1) & g(1) & \cdots & g(n-1) \\ \vdots & \vdots & & \vdots \\ g(2) & g(3) & \cdots & g(1) \end{bmatrix}$$

频域可以表示为

$$\begin{bmatrix} \tilde{F}_s(k) \\ \tilde{F}_r(k) \end{bmatrix} = \begin{bmatrix} 1 & \tilde{g}(k) \\ \tilde{g}(-k) & 1 \end{bmatrix} \begin{bmatrix} \tilde{f}_s(k) \\ \tilde{f}_r(k) \end{bmatrix}$$

注意，在这里以及下文，选择的 $n$ 值应该足够大，以使得刺激对齐的平均 ERP 和响应对齐的平均 ERP 大多数是重叠的。

Takeda 等在 2008 年提出了基于离散傅里叶变换的二事件 ERP 成分分解模型，与 Zhang 提出的方法的不同之处在于，它是基于单个试次分解刺激和反应成分的。单个试次的 ERP 数据可以由如下方程表示

$$y_n(t) = f_s(t) + f_r(t - \tau_n) + \varepsilon_n(t) \tag{5-61}$$

其中，$y_n(t)$ 表示第 $n$ 个试次记录的 EEG 数据，纯刺激成分为 $f_s(t)$，纯反应成分为 $f_r(t)$，$\tau_n$ 为第 $n$ 个试次的反应时，$\varepsilon_n(t)$ 表示第 $n$ 个试次的噪声。这意味着持续的脑电活动以及刺激和反应试次活动的变异性包括在 $\varepsilon_n(t)$ 中。

对上式进行傅里叶变换，得到

$$\tilde{y}_n(k) = \tilde{f}_s(k) + e^{-i2\pi k\tau_n/T}\tilde{f}_r(k) + \tilde{\varepsilon}_n(k) \tag{5-62}$$

然后对所有 $n$ 个试次进行叠加平均，得到

$$\overline{Y}(k) = \overline{F}_s + \overline{E}(k)\overline{F}_r(k) + \overline{\varepsilon}(k) \tag{5-63}$$

其中

$$\overline{Y}(k) = \frac{1}{N}\sum_{n=1}^{N} Y_n(k) \tag{5-64}$$

$$\overline{E}(k) = \frac{1}{N}\sum_{n=1}^{N} e^{-i2\pi k\tau_n/T} \tag{5-65}$$

$$\overline{\varepsilon}(k) = \frac{1}{N}\sum_{n=1}^{N} \varepsilon_n(k) \tag{5-66}$$

其中，$N$ 是所有试次的个数。对上面的方程进行联立求解，就可以求解出纯刺激和纯反应成分，即 $f_s(t)$ 和 $f_r(t)$。

## 二、多事件成分分解

首先考虑三事件 ERP 成分的情况（Yin et al.，2009）。假设单个试次诱发的波形包含三个不同的成分 $f_c(t)$、$f_s(t)$ 和 $f_r(t)$，每个成分锁时到三个不同的事件：线索、刺激和反应。$t_c$、$t_s$ 和 $t_r$ 分别表示对应三个事件开始的时间，其中 $t_c < t_s < t_r$。注意固定其中任何一个时间 $t$，则其时间成为试次中变化的"随机"变量（尽管其中一些是由实验者控制的）。通常，选择 $t_c$ 作为参考，在这种情况下，$t_s - t_c$ 和 $t_r - t_c$ 的概率分布被视为随机变量，分别表示为 $g_1(t)$ 和 $g_2(t)$。当选择 $t_s$ 作为参考的时候，$t_c - t_s$ 和 $t_r - t_s$ 的分布可以分别写为 $g_1(-t)$ 和 $g_3(t)$。如果选择 $t_r$ 作为参考，$t_c$ 和 $t_s$ 相对于 $t_r$ 的分布分别为 $g_2(-t)$ 和 $g_3(-t)$。重要的是要注意，三个分布 $g_1(t)$、$g_2(t)$、$g_3(t)$ 中只有两个是独立的。例如，$g_2(t) = g_1(t) \times g_3(t)$，其中 $\times$ 表示卷积。$f_c(t)$、$f_s(t)$ 和 $f_r(t)$ 分别表示总体平均 ERP，分别与 $t_c$、$t_s$ 和 $t_r$ 对应。纯事件相关成分 $f_c(t)$、$f_s(t)$ 和 $f_r(t)$ 与系数平均信号 $f_c(t)$、$f_s(t)$ 和 $f_r(t)$ 的关系为

$$\begin{aligned} F_c(t) &= f_c(t) + f_s(t) \times g_1(t) + f_r(t) \times g_2(t) \\ F_s(t) &= f_s(t) + f_c(t) \times g_1(-t) + f_r(t) \times g_3(t) \\ F_r(t) &= f_r(t) + f_c(t) \times g_2(-t) + f_s(t) \times g_3(-t) \end{aligned} \tag{5-67}$$

可以写成下面的矩阵形式

$$\begin{bmatrix} F_c \\ F_s \\ F_r \end{bmatrix} = \begin{bmatrix} I & A & B \\ A^{\mathrm{T}} & I & C \\ B^{\mathrm{T}} & C^{\mathrm{T}} & I \end{bmatrix} \begin{bmatrix} f_c \\ f_s \\ f_r \end{bmatrix} \tag{5-68}$$

其中

$$A = \begin{bmatrix} g_1(1) & g_1(2) & \cdots & g_1(n) \\ g_1(n) & g_1(1) & \cdots & g_1(n-1) \\ \vdots & \vdots & & \vdots \\ g_1(2) & g_1(3) & \cdots & g_1(1) \end{bmatrix}$$

$$B = \begin{bmatrix} g_2(1) & g_2(2) & \cdots & g_2(n) \\ g_2(n) & g_2(1) & \cdots & g_2(n-1) \\ \vdots & \vdots & & \vdots \\ g_2(2) & g_2(3) & \cdots & g_2(1) \end{bmatrix} \tag{5-69}$$

$$C = \begin{bmatrix} g_3(1) & g_3(2) & \cdots & g_3(n) \\ g_3(n) & g_3(1) & \cdots & g_3(n-1) \\ \vdots & \vdots & & \vdots \\ g_3(2) & g_3(3) & \cdots & g_3(1) \end{bmatrix}$$

注意，在上述基于矩阵的时域方程中，我们在构建平均值 ERP 时应用了周期性条件。结果，当 $t>n$ 或 $t<0$ 时，$g_1(t)$、$g_2(t)$、$g_3(t)$ 都是周期性的，所以在计算中只包含 $g_i(1)$，$\cdots$，$g_i(n)$，$i=1$，2，3 的值。

在频域中，方程是

$$\begin{bmatrix} \tilde{F}_c(k) \\ \tilde{F}_s(k) \\ \tilde{F}_r(k) \end{bmatrix} = \begin{bmatrix} 1 & \tilde{g}_1(k) & \tilde{g}_2(k) \\ \tilde{g}_1(-k) & 1 & \tilde{g}_3(k) \\ \tilde{g}_2(-k) & \tilde{g}_3(-k) & 1 \end{bmatrix} \begin{bmatrix} \tilde{f}_c(k) \\ \tilde{f}_s(k) \\ \tilde{f}_r(k) \end{bmatrix} \tag{5-70}$$

这种三事件 ERP 成分可以很容易地扩展到大于 3 的情况。如果单个试次 ERP 波形中有 $N$ 个成分且锁时到 $N$ 个对应的行为事件，对应时间标记为 $t_1$，$\cdots$，$t_N$，$t_1 < \cdots < t_N$，其中有 $N-1$ 个随机变量。令 $f_i(t)$ $(i=1,\cdots,N)$ 表示 $N$ 个成分波形，$F_i(t)$ $(i=1,\cdots,N)$ 表示 ERP 总平均值对齐到对应的行为事件。$g_{i,j}(t)$ $(i=1,\cdots,N,\ j=1,\cdots,N,\ i\neq j)$ 表示事件 $j$ 的开始时间分布与固定事件 $i$ 对齐。并不是所有成分都是独立的，只有 $N-1$ 个是独立的。可以计算任意事件开始时间相对于其他事件的起始时间的时间分布。然后可以得到以下等式

$$\begin{bmatrix} F_1 \\ F_2 \\ \vdots \\ F_N \end{bmatrix} = \begin{bmatrix} I & G_{1,2} & \cdots & G_{1,N} \\ G_{2,1} & I & \cdots & G_{2,N} \\ \vdots & \vdots & & \vdots \\ G_{N,1} & G_{N,2} & \cdots & I \end{bmatrix} \begin{bmatrix} f_1 \\ f_2 \\ \vdots \\ f_N \end{bmatrix} \tag{5-71}$$

其中

$$G_{i,j} = \begin{bmatrix} g_{i,j}(1) & g_{i,j}(2) & \cdots & g_{i,j}(n) \\ g_{i,j}(n) & g_{i,j}(1) & \cdots & g_{i,j}(n-1) \\ \vdots & \vdots & & \vdots \\ g_{i,j}(2) & g_{i,j}(3) & \cdots & g_{i,j}(1) \end{bmatrix} \tag{5-72}$$

且有 $G_{i,j} = G_{j,i}^{\mathrm{T}}$。

在频域上，矩阵形式的方程为

$$\begin{bmatrix} \tilde{F}_1(k) \\ \tilde{F}_2(k) \\ \vdots \\ \tilde{F}_N(k) \end{bmatrix} = \begin{bmatrix} 1 & \tilde{G}_{1,2}(k) & \cdots & \tilde{G}_{1,N}(k) \\ \tilde{G}_{1,2}(-k) & 1 & \cdots & \tilde{G}_{2,N}(k) \\ \vdots & \vdots & & \vdots \\ \tilde{G}_{1,N}(-k) & \tilde{G}_{2,N}(-k) & \cdots & 1 \end{bmatrix} \begin{bmatrix} f_1(k) \\ f_2(k) \\ \vdots \\ f_N(k) \end{bmatrix} \tag{5-73}$$

## 三、三事件成分分解应用

### 1. 实验范式

视觉刺激由电脑产生并显示，显示器为黑暗的背景。被试坐在距离显示器 50cm 的位置，并要求被试注视屏幕中央的"+"字固定点，左右视角为 0.5°。每个尺寸为 1.5°×1.0°视角的两个矩形框水平放置在中心"+"字任意一侧的 5°视角。作为一个试次的开始，两个矩形框位于固定"+"字的左边和右边，呈现时间持续 120ms，接着其中一个矩形框加亮 50ms 然后消失，作为随后刺激出现位置的线索提示。随后出现 100～300ms 的随机延迟，然后靶刺激呈现 200ms。

刺激可以是短垂直线（0.75°的视角）或长垂直线（1.0°的视角），线索出现之后，刺激等概率地呈现在任一矩形框内，即有 50%的有效线索和 50%的无效线索。要求被试对短垂直线（"靶"）做出反应，当短垂直线出现在左视野时，用左手按"1"键；当短垂直线出现在右视野时，用右手按"4"键；当长垂直线（"非目标"）出现时，不按键。所有被试执行 10 次实验，每次实验有 80 个试次。试次之间的间隔即被试反应后到下一个试次开始的间隔，为 1000～1200ms。

采用 128 导 EGI 系统记录 EEG，采样率为 250Hz，以头顶 Cz 电极为参考。数据叠加平均之前，手动去除有过度的眼睛运动、眨眼、肌肉伪迹的数据，8 个被试中有 7 个被试的记录是有效的，并将其用于进一步的分析处理，ERP 离线数据重参考采用平均参考。

### 2. 分解算法的应用

为了显示分解算法的结果，使用单个被试的所有经过校正的数据，其中线索出现在左边，靶刺激以短垂直线的方式出现在左边，即当线索有效时，被试通过左手正确地做出按键响应。采用在电极 Pz 处采集的 ERP 数据，一共分析 127 个试次。线索对齐、刺激对齐和响应对齐的平均 ERP（分别表示为 $F_c$、$F_s$、$F_r$），分别对齐线索、刺激和响应开始的个体试次的波形，并且按数据段求和这些波形（每个数据段为 1ms）。从这 127 个试次的不同时间段（线索、刺激、响应）构造事件的时间分布，诱发的成分波形与线索、刺激和响应相关（即时间锁定），分别表示为 $F_c$、$F_s$、$F_r$。它们是基于式（5-53）～式（5-66）的算法来计算的。

值得注意的是，在卷积运算中，卷积核的截断会导致数据失真。所以应使时间窗口（$n$）大到足以覆盖整个感兴趣的区域，即应将其相当长地延伸到第一个事件发生的时间标记前和最后一个事件发生后的时间窗口。除此之外，也可以应用周期性条件来构造事件对齐的平均 ERP。

还应指出的是，事件相关成分波形只能在试次是由事件时间分布分离的成分波形的叠加时才可以恢复；当构建好对齐事件的总平均后，所得到的 ERP 将通过实验数据给定。虽然理论上成分波形总是可以从事件对齐的总平均数据中得到，但这会导致结果将受到信噪比水平以及是否收集到足够多的数据并具有较大的事件时间分布方差的影响（Zhang，1998）。

3. 结果

利用在电极 Pz 处采集的 ERP 数据，应用上述方法从整体平均的 ERP 中分解线索、刺激和响应锁定的成分波形（所有 7 个被试的平均值）以及单个被试的 ERP 平均值。

图 5-14 显示了线索、刺激和响应成分的分解结果，分析了在有效线索［图 5-14（a）］和无效线索［图 5-14（b）］两种条件下，以及在不同的对齐情况下 7 个被试的 ERP 总平均分析结果。图 5-14 顶部显示，重构的线索锁定成分波形 $f_c$ 与第一个线索开始后 300ms 期间线索对齐的平均 ERP 的 $F_c$ 一致，但在线索出现后 500～1100ms 大多开始趋向于扁平；这与线索对齐的平均 ERP 的 $F_c$ 波幅形成对比，在此期间仍然有大部分是非零的。这个结果是合理的，因为线索处理过程已经完成了 500ms，大脑可以开始对刺激进行处理，然后是对响应的处理。在 500～1100ms，$F_c$ 大的非零波幅反映了来自相关刺激的重叠的影响以及与神经处理过程相关的反应，该反应在线索的平均 ERP 中仍然存在。

图 5-14 的中部绘制了刺激对齐的平均 ERP 的 $F_s$ 和重建的刺激锁定的成分波形 $f_s$。它们的主要区别在于在刺激开始后 300～800ms 的范围内，$f_s$ 的波幅远小于 $F_s$。这是因为后者包含来自响应锁定成分的交叉污染。

同样，图 5-14 的底部绘制了响应对齐的平均 ERP 的 $F_r$ 和响应锁定成分 $f_r$，其中在反应开始后 0~200ms 的时间间隔内，$F_r$ 的波幅明显大于 $f_r$。这又可以认为是由于刺激锁定成分与 $F_r$ 的交叉干扰。

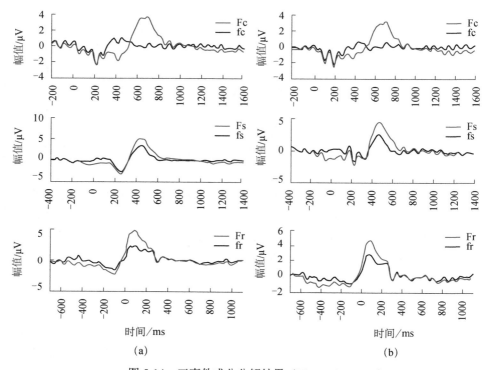

图 5-14　三事件成分分解结果（Yin et al.，2009）

（a）有效线索情况。（b）无效线索情况。$F_c$：线索对齐的平均 ERP 波形。$f_c$：重建的线索锁定成分波形。$F_s$：刺激对齐的平均 ERP 波形。$f_s$：重建的刺激锁定成分波形。$F_r$：响应对齐的平均 ERP 波形。$f_r$：重建的响应锁定成分波形

# 参考文献

尹刚.（2010）.*多事件 ERP 成份分解算法研究及应用*. 电子科技大学.

Amari，S. I.（1998）. Natural gradient works efficiently in learning. *Neural Computation*，*10*（2），251-276.

Babu，P. A.，& Prasad，K. V. S.（2011）. *Removal of Ocular Artifacts from EEG Signals Using Adaptive Threshold PCA and Wavelet Transforms*. International Conference on Communication Systems and Network Technologies，Katra，Jammu.

Battiti，R.，& Masulli，F.（1990）. *BFGS Optimization for Faster and Automated Supervised Learning*.

Paper presented at the International Neural Network Conference, Springer, Dordrecht.

Bell, A. J., & Sejnowski, T. J. (1995). An information-maximization approach to blind separation and blind deconvolution. *Neural Computation*, 7 (6), 1129-1159.

Blankertz, B., Tomioka, R., Lemm, S., Kawanabe, M., & Müller, k. (2008). Optimizing Spatial filters for Robust EEG Single-Trial Analysis. *IEEE Signal Processing Magazine*, 25 (1), 41-56.

Cadima, J., & Jolliffe, I. T. (1995). Loadings and correlations in the interpretation of principal components. *Journal of Applied Statistics*, 22 (2), 203-214.

Cheng, J., Zou, D. H. S., Sun, X., Lv, D., & An, G. (2009). *An Improved Method on Reducing Measurement Noise Based on Hilbert-Huang Transform.* Paper presented at the IEEE International Conference on Intelligent Computing and Intelligent Systems, Shanghai, China.

Combes, J. M., Grossmann, A., Tchamitchian, P., & Pierce, A. D. (1989). Wavelets: Time-frequency methods and phase space. *Acoustical Society of America Journal*, 89, 2477-2478.

Delorme, A., Sejnowski, T., & Makeig, S. (2007). Enhanced detection of artifacts in EEG data using higher-order statistics and independent component analysis. *Neuroimage*, 34 (4), 1443-1449.

Dhamala, M., Rangarajan, G., & Ding, M. (2008). Analyzing information flow in brain networks with nonparametric Granger causality. *Neuroimage*, 41 (2), 354-362.

Flügge, A. J., Olhede, S., & Fitzgerald, M. (2009). Non-negative PCA for EEG-data analysis. *Interpreting*, 101, 776-780.

Ford, J. M., Roach, B. J., Faustman, W. O., & Mathalon, D. H. (2008a). Out-of-synch and out-of-sorts: Dysfunction of motor-sensory communication in schizophrenia. *Biological Psychiatry*, 63 (8), 736-743.

Ford, J. M., Roach, B. J., Hoffman, R. S., & Mathalon, D. H. (2008b). The dependence of P300 amplitude on gamma synchrony breaks down in schizophrenia. *Brain Research*, 1235 (8), 133-142.

Gallinat, J., Winterer, G., Herrmann, C. S., & Senkowski, D. (2004). Reduced oscillatory gamma-band responses in unmedicated schizophrenic patients indicate impaired frontal network processing. *Clinical Neurophysiology*, 115 (8), 1863-1874.

Herrmann, C. S., Grigutsch, M., & Busch, N. A. (2005). EEG oscillations and wavelet analysis. In Handy, T. (Ed.). *Event-Related Potentials: A Methods Handbook* (pp.229-258). Cambridge: MIT Press.

Hjorth, B. (1991). Principles for transformation of scalp EEG from potential field into source distribution. *Journal of Clinical Neurophysiology*, 8 (4), 391-396.

Hyvärinen, A., & Oja, E. (2000). Independent component analysis: Algorithms and applications.

*Neural Networks*, *13*（4-5），411-430.

James，C. J.，& Hesse，C. W. （2005）. Independent component analysis for biomedical signals. *Physiological Measurement*, *26*（1），15-39.

Jentzsch，I.（2011）. Independent component analysis separates sequence-sensitive ERP components. *International Journal of Bifurcation & Chaos*, *14*（2），667-678.

Jervis，B.，Belal，S.，Camilleri，K.，Cassar，T.，Bigan，C.，Linden，D. E.，et al. （2007）. The independent components of auditory P300 and CNV evoked potentials derived from single-trial recordings. *Physiological Measurement*, *28*（8），745-771.

Jonmohamadi，Y.，Poudel，G.，Innes，C.，& Jones，R. （2014）. Source-space ICA for EEG source separation，localization，and time-course reconstruction. *Neuroimage*, *101*，720-737.

Joyce，C. A.，Gorodnitsky，I. F.，& Kutas，M. （2004）. Automatic removal of eye movement and blink artifacts from EEG data using blind component separation. *Psychophysiology*, *41*（2），313-325.

Jung，T. P.，Makeig，S.，Humphries，C.，Lee，T. W.，Mckeown，M. J.，Iragui，V.，& Sejnowski，T. J. （2000a）. Removing electroencephalographic artifacts by blind source separation. *Psychophysiology*, *37*（2），163-178.

Jung，T. P.，Makeig，S.，Humphries，C.，Lee，T. W.，Mckeown，M. J.，Iragui，V.，& Sejnowski，T. J. （2000b）. Removing electroencephalographic artifacts by blind source separation. *Psychophysiology*, *37*（2），163-178.

Jung，T. P.，Makeig，S.，Westerfield，M.，Townsend，J.，Courchesne，E.，& Sejnowski，T. J. （2001）. Analysis and visualization of single-trial event-related potentials. *Human Brain Mapping*, *14*（3），166-185.

Kwak，N.（2008）. Principal component analysis based on L1-norm maximization. *IEEE Transactions on Pattern Analysis and Machine Intelligence*, *30*（9），1672-1680.

Le，J.，& Gevins，A. （1993）. Method to reduce blur distortion from EEG's using a realistic head model. *IEEE Transactions on Biomedical Engineering*, *40*（6），517-528.

Lee，T. W.，Girolami，M.，Bell，A. J.，& Sejnowski，T. J. （2000）. A unifying information-theoretic framework for independent component analysis. *Computers & Mathematics with Applications*, *39*（11），1-21.

Li，P.，Huang，X.，Zhu，X.，Liu，H.，Zhou，W.，Yao，D.，& Xu，P. （2018a）. Lp（$p \leqslant 1$） Norm partial directed coherence for directed network analysis of scalp EEGs. *Brain Topography*, *31*（5），738-752.

Li，P.，Wang，X.，Li，F.，Zhang，R.，Ma，T.，Peng，Y.，et al. （2015）. Autoregressive model in the Lp norm space for EEG analysis. *Journal of Neuroscience Methods*, *240*，170-178.

Li，P.，Zhou，W.，Huang，X.，Zhu，X.，Liu，H.，Ma，T.，et al.（2018b）. Improved graph embedding for robust recognition with outliers. *Scientific Reports，8*（1），4231.

Makeig，S.，Delorme，A.，Westerfield，M.，Jung，T. P.，Townsend，J.，Courchesne，E.，& Sejnowski，T. J.（2012）. Electroencephalographic brain dynamics following manually responded visual targets. *Plos Biology，2*（6），e176.

Makeig，S.，Jung，T. P.，Bell，A. J.，Ghahremani，D.，& Sejnowski，T. J.（1997）. Blind separation of auditory event-related brain responses into independent components. *Proceedings of the National Academy of Sciences，94*（20），10979-10984.

Movellan，J. R.（2003）. *Tutorial on Principal Component Analysis.* University of California at San Diego.

Nagel，T.（1974）. What is it like to be a bat? *Philosophical Review，83*（4），435-450.

Onton，J.，Westerfield，M.，Townsend，J.，& Makeig，S.（2006）. Imaging human EEG dynamics using independent component analysis. *Neuroscience & Biobehavioral Reviews，30*（6），808-822.

Osborne，M. R.，Presnell，B.，& Turlach，B. A.（1999）. A new approach to variable selection in least squares problems. *IMA Journal of Numerical Analysis，20*（3），389-403.

Pesin，J.，& Amuso，V. J.（2007）. Detection and Removal of Eyeblink Artifacts from EEG using Wavelet Analysis and Independent Component Analysis. *Dissertations & Theses - Gradworks.*

Roach，B. J.，& Mathalon，D. H.（2008）. Event-related EEG time-frequency analysis：An overview of measures and an analysis of early gamma band phase locking in schizophrenia. *Schizophrenia Bulletin，34*（5），907-926.

Rubinstein，Z.（1969）. The fourier transform and its applications to partial differential equations—A course in ordinary and partial differential equations-SECTION 6. *A Course in Ordinary & Partial Differential Equations，*374-400.

Schölkopf，B.，Platt，J.，& Hofmann，T.（2006）. Nonnegative sparse PCA. *Advances in Neural Information Processing Systems，*1561-1568.

Seth，A. K.（2010）. A MATLAB toolbox for Granger causal connectivity analysis. *Journal of Neuroscience Methods，186*（2），262-273.

Sharabaty，H.，Jammes，B.，& Esteve，D.（2008）. *EEG Analysis Using HHT：One Step Toward Automatic Drowsiness Scoring.* Paper presented at the International Conference on Advanced Information NETWORKING and Applications Workshops Gion-Wan，Okinawa，Japan.

Sheikhani，A.，Behnam，H.，Mohammadi，M. R.，& Noroozian，M.（2007）. *Analysis of EEG Background Activity in Autism Disease Patients with Bispectrum and STFT Measure.* Proceedings of the 11th Conference on 11th WSEAS International Conference on Communications，

Crete Island, Greece.

Slobounov, S., Simon, R., Tutwiler, R., & Rearick, M. (2000). EEG correlates of wrist kinematics as revealed by averaging techniques and Morlet wavelet transforms. *Motor Control*, 4 (3), 350-372.

Spencer, K. M., Niznikiewicz, M. A., Shenton, M. E., & Mccarley, R. W. (2008). Sensory-evoked gamma oscillations in chronic schizophrenia. *Biological Psychiatry*, 63 (8), 744-747.

Tallon-Baudry, C., Bertrand, O., Delpuech, C., & Permier, J. (1997). Oscillatory gamma-band (30-70Hz) activity induced by a visual search task in humans. *Journal of Neuroscience*, 17 (2), 722-734.

Ventouras, E. M., Ktonas, P. Y., Tsekou, H., Paparrigopoulos, T., Kalatzis, I., & Soldatos, C. R. (2010). Independent component analysis for source localization of EEG sleep spindle components. *Computational Intelligence & Neuroscience*, 2010 (3), 329436.

Vigário, R. N. (1997). Extraction of ocular artefacts from EEG using independent component analysis. *Electroencephalography and Clinical Neurophysiology*, 103 (3), 395-404.

Wang, H., Tang, Q., & Zheng, W. (2012). L1-norm-based common spatial patterns. *IEEE Transactions on Biomedical Engineering*, 59 (3), 653-662.

Woldorff, M. G. (1993). Distortion of ERP averages due to overlap from temporally adjacent ERPs: Analysis and correction. *Psychophysiology*, 30 (1), 98-119.

Yin, G., Zhang, J., Tian, Y., & Yao, D. Z. (2009). A multi-component decomposition algorithm for event-related potentials. *Journal of Neuroscience Methods*, 178 (1), 219-227.

Yu, X., Chum, P., & Sim, K. B. (2014). Analysis the effect of PCA for feature reduction in non-stationary EEG based motor imagery of BCI system. *Optik*, 125 (3), 1498-1502.

Yuan, F. L., & Luo, Z. Z. (2012). *The EEG De-noising Research Based on Wavelet and Hilbert Transform Method*. Paper presented at the International Conference on Computer Science and Electronics Engineering Hangzhou, China.

Zhang, J. (1998). Decomposing stimulus and response component waveforms in ERP. *Journal of Neuroscience Methods*, 80 (1), 49-63.

Zhang, Y., Jin, J., Qing, X., Wang, B., & Wang, X. (2012). LASSO based stimulus frequency recognition model for SSVEP BCIs. *Biomedical Signal Processing & Control*, 7 (2), 104-111.

Zou, H., & Hastie, T. (2005). Regularization and variable selection via the elastic net. *Journal of the Royal Statistical Society: Series B*, 67 (2), 301-320.

# 第六章

# 脑电逆问题

脑电逆问题，尤其是诱发脑电逆问题，在近年来的研究中受到了广泛的关注。脑电逆问题本质上是一个非线性优化问题，其主要工作是源定位，即根据头表观测值，估计脑内源的位置、取向和强度信息。脑电逆问题有时也被称为脑电成像，与其他脑成像技术相比，它有以下特点：①脑电成像可以提供电生理功能方面的信息；②脑电成像方法检测的是生物体的自发或诱发信息，是无损伤性的成像技术；③脑电成像具有很高的时间分辨率。

## 第一节　脑电逆问题的生理基础

在脑电逆问题的求解中，首先需要对源模型做出合理的假设。在源模型的构造上，其基本要求是既要有合理明晰的神经生理学意义，又要在数学上便于处理，并且最后可以解释实验结果。目前使用的源模型包括电流偶极子模型、点电荷模型及场电位模型，其中偶极子模型是当前源定位中使用得最多的模型，由 Brazier 在 1949 年解释脑电时提出。如果把电流偶极子当做源，大脑的一个相对集中小区域的电活动可以被一个等效的偶极子源模拟，由这个小区域产生的头皮脑电包含了关于这个等效偶极子源的位置和方向信息，这个偶极子最终能提供相应的脑组织活动信息，它是一种比较稳定的定位方法。该模型的中心思想是用一个电流偶极子模拟一个局部的脑神经活动，偶极矩就是局域电流与流动方向上电流线度的乘积。偶极子是两个相距很近且带有等量异性电的点电荷，且其电量随时间而变化（相当于两点之间有电流）。电流偶极子源模型具有以下三个方面的优点。

1）结构相对简单：相对于面状源或体状源而言，确定一个电流偶极子所需要的参数较少（只需要 6 个参数），分别是位置向量 $r=(r_x,\ r_y,\ r_z)$ 和偶极矩向量

$p=(p_x, p_y, p_z)$。

2）满足合理的物理假设：理论分析表明，在无限大的均匀媒质中，若电活动源分布在某一有限区域内，区域外一点 $P$ 的电位可用一个无穷级数式表示

$$V_p = \frac{1}{4\pi\sigma} \sum_{n=1}^{\infty} \sum_{m=1}^{n} \frac{1}{r^{n+1}}(a_{nm}\cos(m\varphi)+b_{mn}\sin(m\varphi))P_n^m(\cos\theta) \qquad (6\text{-}1)$$

其中，$\sigma$ 为电导率；$r$、$\theta$、$\varphi$ 为 $p$ 点球坐标；$p_n^m(\cdot)$ 为 Legendre 多项式；$n$ 为等效源参数，$n=1$ 代表偶极子，$n=2$ 代表四极子。由此可以看出，随着 $n$、$r$ 的增大，多极子对 $V_p$ 的贡献迅速减小，所以选取第一项作为等效源（偶极子）是合理的。

3）满足神经电生理意义：单一神经元的电活动可以用一个电流偶极子来描述；在大脑皮层的不同分区内，很多神经元具有相同的成分和结构，且多为有序平行排列，其同步电活动可以用总的偶极子来描述，所以当激发源局限于这种小的皮层区域时，可用单一偶极子来等效。

从实际的生理情况看，等效偶极子模型是较为粗糙的。分布性的细胞兴奋并非以单个细胞的形式孤立进行，在相邻细胞间具有一定的同步性，当这个区域足够小时，可以通过单个等效偶极子予以描述。但是当兴奋皮层区域足够大时，用单个偶极子去模拟局部脑神经活动就不够准确，这时候就应该考虑用圆盘状偶极子模型或是线性偶极子模型等效其神经活动。此外，在很多情况下，大脑的神经兴奋区域是非单一的，当多个皮层区域产生兴奋刺激时，如果用单个偶极子模拟这几个相距较远区域的皮层活动，则会产生很大的实际误差，这时，就要考虑到用两个或者三个偶极子来描述头皮电活动。

下面将详细探讨逆问题数学模型。

根据头表观测的电位反演定位脑电源的空间位置是脑电研究中的一个重要问题，其本质上是一个非线性优化逆问题

$$D=GX \qquad (6\text{-}2)$$

其中，$D$ 为头表电极记录到的电位，是一个 $M\times1$ 的向量，$M$ 为头表记录的电极数目；$G$ 为传递矩阵，是一个 $M\times N$ 的矩阵，通常可以通过正问题方法求解，$N$ 是源活动解空间的维数；$X$ 为一个 $N\times1$ 的向量，是待进行空间定位的源信息向量。矩阵 $G$ 与源的位置坐标之间的非线性关系，导致该问题成为一个非线性问题。如果固定源的位置，则 $G$ 将不再变化，$D$ 就只是 $X$ 的线性函数，从而把脑电逆问题退化为一个线性问题。基于这种思想就可以利用线性方法对原初的非线性问题进行逼近。如果我们假设的源空间足够大（$N$），如包含了所有可能的源位置，则我们可以根据线性反演得到 $X$ 在源空间的非均匀分布并从相对大小中得到源的位置信息。

传递矩阵 $G$ 的维数和解空间离散的网格数有关系，$G$ 中的一列通常代表在某

一网格点上，沿一定方向的单位强度的偶极子在头表产生的电位分布。其计算方法是这样的：将源解空间按一定的精度进行网格剖分后，在每一个网格点上依次分别沿 $X$、$Y$ 和 $Z$ 的方向放置单位偶极子，然后采用一定的正向计算方法分别计算三种情况下的头表电位分布，这三个头表分布构成 $G$ 中的三列，对每个节点都重复类似的计算，就可以获得传递矩阵 $G$。由此可见，在采用偶极子模型时，一般情况下，$G$ 的列数是剖分网格数的三倍。但在皮层成像时，可以只在网格中心点上放置单位的法向偶极子来计算传递矩阵，此种情况下，$G$ 的列数和网格数一样。如果采用点电荷模型，$G$ 的列数也和网格数一样。

# 第二节　脑电逆问题的求解技术

## 一、平滑约束源成像

由于偶极子源的实际个数在一般情况下不能被定义为先验信息，所以这些不需要先验假设的方法得到了高度关注。等效分布源方法关注的是脑电活动在三维网格中的每一个解空间点，并且解空间点的个数远远大于头表电极个数。每一个点被认为是电流源的一个可能位置，这样就不需要偶极子在大脑中的位置和个数的先验知识。这种方法需要解决的一个问题就是，在这些解释头表测量结果的解点中找到能够匹配大脑激活状态的点。不幸的是，在三维网格的节点中，有无穷多种电流源的分布可以产生出相同的头皮电位图。这就意味着该模型的逆问题很难被唯一求解。这种源模型的欠定性需要采用不同的假设，从而得到假设下最优的或者说最可能的解。这些分布式逆解由于采用的方法和假设前提的不同而各不相同。一些是纯数学的，一些则包含了生理学和心理学的知识，还有一些甚至包含了从其他结构或者功能成像模块获得的经验。先验约束的有效性决定了脑电逆问题的有效性。从概念上讲，解空间的每一个点也可以被认为是一个等效的偶极子，这些偶极子都有固定的位置，只是它们的方向和强度是未知的。所以，描述等效分布源的模型是线性的。当数据中混入噪声时，常常引入正则化参数，这样也使得源分布不能完全解释测量数据。如果正则化参数是基于对噪声的估计，则数据中不能解释的部分就被理解为对应的噪声。正则化算子使得解变得更加稳定，使得数据中的较小扰动在数据与源的匹配中不会产生较大的差异。

关于等效分布源的早期研究主要采用了最小模解（minimum norm solution，MNS）方法，在此基础上发展到了当前常用的加权最小模解（weighted minimum-norm solution，WMN），最简单的加权策略是基于导联场矩阵的列模。在局部欠定系统求解（focal underdetermined system solver，FOCUSS）算法中，Gorodnitsky 和 Rao 提出根据前一步估计的解逐渐改变权重（Gorodnitsky & Rao，1997），Grave de Peralta-Menendez 等提出施加物理约束（Grave de Peralta-Menendez et al.，2000），即电流的大小受到脑容积的约束。在所有的加权模解中，最具代表性的是 LORETA 方法。必须注意的是，权重因子大多是基于数学模型而不是生理的，并且基于 WMN 的方法通常只能得到源活动的块状模糊区域，达不到神经科学研究需要的精细定位要求，因此许多学者仍致力于研究更加有效的源定位方法。

解空间加权方法的思想是在解空间上加上一定的权因子 $W_x$ 来修正解的性质，该加权过程可以表示如下

$$D = GW_x^{-1}W_x X = G_w X_w \qquad (6-3)$$

其中，$G_w = GW_x^{-1}$，$X_w = W_x X$，所以可以按如下方式估计 $X$

$$X = W_x^{-1}X_w = W_x^{-1}G_w^+ D \qquad (6-4)$$

在生物电磁逆问题中，主要有以下几种加权因子。

### 1. 列模归一化加权因子

在该方案中，设 $G = (g_1, g_2, \cdots, g_N)$，加权因子可以选为如下形式

$$W_x = \mathrm{diag}\left(\|g_1\|, \|g_2\|, \cdots, \|g_N\|\right) \qquad (6-5)$$

该加权因子可以平衡传输矩阵的列模，能在一定程度上消除结果向头表漂移的现象。

### 2. LORETA 加权因子

拉普拉斯加权最小模算法可以把附加的约束条件加到深度权重上。这种方法用平滑的空间分布，通过极小化拉普拉斯算子的加权源选择解。脑电逆问题的加权最小模解可以表示为

$$\begin{cases} \min X^\mathrm{T}WX \\ \mathrm{s.t.}\ b=AX \end{cases} \qquad (6-6)$$

其中，$X$ 是待估计的源信息向量，维度为 $N\times1$；$A$ 是 $M\times N$ 的导联（传递）矩阵；$b$ 是 $M\times1$ 维的记录头表电位；$W$ 是 $M\times N$ 的加权矩阵。式（6-6）的加权解为

$$\hat{X} = Tb, \quad T = W^{-1}A^\mathrm{T}[AW^{-1}A^\mathrm{T}]^+ \qquad (6-7)$$

其中，$[AW^{-1}A^\mathrm{T}]^+$ 是 $[AW^{-1}A^\mathrm{T}]$ 的 Moore-Penrose 广义逆。在 LORETA 算法中，加权矩阵 $W$ 的定义为

$$W = B \times \mathrm{diag}\left(\|a_1\|, \|a_2\|, \cdots \|a_N\|\right) \qquad (6-8)$$

其中，$B$ 代表着空间离散拉普拉斯算子，其可以起到对解的空间进行平滑的作用；$\|a_i\|$ 是导联矩阵 $A$ 中第 $i$ 列的模。

## 3. 递归权因子

在该方案的权因子中，考虑了前一次迭代的解，第 $k$ 次加权的形式如下

$$W_x = X_{k-1}(\|g_1\|, \|g_2\|, \cdots \|g_N\|) \tag{6-9}$$

其中，$X_{k-1}$ 是前面第 $k-1$ 次的解。该种加权会起到加强局部解的作用，能获得一个稀疏的求解结果。其中最有代表性的是由 Gorodnitsky 等于 1995 年提出来的 FOCUSS 算法，它是一个使解的能量局部化的迭代过程。为了得到能量集中的稀疏解，Gorodnitsky 采用了一个线性变换 $X=Wq$，将式（6-6）转化为如下的约束线性优化问题

$$\begin{cases} \min \|q\| \\ \text{s.t. } AWq=b \end{cases} \tag{6-10}$$

在该算法中，当前迭代的线性变换 $W_k$ 取由前一次迭代结果中的元素组成的对角阵，记为 $W_k=(\text{diag}(x_{k-1}))$，其中 $x_{k-1}$ 为前一次迭代的结果。

其迭代过程可以概括为如下三步。

1）$W_k=(\text{diag}(x_{k-1}))$

2）$q_k=(AW_k)^+b$

3）$x_k=W_kq_k$

其中，$(AW_k)^+$ 表示对矩阵 $AW_k$ 求解广义逆。通过反复应用上述三步基本迭代过程，在收敛时可以获得一个稀疏的、能量局部化的解。

# 二、稀疏分布源成像技术

上述的分布源求解中，所加的约束主要是从数学和解的特性方面予以考虑。在近年来的研究中，研究者从微观的单细胞放电，到宏观的血氧代谢活动中都发现，大脑在进行高级认知活动时体现出较为显著的稀疏性，也就是相对于整个大脑的解剖区域，仅有较少的脑区与特定脑功能对应。因此，从稀疏层面来进行脑电逆问题的求解是当前脑电源定位中的一个重要进展，下面对相关方法进行介绍。

## （一）基于 $L_p$ 模约束的迭代脑电稀疏源定位方法

### 1. $L_p$ 模稀疏解

$L_p$（$0<p\leqslant1$）模是在稀疏分解中常用的一种对信号稀疏性进行度量的指标。相对于最小模解，模解是更加稀疏和能量集中的解。如果将 $L_p$（$p\leqslant1$）模作为约束条件，脑电逆问题，即式（6-6）的 Lagrange 乘子的表示形式为

$$\arg \min \|b - Ax\|_2 + \lambda \|x\|_p \qquad (6\text{-}11)$$

其中，$\lambda$ 是正则化参数。在脑电逆问题中，常采用的是 $L_1$ 模解。

**2. LPISS**[①]

**（1）LPISS 原理及算法实现**

上面介绍的 $L_p (p \leqslant 1)$ 模解和 FOCUSS 算法的目的都是求取源的稀疏解，受此启发，如果将它们二者结合，有可能获得一个更加稳健的稀疏求解结果。从 FOCUSS 算法的基本迭代过程中可以看出，在第二步中，需要通过求取矩阵 $AW_k$ 的逆来对 $q_k$ 进行估计，在采用广义逆或其他方式对 $AW_k$ 的逆进行估计的过程中，$AW_k$ 可能是严重病态的，如果对病态矩阵不加以奇异值分解截断或正则化等其他处理，FOCUSS 方法极容易受到源位置及噪声的影响。当前，对 FOCUSS 算法的改进主要集中于如何提高矩阵逆的估计性能，或如何对解空间进行合理压缩。

结合分析 FOCUSS 迭代过程中的第二步和第三步，可以发现在第 $k$ 步迭代中，源向量 $x_k$ 的第 $i$ 个分量 $x_k(i)$ 可以表示为

$$x_k(i) = \sum_j W_k(i, j) q_k(j) \quad i = 1, 2, \cdots, N; \ j = 1, 2, \cdots, N \qquad (6\text{-}12)$$

$W_k(i, j)$ 是在第 $k$ 步迭代中的权更新矩阵 $W_k$ 中位于第 $i$ 行和第 $j$ 列的分量。因为 $W_k$ 是一个由上次迭代结果 $x_{k-1}$ 构造的对角阵，则上式可以进一步简化为

$$x_k(i) = W_k(i, i) q_k(j) \quad i = 1, 2, \cdots, N \qquad (6\text{-}13)$$

从式（6-13）中可以看出，如果 $q_k$ 满足稀疏性（在 FOCUSS 算法中一般表现为有大量的零分量出现），则 $x_k$ 也是稀疏的，所以为了能够获得一个稀疏分布的源，我们可以把 FOCUSS 算法中采用的线性变换 $x = Wq$ 结合到式（6-12）中，并且通过稀疏性的 $L_p (p \leqslant 1)$ 模约束，直接通过下式求解中间辅助变量 $q_k$ 的稀疏估计

$$\arg \min \| b - AW_k q_k \|_2 + \lambda \| q_k \|_p \qquad (6\text{-}14)$$

其中，$\lambda$ 是正则化参数，$W_k$ 是按照 FOCUSS 算法中的方式进行更新的加权矩阵。这样通过对 $q_k$ 的稀疏估计，在获得 $x_k$ 的稀疏解的过程中，可以通过 $L_p (p \leqslant 1)$ 约束的目标函数对噪声进行抑制。$\lambda$ 的选择和噪声的水平有关系，一般来说，噪声越大，$\lambda$ 则越大；反之，$\lambda$ 则越小。最佳的 $\lambda$ 值可以通过一些正则化选择算法来确定。有研究者建议取 $\lambda = \sigma \sqrt{2 \log N}$ 来有效地去除噪声的干扰。特别地，当 $\lambda = 0$ 时，LPISS 就是基本的 FOCUSS 算法；当加权矩阵 $W_k = I$ 时，LPISS 可简化为基本的 $L_p (p \leqslant 1)$ 模约束问题。基于 $L_p$ 模约束的 FOCUSS 算法迭代过程如下。

1）初始化源向量 $x_k = 1$，$k = 1$，迭代终止误差 $\varepsilon$ 和一个最大的迭代次数；

2）更新权重对角矩阵：$W_k = (\text{diag}(x_{k-1}))$；

---

① $L_p$ 范数迭代稀疏解（$L_p$ norm interative sparse solution，LPISS）

3）加入稀疏性约束，利用 BFGS 方法直接估计 $q_k$：$\arg \min \|b - A W_k q_k\|_2 + \lambda \|q_k\|_p$；

4）更新源信息向量：$x_k(i) = W_k q_k$；

5）迭代终止条件判断：比较更新前后的源分布变化，当 $\|x_k - x_{k-1}\| \leq \varepsilon$ 或迭代次数超出设定的最大迭代次数限制时，迭代终止，$x_k$ 即源的最终定位估计结果；否则，$k = k+1$，转向第二步，继续迭代。

在 LPISS 中，将 $L_p (p \leq 1)$ 模稀疏约束的算法考虑到 FOCUSS 迭代中的辅助变量 $q$ 的求取过程，并通过优化方法来直接获取 $q$ 的稀疏估计结果，而原始 FOCUSS 算法采用的是广义逆等方法估计的 $q$ 的最小模解。和通常的 $L_1$ 模脑电逆问题相对应，我们在实际求解中取 $p=1$，具体实现了采用基于 BFGS 变尺度的优化算法。

（2）LPISS 在真实脑电数据源定位中的应用

1）IOR 实验数据采集。

Xu 等对 Posner 设计的经典的返回抑制（inhibition of return，IOR）实验进行了修改（主要是对刺激的修改），从而获取和 IOR 有关的脑电数据。在实验中，视觉刺激呈现在电脑屏幕上，采用的行为任务如图 6-1 所示。实验背景为黑色，中央注视点是一个尺寸为 0.5°视角的"+"字。两个方形框的尺寸都为 1.5°×1.0°视角，分别将它们水平放置在距离中央注视点 5°视角的左右两边。线索化是通过增强某一方形框的边框的亮度来实现的，靶刺激是一条长 0.75°视角的垂直短线，或是一条长 1.0°视角的垂直长线，靶以相等的概率在两个方形框中出现。实验是在一个遮光的屋子里进行的，被试坐在屏幕前 50cm 处，并要求他们尽可能地注视中央注视点（Xu et al.，2007）。

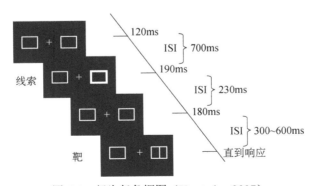

图 6-1　行为任务框图（Xu et al.，2007）

在 IOR 实验中采用的刺激的呈现顺序，线索是将方形框的边框进行短时间的变亮；靶是位于框内的一个长或短的
垂直线段

在实验中的每一个试次开始时，位于中央注视点右边和左边的两个中空的方框首先呈现 120ms。经过 700ms 的试次间隔（inter-trial interval，ITI）延时后，其中的一个方框的边框变亮 190ms。再经过一个 230ms 的 ITI 延时后，中央注视点被持续增亮 180ms。在中央注视点消失以后，经过一个 300~600ms 的随机延时，长线靶或短线靶在任意一个方形框中出现，直到被试按下相应的数字键。线索和靶在两个方形框中等概率随机出现。在实验中，要求被试在看到靶后，尽可能快地根据呈现靶的刺激类型按下相应的按键：键"1"对应着短线靶，键"4"对应着长线靶。总共 15 个被试参加了实验，每个实验包含 10 个 block，每个 block 中有 80 个试次。

脑电数据用 128 道的 EGI 系统记录，采样率为 250Hz。采用头顶 Cz 电极作为参考。获得脑电数据后，通过离线处理去除包含过大眼电伪迹的数据，在 15 个被试中，13 个被试的数据符合记录要求。根据线索和靶呈现位置的不同组合[线索出现在右边，靶出现在右边（right cue-location and right target-location，RR）；线索出现在右边，靶出现在左边（right cue-location and left target-location，RL）；线索出现在左边，靶出现在左边（left cue-location and left target-location，LL）；线索出现在左边，靶出现在右边（left cue-location and right target-location，LR）]，将被试的记录数据段分为四类：RR、RL、LL 和 LR。每一个数据段长 1.2s，起始于靶出现前的 200ms，持续到靶出现后的 1000ms。13 个有效被试的数据按照线索和靶位置的组合进行总体平均，获得四类诱发电位：RR、RL、LL 和 LR。图 6-2 展示了线索和靶都呈现在右边时的 ERP 波形。

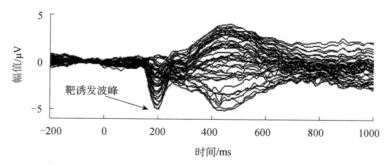

图 6-2　线索和靶都呈现在右边时的 ERP（Xu et al.，2007）

2）IOR 源定位的结果。

IOR 现象是由 Poser 在行为实验中发现的，其大致过程为：在行为实验中，从线索呈现到靶呈现的间隔（即 SOA）大于 250ms 时，被试对靶和线索呈现在同一位置（有效线索）的刺激响应，要比靶和线索呈现于不同位置（无效线索）的刺激响应要慢。IOR 是一个复杂的脑功能区活动，当前已有的研究显示，IOR 是多个脑功能区域共同作用的结果。

在 IOR 实验中，由靶刺激诱发的 ERP 在靶出现后 200ms 时有一个明显的负波，在本研究中，笔者主要针对该时刻的成分进行源定位测试。与通常的 ERP 情况相似，假设噪声信号比（noise signal ratio，NSR）为 0.15。在定位时，也是采用前面的标准真实头模型，将 EGI 的电极坐标配准到标准头模型上，采用边界元方法（boundary element method，BEM）计算传递矩阵，它的维数为 128×2730，然后采用 LPISS 对 200ms 时刻的数据进行源定位。

通过 LPISS，研究者主要在右额叶眼区（right frontal eye field，RFEF）、丘脑和右小脑（right cerebellum）区域定位到了较强的活动。这三个区域在 fMRI 上的位置如图 6-3 所示。

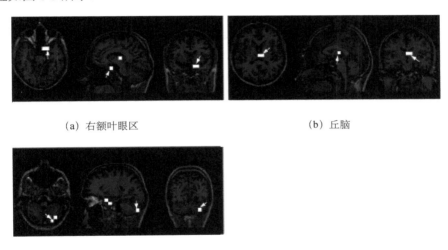

(a) 右额叶眼区　　　　　　　　　　(b) 丘脑

(c) 右小脑

图 6-3　LPISS 定位到的三个主要活动区域

自从 Posner 在 1984 年发现 IOR 现象后，有大量的研究开始报告这一现象，但是至今关于产生 IOR 的神经和生理机理过程仍没有统一的定论。开始时，一些学者从经验出发，认为 IOR 是由注意的转移所产生的。然而，另一些学者认为，IOR 是由眼动系统或反应活动的抑制所产生的。最近，部分学者用实验事实表明，注意和眼动系统都可能参与了 IOR 过程。

从神经生理机理上来看，一些实验证明 IOR 和前丘（superior colliculus）区域有关，该区域在注意和眼动过程中都有激活表现。最近，研究者通过单脉冲跨颅磁刺激（single-pulse transcranial magnetic stimulation，TMS）和 fMRI 技术，发现额叶眼区（forntal eye field，FEF）在 IOR 的过程中起着重要的作用（Ro，Farnè，

& Chang，2003）。

在空间注意转换时，很多研究表明右小脑区域有明显激活。IOR 实验中包含着空间注意的转移过程，所以右小脑在 IOR 过程中也是激活的。

在利用 LPISS 的定位结果中，研究者在右额叶眼区、丘脑和右小脑区域都定位到了较强的活动，和当前 IOR 研究中利用 fMRI 等其他方法定位到的基本活动区域是大致相符的。

仿真实验表明，LPISS 对离散稀疏源有很好的定位能力，即使对深源也能较好地进行定位。在 LPISS、FOCUSS 和 LORETA 三种方法中，对离散源定位时，LPISS 显示了最佳的定位性能。FOCUSS 在很大程度上受噪声水平和源分布形式的影响，LORETA 方法通常给出的是一个较为模糊的结果。与 FOCUSS 方法比较，LPISS 方法将 $L_p$（$p \leqslant 1$）模约束结合到 FOCUSS 的迭代中对中间辅助变量的估计过程，这样 $L_p$（$p \leqslant 1$）模和 FOCUSS 的迭代加权方式共同迫使其收敛到一个合理的稀疏解。所以在对模拟的分布源进行定位测试时，LPISS 定位到了一个相对于初始模拟分布更加集中和稀疏的活动区域。

在对真实 IOR 数据进行源定位时，LPISS 定位到的活动区域主要位于右额叶眼区、丘脑和右小脑区域（图 6-3），基本上和 IOR 研究中利用其他技术定位到的主要活动区域相符合。

已有研究证明，FOCUSS 至少是以二次速度收敛的。LPISS 是基于和 FOCUSS 方法类似的迭代过程，它们的差别主要是：在 LPISS 中，中间辅助变量 $q$ 是直接通过 $L_p$（$p \leqslant 1$）模约束来获取的一个稀疏和能量集中的估计；而 FOCUSS 是采用 Moore-Penrose 伪逆来估计 $q$ 的一个能量较为分散的解，所以，这种替换在本质上不会改变迭代的收敛性。

（二）基于微粒群解空间编码压缩的脑电源定位方法

在工程和科学研究中，常常需要求取欠定线性系统的稀疏解，现有的方法很难稳定地获得符合实际情况的稀疏解。针对脑电逆问题求解，将解空间用一定规模的微粒进行空间编码，然后把解空间在编码空间上以微粒群优化算法（particle swarm optimization algorithm，PSO）的更新方式进行压缩，并在压缩的子空间中把求解问题向非欠定转化后进行求解，同时通过构造的 $L_0$ 模稀疏约束的适应度函数，来确定欠定系统的最佳稀疏解。由于这一方法综合了微粒群优化算法的强大全局搜索能力和 $L_0$ 模稀疏约束的适应度函数，所以其能获得对欠定系统较佳的稀疏求解结果。

微粒群是一种不依赖于目标函数梯度的优化算法，利用该类算法可以有效解决目标函数梯度不存在的优化问题。我们采用微粒群优化算法中的微粒演化策略来迭代地寻找和划分一个对脑电逆问题求解有利的压缩空间，并引入 $L_0$ 模约束的适应度函数，在压缩的子空间中获取脑电逆问题的一个稀疏解，我们称这种方法为基于微粒群解空间编码压缩的脑电源定位方法（solution space sparse coding optimization，3SCO）。

### 1. 标准微粒群优化算法

PSO 是由 Kennedy 和 Eberhart 于 1995 年提出的一种演化计算技术，来源于对一个简化社会模型的模拟。其中，"群（swarm）"来源于微粒群，符合 Millonas 在开发应用于人工生命（artificial life）的模型时所提出的群体智能的五个基本原则。"微粒（particle）"则是一个折中的选择，因为既需要将群体中的成员描述为没有质量、没有体积的个体，同时也需要描述它的速度和加速状态。由于 PSO 概念较为简单，实现起来较为容易，短短几年时间，PSO 便获得了很大的发展，并在一些领域获得成功应用。

PSO 最初是为了图形化地模拟鸟群优美而不可预测的运动。人们通过对动物社会行为的观察，发现采用信息共享的社会群体有利于在演化中获得优势，并以此作为开发 PSO 的基础。PSO 与其他演化算法相似，也是基于群体的，根据对环境的适应度将群体中的个体移动到较好的区域。然而，它不像其他演化算法那样对个体使用演化算子，而是将每个个体看作 $D$ 维搜索空间中的一个没有体积的微粒（点），在搜索空间中以一定的速度飞行。这个速度根据它本身的飞行经验以及同伴的飞行经验进行动态调整。第 $i$ 个微粒表示为 $X_i = (x_{i1}, x_{i2}, \cdots, x_{iD})$，它经历过的最好位置（有最好的适应值）记为 $P_i = (P_{i1}, P_{i2}, \cdots, P_{iD})$，也被称为 $P_{best}$。群体中所有微粒都经历过的最好位置用符号 $P_g$ 表示。微粒 $i$ 的速度用 $V_i = (V_{i1}, V_{i2}, \cdots, V_{iD})$ 表示。对每一代中的第 $i$ 个微粒的第 $d$（$1 \leqslant d \leqslant D$）个分量的相关信息（包括速度和位置），采用如下方式进行更新

$$\begin{cases} v_{id} = wv_{id} + c_1 r_1 (p_{id} - x_{id}) + c_2 r_2 (p_{gd} - x_{id}) \\ x_{id} = x_{id} + v_{id} \end{cases} \tag{6-15}$$

其中，$w$ 为惯性权重，$c_1$ 和 $c_2$ 为加速常数，$r_1$ 和 $r_2$ 为两个在 [0，1] 范围内变化的随机数。标准 PSO 的流程可以简单表示如下。

1）随机初始化一群微粒（群体规模为 $m$）的位置和速度；

2）按照适应度函数，评价每个微粒的适应度；

3）对每个微粒，将其适应值与其经历过的最好位置 $P_{best}$ 处的适应度值做比较，如果较好，则将微粒当前的位置作为该微粒经历过的最好位置 $P_{best}$；

4）对每个微粒，将其适应值与群体所经历的最好位置 $P_g$ 处的适应值做比较，

如果较好，则把当前微粒的位置设置为 $P_g$ 的值；

5）根据式（6-15）更新微粒的速度和位置；

6）如未达到结束条件（通常为足够好的适应值或达到一个预设最大代数 $G_{max}$），则返回第二步继续迭代。

## 2.3SCO 脑电源定位方法

### （1）解空间的压缩

理论上，有无穷多组解能满足式（6-15）所示的欠定系统，对于脑电逆问题来说，一个稀疏的解是和生理特性相符合的，当前的基于最小模的很多方法不能有效地求取脑电逆问题的稀疏解。解的稀疏性意味着在解空间中只具有很少的非零分量，解空间的大多数分量对观测信号没有贡献。基于解的稀疏性，可以通过将解空间 $\Theta$ 中的那些对观测信号没有贡献的冗余子空间移除，从而将解空间进行压缩。记 $\Theta_s$ 代表维数为 $K$ 的压缩后的子空间，并且假设 $\Theta_s$ 包含完整的源信息，$X_s$ 代表在子空间 $\Theta_s$ 的求解结果，$A_s$ 为在 $\Theta_s$ 中进行列压缩后的矩阵，则欠定系统在子空间 $\Theta_s$ 中有如下的压缩形式

$$Y=A_sX_s \tag{6-16}$$

基于脑电源的稀疏性的假设，有可能获得一个压缩的 $K$ 维子空间 $\Theta_s$，并且使 $K$ 小于 $M$，理想的情况则是 $K$（也就是 $A_s$ 中的列的数目）和源的个数相等。当 $K$ 小于 $M$ 时，原始的欠定系统就转化成了一个超定系统，而对于大多数的超定系统，矩阵 $A_s$ 在列方向上很容易接近于满秩，所以求解时较欠定系统更加稳定和可靠。在压缩的解空间 $\Theta_s$ 中，可以按下面的方式对源进行简单的估计

$$X_s = (A_s)^+Y \tag{6-17}$$

其中，$(A_s)^+$ 代表对 $A_s$ 求逆算子。最后，把在子空间 $\Theta_s$ 中估计的源 $X_s$ 映射到原始解空间 $\Theta$，即获得对式（6-16）所示的欠定系统的求解。在一个真实的脑电逆问题中，关于脑区激活源的先验位置信息是很缺乏的，如果没有恰当地选择子空间 $\Theta_s$，将不能准确地对源进行估计。子空间选择的恰当与否是决定该类方法能否正确估计源的关键步骤，本研究主要就是针对该问题，利用微粒对解空间进行编码压缩和更新来寻求较佳的子空间。

### （2）基于微粒对解空间进行编码和压缩

PSO 是一种具有较强全局搜索能力的优化算法，标准的 PSO 流程在前文中已经介绍，在这里，我们采用其来搜索和划分最优的子空间 $\Theta_s$。针对欠定系统 $Y=A_sX_s$，对解空间利用微粒进行如下编码

$$A = (A(1), A(2), \cdots, A(N))$$
$$\Downarrow \qquad\qquad (6\text{-}18)$$
$$E_i = (e_i(1), e_i(2), \cdots, e_i(N))$$

其中，$A(n)$（$n=1$，$\cdots$，$N$）是导联矩阵 $A$ 中的第 $n$ 列，$E_i \in \Theta$，是具有和原始解空间相同维数的微粒群中的一个微粒码链，码链上的一个元素 $e_i(n) \in [-1, 1]$（$1 \leqslant n \leqslant N$），代表在原始解空间 $\Theta$ 的第 $n$ 个位置的源活动的可能系数。

对于一个给定的在 $[0, 1]$ 范围内的源活动阈值 $\varepsilon$，如果 $\|e_i(n)\| \geqslant \varepsilon$，则认为在 $\Theta$ 的第 $n$ 个位置上可能有活动源。通过从左到右对码链 $E_i$ 的每一个元素进行扫描，将所有满足 $\|e_i(n)\| \geqslant \varepsilon$ 的位置挑选出来构造成压缩的子空间 $\Theta_s$，并把导联矩阵 $A$ 中和挑选出来的位置相对应的列取出来，构造压缩的子导联矩阵 $A_s \in \Theta_s$。为方便后续的算法描述，将判断可能的源位置和生成子空间的过程用算子 com（•，•，•，）表示为

$$A_s = \mathrm{com}(A, E_i, \varepsilon) \qquad\qquad (6\text{-}19)$$

基于压缩的解空间 $\Theta_s$ 和相应的压缩导联矩阵 $A_s$，解 $X_s$ 可以通过式（6-17）获得。显然，子空间 $\Theta_s$ 的维数 $K$ 不是固定不变的，而是随着微粒状态的更新而改变。

为了能保证压缩子空间具有较好的质量，采用 $Q$ 个微粒的群对解空间进行编码。记 $\{E_1, E_2, \cdots, E_Q\}$ 表示这 $Q$ 个微粒的编码，其中每一个微粒 $E_i$（$1 \leqslant i \leqslant Q$）代表着对解空间的一个编码。对于每一个码链 $E_i$ 和其相应的解 $X_s$，采用 $L_0$ 模稀疏约束的适应度函数 $f(X_s)=\|Y-A_sX_s\|_2+\lambda\|X_s\|_0$ 来评估子空间 $\Theta_s$ 的优劣。

（3）自适应阈值函数在子空间 $\Theta_s$ 中消除噪声的影响

在实际问题中，观测信号 $Y$ 通常被噪声污染，需要采取不同的正则化技术来压制噪声的影响，常用的方法有奇异值截断分解（truncated singular value decomposition，TSVD）、L 曲线法、复合残差和平滑算子（composite residual and smoothing operator，CRESO）和 Tikhonov 等正则化方法。针对 3SCO 方法的特殊性，我们采用一种简单的方法来对噪声进行压制。在压缩的空间中，通常可以将脑电逆问题转化为一个超定问题，可以通过如式（6-17）所示的基于奇异值分解的广义逆算子对其进行求解。在压缩子空间中，压缩导联矩阵 $A_s$ 通常在列方向上很容易满秩或接近于满秩，也就是 $A_s$ 的矩阵性能得到了提高，所以噪声对估计源的影响较小，在进行简单的基于奇异值分解的求解后，其在估计的源 $X_s$ 中通常体现为一些较弱的伪源。我们采用和小波去噪策略相类似的一个自适应阈值函数，来消除噪声在 $X_s$ 中引起的较弱伪源干扰（Xu et al.，2010）。在该方法中，假设阈值随着当前估计的强源的能量自适应地进行调整，记J代表着$X_s$中的源的最大强度，自适应噪声抑制函数定义为

$$R(x(k)) = \begin{cases} X_s(k), & |X_s(k)| > \gamma \\ 0, & |X_s(k)| \leq \gamma \end{cases} \qquad (6\text{-}20)$$

其中，$X_s(k)$ 是 $X_s$ 中的第 $k$ 个元素，$\gamma \in [0, 1]$ 是噪声抑制系数。在本研究中，$\gamma = 0.1$。

（4）3SCO 的迭代流程

假设原始解空间 $\Theta$ 的维数为 $N$，微粒的种群大小为 $Q$，设置源活动阈值 $\varepsilon$、最大种群代数 $G_{max}$、稀疏性惩罚因子 $\lambda$ 和噪声抑制系数 $\gamma$。这些变量的详细取值在后面对不同的问题求解时有具体的介绍。对脑电逆问题求解的 3SCO 算法流程可以概括为以下几步。

1）初始化变量。利用 [0, 1] 的随机数分别初始化 $Q$ 个微粒对解空间的编码信息 $\{E_1, E_2, \cdots, E_Q\}$；利用 [0, 1] 的随机数分别初始化 $Q$ 个微粒对应的速度 $\{V_1, V_2, \cdots, V_Q\}$。

2）利用式（6-19）对每个微粒进行子空间和传递矩阵的压缩。对于第 $i$ 个微粒 $E_i$，其压缩形式为 $A_s = \text{com}(A, E_i, \varepsilon)$，$(1 \leq i \leq Q)$。然后在子空间中估计源信息：$X_s = (A_s)^+ Y$，并找出 $X_s$ 中具有最大能量的源，按式（6-20）对噪声进行抑制；最后把 $X_s$ 映射回原始解空间，并对每一个微粒的适应度值进行估计：$f(i)$（$1 \leq i \leq Q$）。

3）更新每个微粒的最佳位置。对于第 $i$ 个微粒，将在当前位置 $E_i$ 的适应度值与其在迭代过程中的最佳位置（码链）$P_i$ 处的适应度值进行比较，如果 $f(i)$ 较好，则将 $P_i$ 用当前码链 $E_i$ 替换，否则继续保持 $P_i$ 不变，其中 $1 \leq i \leq Q$。

4）更新所有微粒经历过的全局最优位置 $P_g$。将更新过个体最佳位置 $P_i$ 的微粒的当前适应值与所有微粒所经历的最好编码空间 $P_g$ 的适应度值做比较，如果 $P_i$ 处的适应值较好，则将全局最好编码 $P_g$ 更新为微粒的当前最佳编码 $P_i$，否则仍然保持 $P_g$ 不变。

5）按以下方式更新微粒的速度和位置，其中 $1 \leq n \leq N$，$1 \leq i \leq Q$。$e_i(n)$ 和 $v_i(n)$ 分别是第 $i$ 个微粒的位置和速度的第 $n$ 个分量；$w$、$c_1$ 和 $c_2$ 的意义和标准与 PSO 中的一样。在 3SCO 中，微粒的位置和速度分量按下面的原则限制在 [$-1$, 1] 范围内：如果 $v_i(n) > 1$，则 $v_i(n) = 1$；如果 $v_i(n) < -1$，则 $v_i(n) = -1$；如果 $e_i(n) > 1$，则 $e_i(n) = 1$；如果 $e_i(n) < -1$，则 $e_i(n) = -1$。

$$\begin{cases} v_i(n) = w v_i(n) + c_1 r_1 (p_i(n) - e_i(n)) + c_2 r_2 (p_g(n) - e_i(n)) \\ e_i(n) = e_i(n) + v_i(n) \end{cases} \qquad (6\text{-}21)$$

按以下方式判断迭代终止条件。如果种群代数（迭代次数）达到预设最大代数 $G_{max}$，则迭代终止，此时全局最优位置（码链）$P_g$ 处对应的解就是对欠定系统的最优解，否则跳回第二步继续迭代。

（5）真实数据结果

3SCO 对真实数据的源定位结果，主要定位到了以下四个活动区域——右额叶眼区、右小脑、丘脑和左枕顶叶区（left occipital-parietal），该四个区域在脑内的位置如图 6-4 所示。

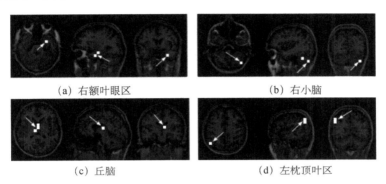

(a) 右额叶眼区　　　　　　　　　　(b) 右小脑

(c) 丘脑　　　　　　　　　　(d) 左枕顶叶区

图 6-4　3SCO 对 IOR 数据的源定位结果

在 3SCO 的定位结果中，定位到的海马、右额叶眼区和右小脑区域的活动和前面利用 LPISS 定位到的区域虽然在空间位置上有一定的差别，但基本是相符合的。利用 3SCO，我们还定位到了一个区域：左枕顶叶区。因为我们采用的诱发数据是通过线索和靶都在右边呈现时而获得的，在相应的左枕顶叶区的某些区域应该会出现激活现象。这种定位差别对于脑电来说应该是可以理解的：因为脑电的空间分辨率本身就不是很高，不同的源定位算法得到的定位结果也可能会存在一定的差别（不同的定位算法适应于不同的问题）。

在模拟数据上的实验表明，3SCO 相对于 FOCUSS、$L_1$、MNS 表现出了明显的优势。按前面介绍的方法在真实头模型上计算的传递矩阵 A 为一个 128×2730 的矩阵，相应的解空间大小为 2730。从这里和上面章节的解空间维数中可以看出，对整个大脑空间进行源定位时的解空间比皮层成像的解空间大得多。

假设有三个偶极矩分别为（6.00，2.70，−1.90）、（8.00，3.00，−1.00）和（5.80，1.00，2.00）的偶极子，分别位于（−83.00，19.00，31.67）（mm）、（−23.00，29.00，−8.33）（mm）和（−3.00，39.00，61.67）（mm）三个位置。其中第一个和第三个源是两个大致位于左枕叶和左顶叶区域的浅源，第二个源是大致位于海马的深源。通过 BEM 计算获得无噪头表观测电位，并给其施加 NSR=15% 的高斯噪声，然后分别采用 MNS、FOCUSS、$L_1$ 模和 3SCO 方法对三源进行定位。在 3SCO 中，除了将种群大小 Q 设置为 3000 外，其他参数和前述设置一样。在 MRI 切面上显示时，只有那些能量达到估计分布中最大能量的 50% 以上的偶极子，才被认为是可能的活动源，并在 MRI 上用白色方形区域表示出来。在 MRI 切面上的定位结果显示在图 6-5 中。

上面的仿真定位结果显示，MNS 解较为分散和模糊。相对于 MNS 解，FOCUSS 解和 $L_1$ 模解更加集中和稀疏，具有相对较高的空间分辨率。MNS、FOCUSS 和 $L_1$ 模方法受噪声的影响较为明显（在它们的具体求解过程中，也是采用了相应的噪声压制技术）。如图 6-5 所示，在较低的 NSR 时，它们能基本恢复出源分布，但随着噪声强度的增加，一些较强的伪源干扰会被引入，从而模糊估计源分布。但是，采用 3SCO 定位能较好地对噪声进行压制，基本能完整地恢复源信息。

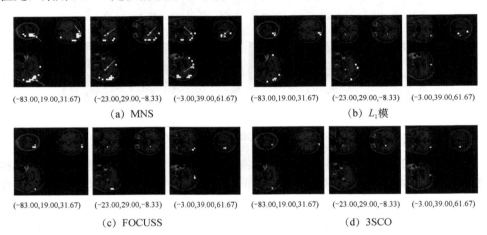

$(-83.00,19.00,31.67)$　$(-23.00,29.00,-8.33)$　$(-3.00,39.00,61.67)$　$(-83.00,19.00,31.67)$　$(-23.00,29.00,-8.33)$　$(-3.00,39.00,61.67)$

(a) MNS　　　　　　　　　　　　　　　　(b) $L_1$ 模

$(-83.00,19.00,31.67)$　$(-23.00,29.00,-8.33)$　$(-3.00,39.00,61.67)$　$(-83.00,19.00,31.67)$　$(-23.00,29.00,-8.33)$　$(-3.00,39.00,61.67)$

(c) FOCUSS　　　　　　　　　　　　　　(d) 3SCO

图 6-5　在真实头模型上对三个源的定位结果（Xu et al.，2007）

由箭头指示的十字叉是模拟源的真实位置；白色方形区域是估计的源位置

在球模型和真实头模型上进行的对深浅混合源的定位也显示，MNS、$L_1$ 模和 FOCUSS 方法可能会丢失深源信息，对深源的定位会出现一定的向表层漂移的现象。3SCO 较好地克服了深源向表层的漂移，对深源也有较好的定位结果。

图 6-5 中显示的定位性能统计特性也显示了在比较的四种方法中，3SCO 具有最优的综合定位性能，表现为具有较小的 $E_{\text{localization}}$ 和 $E_{\text{energy}}$ 误差。但是这只是在皮层上的初步统计结果，在对整个大脑解空间或真实头模型上进行统计时，其定位性能应该会有一定程度的下降。

在对真实 IOR 数据进行源定位分析时，利用 3SCO 可以在右额叶眼区、右小脑、丘脑和左枕顶叶区定位到较强的活动源，这些区域和其他研究中采用 fMRI 定位到的活动源是基本相符的。

上面的结果初步证实了 3SCO 对不同噪声能量、不同分布源的定位结果都比较稳健。在所有的模拟实验中，3SCO 基本上都能无偏差地定位到稀疏源的真实位置，只是在估计源的强度时存在一定误差。事实上，对于源定位算法来说，对源位置的精确估计是尤为重要的。和其他定位算法相比，3SCO 的改进主要基于以下几个方面：首先，利用微粒群对解空间进行编码压缩，微粒群的强大全局搜索能力能保证算法有很大的概率搜索到"最佳"的压缩子空间，从而提高压缩后的传递矩阵的矩阵性质（使矩阵在列方向满秩或接近于满秩），使问题在子空间中变成了非欠定问题，从而能够较稳定地在子空间中对逆问题进行求解；其次，采用由 $L_0$ 模度量的新适应度函数，能较好地保证解的稀疏性；最后，在估计最优压缩子空间中的矩阵的基础上，采用自适应阈值函数来有效地对子空间中的噪声进行压制。

# 第三节　多模态融合脑电逆问题的求解技术

近年来，各种神经成像技术的发展极大地促进了对大脑功能和结构的探索与研究。然而，每种成像技术都存在各自的局限性，因此采用多模态融合的方法可以有效地整合利用各个模态提供的有限信息，揭示隐藏的关系，得到未知的发现，以助于更全面地理解大脑功能及大脑功能失常。例如，fMRI 的空间精确性结合 EEG 的高时间分辨率，可以得到很好的时空精度。多模态融合的关键动机是利用由多种成像技术提供的交叉信息，识别功能障碍区域或许多疾病的潜在生物标志物，如分析精神分裂症的特定大脑区域。多模态融合在联合分析中利用每个模态的优势，从有限被试的多维数据中得到有效的结论。多模态融合主要基于 ICA、典型相关分析（canonical correlation analysis，CCA）、偏最小二乘法（partial least squares，PLS）等不同的统计学方法（Sui et al.，2012）。

## 一、多模态融合方法

fMRI 与 EEG/MEG 的融合主要从空间一致和时间耦合两个方面进行。多模态融合的方法主要有：①空间整合，基于 fMRI 或结构磁共振成像（structural magnetic resonance imaging，sMRI）约束的 EEG［或弥散张量成像（diffusion tensor image，DTI）］，利用 MRI 的空间信息来约束 EEG 源位置，进行 EEG 源重建。②时间整合，基于 EEG（或 DTI）的 fMRI 分析，利用 EEG 的高时间分辨率的时间特征与血氧动力学响应函数（hemodynamic response function，HRF）卷积来对 fMRI 波形建模。③对称融合，使用共同的神经元活动正向模型来解释不同模态的数据。

空间整合的方法通常是利用 fMRI 作为电磁源位置的先验信息。其中包括 fMRI 约束的偶极子适应方法和 fMRI-约束/加权源成像的方法。在这些方法中，fMRI 分析得出的多个 fMRI 热点的统计参数图用于约束等效电流偶极子（equivalent current dipole，ECD），或者产生均匀分布电流源的加权因素。由于空间约束，源逆问题的不适定性得以缓和，电磁波形的连续时间序列也可通过 fMRI

热点得以解决，从而使根本的神经过程推论得以实现。

空间整合方法的主要缺陷是：fMRI 得到的是相对静止的图，而电磁信号是动态演化的。血管和电生理反应之间的空间差异，可能会导致 fMRI 移位。在同一时期内的单一静态 fMRI 图和 EEG/MEG 连续快照之间的不匹配，可能会导致偏差估计。

另外，时间整合的方法采用时域或频域的 EEG/MEG 动态信号特征，为 fMRI 统计制图提供信息。源自电磁信号的结构（包括单试次任务诱导模式）在一个特定的时间和一个特定频段的自发调制中得以响应。这些电磁记录获得的变量通常与常规的 HRF 卷积，然后使其与基于体素的血氧水平依赖（blood oxygen level dependent，BOLD）信号关联，用以确定相应感兴趣电磁信号特征的 fMRI 统计图。这样，通过同时回答"何处"与"何时"问题，这种整合方法可以重获神经基础。一个有趣的例子是癫痫患者中的不可重复影响，即发作间活动。发作间放电与 BOLD 的动态相关将洞察到 fMRI 局部痫灶的问题。

尽管其有时空特征的优点，时间整合方法一直专注于电磁信号的时间方面。如前所述，两种模态的不同时间尺度可能会导致整合中出现不匹配。由于容积传导的影响，单电极记录的是大脑活动的加权平均，其中可能含有分布的和多样化的神经进程。因此，这使得其与 BOLD 信号（源自一个更佳的定义结构）的一对一关系变得更为复杂。

对称融合的方法使用共同的神经元活动正向模型来解释不同模态的数据（Friston，2009）。用于组合脑成像数据的多变量方法可以分为两类：假设驱动和数据驱动。假设驱动的方法，如多重线性回归和结构方程建模，具有以下优点：①检测与实验范式相关的大脑网络的特定假设；②允许同时评估几个网络连接。但是使用这些方法难以引入包含在先验假设中的重要大脑连接，而且它们没有提供体素间的相关关系。数据驱动的方法有 PCA、ICA 和 CCA。这些方法不需要提供关于感兴趣连接的先验假设，可以探索整个数据结构。然而，在数学计算上，有些方法非常复杂。单纯的数据驱动或者假设驱动的方法难以达到预期效果，一些研究者采用计算 EEG 和 fMRI 的互信息来实现数据驱动的对称融合，PLS 就是假设驱动和数据驱动的混合，用以计算 fMRI 时间过程（因变量）和 EEG 数据（独立变量）频谱成分之间的相关性，将 EEG 数据线性分解成频域、空域和时域特征，最大化 EEG 和 fMRI 之间的相应时间分量协方差（Sui et al.，2012）。

对称融合方法存在许多难点，需要有合适的融合方法来识别 EEG 和 fMRI 信号共同的神经生理基础。可能会错误地检测信号，或由于存在其他的干扰而得到错误的结果。还有实验因素的差异性，如实验范式的不同可能导致不同的神经网络活动。EEG/fMRI 的同步采集可以用来解决这个问题，然而尽管可以改善 EEG/fMRI 同步采集的软件和硬件，但信号的信噪比仍然低于对应单模态模式，这可能是由相互的电磁扰动导致的。尽管如此，对称融合方法的研究引起了研究者的极大兴趣，假设驱动和数据驱动的整合研究是一个热点方向。下面介绍几种多模态融合方法。

## （一）联合 ICA

联合 ICA（joint ICA，jICA）是基于二水平的 fMRI 分析方法。它假设两个或多个特征（模态）具有相同的混合矩阵并且最大化联合成分之间的独立性。联合 ICA 是一类对水平串联特征进行 ICA 处理的有效方法。它适合于检测模态间的共同调制。联合 ICA 对许多配对的特征组合是可行的，如 fMRI、EEG、sMRI 和 DTI 或多种数据的融合。对于 MR 图像，为了控制由扫描仪、模板和集群变化导致的强度差异，每个特征矩阵（维度：体素个数、被试数）通常被归一化为特异性模板（Calhoun & Adali，2009）。

图 6-6 给出了 EEG 和 fMRI 数据的融合实例，数据来源于 23 名健康对照组被试和 18 名慢性精神分裂症患者执行听觉 Oddball 任务时所采集的多模信号。图 6-6 显示，对患者组和对照组负载参数使用双样本 $t$ 检验可以发现一个共同成分（$p<0.001$）。该成分在 fMRI 双侧额颞区对应的 N2/P3（刺激开始后，第三个正峰值 P3 或第二个负峰值 N2）潜伏期范围内的 ERP 存在明显差异。在前人研究中，这些源的血流动力学和电生理现象均表现出与精神分裂症存在一定相关性，但没有一个研究表明这两种模式的变化是相关的。

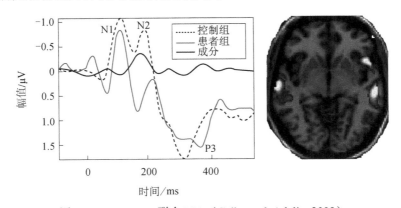

图 6-6 ERP/fMRI 联合 ICA（Calhoun & Adali，2009）

联合成分显示出患者组相对于控制组有显著的负载参数差异。控制组和患者组的平均 ERP 图以及识别出的 ERP 成分（左）。阈值化的联合成分 fMRI 部分显示双侧颞叶和额叶区域的激活（右）

## （二）多模态 CCA

多模态典型相关分析（multi-modality canonical correlation analysis，mCCA）

允许针对每种模态使用不同的混合矩阵，以找到一组最优的坐标变换系，使两个数据集主体间的协方差达到最大。此方法将每个数据集分解为一系列子成分（如 fMRI/sMRI 空间域或 EEG 的时间段）及其对应的混合结构，称为典型变量（canonical variable，CV）。同时，不同被试的 CV 具有不同的激活水平，如果它们在被试间有相似的调制，则认为它们是连接的。分解后，CV 仅在具有相同的指数时彼此相关，对应的相关值被称为典型相关系数（canonical correlation coefficients，CCC）。与 jICA 约束两个（或多个）特征时需具有相同的混合矩阵相比，mCCA 更加灵活，因为它无需两个特征就能拥有相同的水平连接，如图 6-7 所示，但是相关联的源映射可能在空间上不是稀疏的，特别是当 CCC 不是特别显著的时候（Correa et al.，2008）。

如图 6-7 所示，mCCA 识别出了许多有趣的关联，可以看出被试间具有三个显著差异的成分。第一对成分具有 0.85 的相关性，fMRI 图（图 6-7 中的 fMRI 成分 1）显示颞叶和中间前扣带回区的激活，ERP（ERP 成分 1）在刺激开始后约 300ms（P3）处显示出最大峰值。另一对成分（fMRI 成分 2）的相关性为 0.66，显示运动区和双侧颞叶的激活，其与 N2（ERP 成分 2）相关联。最后一对感兴趣的 ERP 成分显示，患者组和控制组之间有显著差异，而 fMRI 成分没有显著差异。

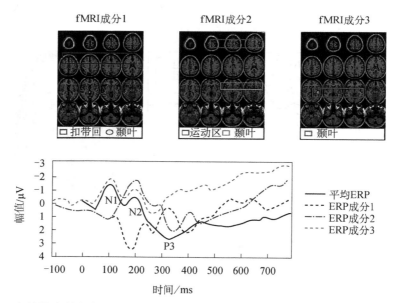

图 6-7　16 名精神分裂症患者和 23 名对照组被试执行听觉 Oddball 任务时应用 mCCA 的结果（Correa et al.，2008）

患者组和对照组之间的三对 fMRI 和 ERP 成分显著不同，显示出颞叶和运动区域分别与 N2 和 P3 峰值关联。fMRI 图转换为 Z 值且阈值 Z=3

　　对于数据类型的范围差异，mCCA 是不受影响的，并可用于联合分析多种数据类型。它也可以扩展到多组 CCA 来合并多种模式。其中注意，mCCA 可以处理二水平的 fMRI 特征对比图，而多组 CCA 可以处理四维原始 fMRI 数据，例如，同步采集 fMRI 和 EEG 数据以最大化实验间的协方差。

## （三）PLS

　　PLS 作为一组多元数据分析的一部分，定义了因变量和预测变量之间的线性关系，从而确定特定观察数据（如成像数据）的哪个方面与另一组数据（如实验设计、行为）直接相关（图 6-8）。PLS 首先被应用于多模态融合，其中多样本 PLS 可以找到来自单个被试的 fMRI 时间过程（因变量）和 EEG 数据频谱成分（独立变量）之间的相关性，如图 6-8 所示，多样本 PLS 方法将 EEG 数据线性分解成频谱、空间和时间特征，fMRI 数据为空间和时间分量的线性混合模型。在进行成分分解时，将最大化 EEG 和 fMRI 之间对应的时间成分协方差作为约束。多样本 PLS 的局限在于，分解数据后，模态间的关联相关难以确定模态间的关系是最佳的，从而使得模态间的关系更倾向于非生理假设。此外，多样本 PLS 可能易于过拟合，如在 fMRI 数据中用随机多变量噪声解释 EEG 调制（MartíNez-Montes et al.，2004）。

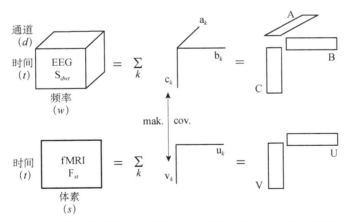

图 6-8　三线性分解的 PLS 图解（MartíNez-Montes et al.，2004）

　　PLS 与 CCA 的一些相似之处在于，它们都能最大化模态之间的相关性。PLS 源于相关性的定义，适用于明确评估数据集成分之间的相关性；而 CCA 不指定任何一种模态的自变量/因变量的标签，并对两者同样对待。因此，PLS 特别适合于分析大脑活动和行为测量或实验设计之间的关系，当所识别的效应与研究者的预期不相符时，PLS 通常难以解释。

## （四）连接 ICA

连接 ICA（linked ICA）是基于模块化贝叶斯框架的概率统计方法，用于同时建模以及发现多模态间的共同特征。组合模态可以有完全不同的单元、噪声水平、空间平滑度和强度分布（Groves et al.，2011）。连接 ICA 有两种结构：一种是"关联张量 ICA"，在该方法中，模态是具有相似空间属性的源，因而可以被分组集合到拥有共同模态图的一个模态组中，例如，平均扩散率（mean diffusivity，MD）和各向异性模型（mode of anisotropy，MO）可配置为张量（DTI 组数据）来连接GM。另一种是"连接扁平 ICA"，其中，所有模态分别具有它们自己的空间映射，但是共享相同的混合矩阵。在这两种情况下，每个模态（组）使用贝叶斯张量 ICA建模，它不同于 FastICA 和信息最大化 Infomax 的传统 ICA 方法，因为它通过在成分上使用自动相关判决（automatic relevance determination，ARD），以在 ICA中可以直接处理全维数据。

连接 ICA 自动确定每种模态的最佳权重，并能够检测和隔离单模态噪声，有助于从实际数据中解释更多的成分。连接 ICA 类似于 jICA，因为它们两者均假设所有特征具有共同的负载矩阵，并且如有必要可以"关闭"某个模态。然而，当组合多个（3+）模态时，虽然需要更多的计算，连接 ICA 可能对组间的相似特征更有意义。此外，jICA 可能最适合于两个模态，但是当超过两个时，推荐采用"mCCA + jICA"的混合方法（Sui et al.，2012）。

## （五）mCCA+jICA

结合前人对大脑功能连接和结构连接（structural connectivity，SC）的先验，假设从各模态成分分解得到的被试间混合结构在一定程度上存在合理的相关性。mCCA+jICA 能够通过盲数据驱动的方式实现灵活的模态关联。同时，该方法也具备源分离的优异性能。mCCA + jICA 能够灵活地实现模态关联，在源分离方面也有独特的优异性能。采用 mCCA 和 jICA 两种互补的方法，能兼顾强连接和弱连接的调制以及联合独立成分（Sui et al.，2011）。mCCA 通过相关提供更接近的初始匹配，使 jICA 更可靠；而 jICA 进一步分解与关联图联合的剩余混合数据，并降低不同规范对相关系数的要求。

注意，mCCA+jICA 方法不会明显增加计算负荷，然而与单独的 mCCA 和 jICA相比，它在数据融合仿真中实现了更佳的性能。此外，mCCA + jICA 不限于两个模态的融合，而是可以扩展到三模态或更多模态多重融合的数据类型，并可以使用多数据集 CCA 代替多模态 CCA，例如，结合 fMRI、sMRI 和遗传数据构建广泛的功能结构遗传学网络。

### （六）并行 ICA

在 jICA 框架中施加正则化使得估计变得更为灵活，这类方法被称为并行 ICA（parallel ICA）。作为一个整合两种成像方式的框架，它通过加强内在的相互关系来识别两种模态的独立成分和它们之间的连接（Liu & Calhoun，2007）。该算法通过熵和关联项以最大化代价函数，从而实现数据集间彼此独立性成分的最大化。如果某些成分的混合分布相关性高于阈值，那么可以基于相关性约束并使用适当的终止标准来修改更新解混矩阵。事实上，上述阈值可以根据经验确定，并可以针对数据类型的不同组合而改变。由于并行 ICA 能够增强一个或多个成分在模态间的相关性，该方法本质上是一种半盲的方法（Sui et al.，2012）。

### （七）CC-ICA

系数约束 ICA（constrained coefficient-ICA，CC-ICA）旨在改进组间差异，并提高成分提取中分解精度的敏感性（Sui et al.，2009）。jICA 是一种不提供先验信息的盲源方法，因此不能对检测组间差异实现最优化。如果目的是最佳地识别疾病潜在的生物标志物，我们可以纳入先验信息，从而增强该方法的灵敏度以检测相关组间差异。CC-ICA 通过将组差异准则纳入传统 ICA 的代价函数并自适应约束特定成分的混合系数，从而增强组间差异的检测。它可以与参考主成分分析（principle component analysis-reference，PCA-R）结合，用以识别疾病生物标志物。该方法的一个优点是在表示多任务/多模态数据的特定组差异特征时，可以通过将其转换为单一成分，从而提供一种通俗易懂的表示。CC-ICA 可被应用于各种多模态组合以实现 jICA。例如，CC-ICA + PCA-R 可被应用于来自三个任务的 fMRI 数据：感觉运动（sensorimotor，SM）、听觉异常（auditory oddball，AOD）和 Sternberg 工作记忆（Sui et al.，2009）。

### （八）其他的多模态融合方法

除了上述的多模态融合方法外，还有其他多变量方法，如多元回归。其中数据融合通常涉及两个阶段，分别是特征提取阶段（如源分离）和模态间相关或基于这些特征的回归。另外，结构方程模型（structural equation model，SEM）和动态因果模型（dynamic causal model，DCM）可以用来检查功能和结构变量之间的相关结构，这些方法可用于模型测试。然而，它们没有提供对整个脑体素的检查，也没有检测未知连接。除此之外，这些方法也可用于检测数据的所有点之间的相关性（可能通过使用诸如互信息的其他标准来扩展到非线性关系）。这些方法已经被应用于通过计算相关的六维矩阵在 fMRI 中检测功能连通性。这样的计算是直接的，而缺点是它们的高维度数据可能难以得到解释。此外，局部线性化（local linearization，LL）与随机微分方程相结合的方法适用于解决非线性动力学问题，已被成功应用于中小型网络来复制与 EEG/BOLD 相关的描述。

从多模态脑成像数据中探索联合信息有很大的好处。上述的各种方法从多方面的假设出发，通过多种观点解释对应的数据集。因此，根据分析目的、可用的数据类型以及先验信息来选择合适的融合模型是很重要的，这有助于更好地阐明多种模态之间的关系。总之，多模态组合的研究证明，大脑的活动和障碍可以通过多种信息刻画。事实上，通过开发更好的模型，补充和利用数据的丰富性是很有希望的途径。这些模型可能已经存在于其他学科（如机器学习、机器视觉、计算神经科学和行为经济学）中，并将使更广泛的神经科学能够进入神经影像学，从而以理论基础的方式解决神经影像学中的关键问题（Sui et al.，2012）。

## 二、对多模态成像，我们所能做和不能做的

在时空信息方面，自 fMRI 出现以来，多模态成像已越来越具有吸引力。研究者相继对不同模式间的相关与否、如何相关的基本假设加以研究。BOLD 信号的神经生理学解释推动着这些研究，研究者常将多模态成像方法与其他独立方法相比较，或者将多成像方式所获得的数据加以整合。

血流动力学和电生理信号之间的关系，被称为神经血管耦合。越来越多的动物和人类研究结果表明，任务 BOLD 信号响应幅度与并发神经元活动的局部变化是紧密耦合的。特别地，双方关系似乎比突触同步活动更强，这常能够被局部场电位和头皮记录的 EEG/MEG 信号所反映，这种耦合关系是 fMRI 与 EEG/MEG 整合的基本原则。

神经血管关系的一个重要方面是 BOLD 与神经反应的线性（或非线性）。为了从 fMRI 中推断神经元活动，血流动力学和神经信号之间的关系常通过线性卷积系统进行建模。预测的 BOLD 信号由局部神经元活动与时间恒定的 HRF 相卷积得到。这种线性 HRF 可以作为神经元细胞活动，与复杂代谢需求、血流/氧以及星形胶质细胞影响之间的传递作用近似。值得注意的是，在反应链中，线性或非线性可以在任务和 BOLD、任务和神经活动或神经活动和 BOLD 之间的节点中得以体现。多项研究将单个或两个模态信号与不同任务条件的线性函数相比较，并且，联系中的非线性也在一定程度上得以证实，特别是在任务与 BOLD/神经活动的联系中。然而，关键问题在于量化的多模态信号的各种方法可能会导致一些

非线性。此外，血流动力学和电生理反应之间高度不同的时空尺度可能成为另一个挑战。虽然变化的刺激参数在 EEG 与 BOLD 的相关反应中将产生非线性效应，但是很大程度上，EEG 和 BOLD 之间具有很强的线性关系，尤其是当通过脑电量化的源空间反应与 BOLD 反应区域一致时，这种线性关系更加强烈。因此，fMRI 与 EEG 间配准的跨模型实验结果为这两种模态的整合提供了理论基础。

# 第四节　脑电逆问题的应用及发展趋势

EEG 源成像在最近几年内获得了极大发展，为头皮信号的神经生理学解释提供了统计学指标。一些新的源分析技术已经指出，EEG 源成像不仅可以提供空间信息，还可以提供时间信息。高分辨率的时空脑功能成像方法，不仅是神经科学研究的有效工具，而且使各种神经系统疾病（如癫痫）患者受益。EEG 和 MEG 是目前唯一能提供高时间分辨率信息的非侵入性的大脑活动检测方法，可以评估动态的大脑活动。EEG/MEG 和 fMRI 的整合是寻求新成像模式的一个重要突破，具有电磁和血流动力学方法的互补优势。毫无疑问，这必将导致人们对脑神经网络的属性有新的认识。随着这些技术在空间分辨率方面的不断提升，电生理神经成像方法越来越多地在神经科学研究中得以应用，并迅速地被应用到临床领域。除此之外，随着分析工具和数据可解释性的提高，多道 EEG 系统已经能够被运用在全部临床和实验室研究中。

由于不同的源定位方法对不同的先验假设有着不同的效果，所以不能简单地评论源定位的好坏，不同的源定位方法有着各自的优点和不足。虽然 EEG 的空间分辨率是其在应用中的一大限制，但是随着源定位技术的发展，EEG 的空间分辨率可以与 fMRI 相媲美，并能够达到和 fMRI 结果相接近的程度。高分辨率 EEG、现代逆问题求解方法以及真实头模型和合适的预处理技术相结合，使得 EEG 能够作为神经成像方法而被使用。未来的研究将致力于提出更合理的先验假设，构建基于解剖学、生理学、生物物理学的约束模型，融合并源自其他成像方法的相关结果。这将侧重于更加细化地融合物理模型中的解剖信息，从而对解剖学中狭窄区域的功能差异进行考虑。同时，将 DTI 和脑电图源定位相结合，也是未来研究的一个主要方向，在考虑时间信息的逆问题求解中，也应该融合诸如功能连接等信息的先验约束。毫无疑问，EEG 和 ERP 源成像将很快取代传统的 EEG 和 ERP 实验，以及在这些实验中对峰值和波谷的过多关注。

# 参考文献

徐鹏.（2006）. *信号的稀疏分解及其在脑电信号处理中的应用研究*. 电子科技大学.

Calhoun, V. D., & Adali, T.（2009）. Feature-based fusion of medical imaging data. *IEEE Transactions on Information Technology in Biomedicine*，*13*，711-720.

Correa，N. M.，Li，Y. O.，Adali，T., & Calhoun，V. D.（2008）. Canonical correlation analysis for feature-based fusion of biomedical imaging modalities and its application to detection of associative networks in schizophrenia. *IEEE Journal of Selected Topics in Signal Processing*，*2*，998-1007.

Friston，K. J.（2009）. Modalities，modes，and models in functional neuroimaging. *Science*，*326*（5951），399-403.

Gorodnitsky，I. F., & Rao，B. D.（1997）. Sparse signal reconstruction from limited data using FOCUSS：A reweighted minimum norm algorithm. *IEEE Transactions on Signal Processing*，*45*，600-616.

Grave de Peralta-Menendez，R.，Gonzalez-Andino，S. L.，Morand，S.，Michel，C. M., & Landis，T.（2000）. Imaging the electrical activity of the brain：ELECTRA. *Human Brain Mapping*，*9*，1-12.

Groves，A. R.，Beckmann，C.F.，Smith，S. M., & Woolrich，M. W.（2011）. Linked independent component analysis for multimodal data fusion. *Neuroimage*，*54*，2198-2217.

Liu，J., & Calhoun，V.（2007）. *Patallel Independent Component Analysis for Multimodal Analysis：Application to fMRI and EEG Data*. IEEE International Symposium on Biomedical Imaging：From Nano To Macro，Washington，1028-1031.

MartíNez-Montes，E.，Valdés-Sosa，P. A.，Miwakeichi，F.，Goldman，R. I., & Cohen，M. S.（2004）. Concurrent EEG/fMRI analysis by multiway partial least squares. *Neuroimage*，*22*，1023-1034.

Ro，T.，Farnè，A., & Chang，E.（2003）. Inhibition of return and the human frontal eye fields. *Experimental Brain Research*，*150*，290-296.

Sui，J.，Adali，T.，Pearlson，G. D., & Calhoun，V. D.（2009）. An ICA-based method for the identification of optimal FMRI features and components using combined group-discriminative techniques. *Neuroimage*，*46*，73-86.

Sui J.，Adali，T.，Pearlson，G.D.，Clark，V. P., & Calhoun，V. D.（2009）. A method for accurate group difference detection by constraining the mixing coefficients in an ICA framework. *Human Brain Mapping*，*30*，2953-2970.

Sui，J.，Adali，T.，Yu，Q.，Chen，J.，& Calhoun，V. D.（2012）. A review of multivariate methods for multimodal fusion of brain imaging data. *Journal of Neuroscience Methods*，*204*，68-81.

Sui，J.，Pearlson，G.，Caprihan，A.，Adali，T.，Kiehl，K. A.，Liu，J.，Yamamoto，J.，& Calhoun，V. D.（2011）. Discriminating schizophrenia and bipolar disorder by fusing fMRI and DTI in a multimodal CCA+ joint ICA model. *Neuroimage*，*57*，839-855.

Xu，P.，Tian，Y.，Chen，H.，& Yao，D.（2007）. Lp norm iterative sparse solution for EEG source localization. *IEEE Transactions on Biomedical Engineering*，*54*，400-409.

Xu，P.，Tian，Y.，Lei，X.，& Yao，D.（2010）. Neuroelectric source imaging using 3SCO：A space coding algorithm based on particle swarm optimization and $L_0$ norm constraint. *Neuroimage*，*51*，183-205.

# 第七章

# 脑电的脑网络分析技术

人类大脑皮层由大约 $10^{10}$ 个神经元构成，这些神经元组成了复杂网络的局部回路和长程通路。这些复杂的网络是不同大脑系统间分布式相互作用的结构基础（Stam & van Straaten，2012）。现代网络和复杂系统理论等复杂网络的相关理论越来越多地被用于认知神经科学脑网络的研究中，以帮助我们了解正常大脑的功能是如何产生的，以及处于疾病中的大脑结构、功能和脑区之间的连接发生了何种变化。许多不同类型的神经元之间以独特的方式进行连接，从微柱（minicolumns）水平（大脑的最小功能单元包含 80~100 个神经元）和宏柱（macrocolumns）水平（包含 60~80 个神经元），为我们提供了一个全新的视角，并引发了关于大脑认知功能以及脑网络连接的一些新见解。

本章主要介绍的是关于 EEG 脑网络分析技术的基本知识，首先介绍的是脑网络生理基础，包括脑网络中枢节点所在区域、局部脑血流量（regional cerebral blood flow，rCBF）、功能连接强度（fuctional connection strength，FCS）以及它们之间的相互联系等；其次介绍了脑网络分析的基本原理；然后介绍了头表脑电的脑网络分析；最后从头表推到皮层，对皮层脑电的脑网络进行了分析。

## 第一节　脑网络生理基础

人类大脑是一个复杂的网络，通过相互连接的脑功能单元（即节点）集支持高效的通信。在大脑网络中，大多数节点具有很少的连接，但是少数的几个中枢节点具有大量的连接。人类结构和功能连接数据的图论分析表明，这些脑中枢节点主要位于后扣带回皮层/楔前叶（posterior cingulate cortex，PCC/precuneus，PCu）、内侧前额叶皮层以及外侧颞叶和顶叶皮层。这些大脑区域中的大多数构成了默认模式网络（default mode network，DMN），并在大脑静息状态下表现出高水平的新陈代谢。中枢节点和代谢分布之间的空间相似性揭示了内在网络连接和大脑的代谢需求之间的关系。大脑代谢包括氧化磷酸化，其消耗大部分葡萄糖并产生大部分能量，以及有氧糖酵解，其也会消耗大部分的葡萄糖，但它对许多细胞功能的发挥十分关键。局部脑血流量与静息态大脑的葡萄糖利用、氧消耗和有氧糖酵解密切相关。在任务状态期间，rCBF 和葡萄糖代谢之间通常按比例变化，而氧代谢变化程度较小。然而，rCBF 和氧消耗之间的变化在分级任务中呈线性相关。总的来说，rCBF 可以看作静息状态和大脑任务激活状态的代谢的合理度量指标。

脑功能网络包含一些与其他节点连接非常多的关键节点，且这些节点在大脑静息和任务激活状态脑区间的信息传递中起着重要作用。但是，从中枢节点之间的关系到大脑的生理度量指标，如 rCBF，我们仍未完全了解。研究表明，从人类弥散磁共振成像（diffusion magnetic resonance imaging，dMRI）数据中检测到的大脑的结构中枢与有氧糖酵解和 rCBF 代谢呈正相关，这说明结构中枢与代谢需求是约束相关的。与大脑的结构网络相反，功能网络可以捕获在不同的大脑状态下的动态变化。然而，很少有研究直接检查功能网络枢纽和人类的大脑代谢之间的关系。

对此，Liang 等（2013）使用 fMRI 数据的 BOLD 和动脉自旋标记灌注对比研究静息态和 N-back 工作记忆任务期间功能连接强度和 rCBF 之间的关系。在大脑静息态期间，Liang 等发现，功能中枢主要位于 DMN 和视觉区域。在静息态期间，这些中枢节点在大脑区域产生大部分重叠且具有高的 rCBF。rCBF 与三个节点中心度量（功能连接强度、效率和介质中心度）呈显著相关。

DMN 的持续激活可能使脑系统易受疾病的影响。稳定的 FCS-rCBF 关系可能为脑疾病中枢中断机制提供一种新的见解。在 DMN 和中央执行控制网络（executive control network，ECN）区域比在视觉和感觉运动区域具有更高的 FCS-rCBF 连接。由于 DMN 和 ECN 是涉及内部和外部认知过程的高阶脑系统，与初级感觉和运动系统相比较，其神经动力学的多样化可能与血液供应和功能连接结构之间的相互作用相关。

灰质体积与结构连接强度（structural connectivity strength，SCS）和 rCBF 具有显著相关性，表明了具有更大灰质体积或结构连接的脑区趋向于有更多的代谢激活。在控制了灰质体积或 SCS 后，功能中枢仍然需要较高比例的 rCBF。这证实了 FCS 和 rCBF 之间的关系不仅仅是结构的协变量的结果。越来越多的研究认为，自发性神经活动由基础解剖结构塑造，但又不仅限于此。Liang 等认为，代谢需求也与大脑网络的内在功能组织结构有密切的关系。

　　长和短距离的功能连接的数目具有不同的空间模式，这表明两种度量具有不成比例的代谢需求。具有高的长距离的 FCS 的脑区主要位于内侧前额叶皮层/外侧前额叶皮层、后扣带回皮层/楔前叶的边缘区域和颞顶叶皮层区域，显示与 rCBF 有较高的空间重叠。因为这些区域参与高级认知功能，所以长距离连接的优势在于能为其他脑区提供快速连接，从而实现有效的信息处理。

　　长距离连接也可以通过多个模块，以允许远程中枢节点充当分离的模块之间的整合信息的连接。长距离的连接可以发现更强的 FCS-rCBF 相关性，这表明具有丰富的长距离连接的大脑中枢节点与血液/能量供应更紧密地耦合，以促进它们更大程度地参与神经过程。在内侧前额叶皮层、外侧前额叶皮层、感觉运动皮层和视觉皮层中可观察到高的短距离连接。然而，短距离的中枢节点的空间分布显示与 rCBF 有相对较低的相关性，这可能是由于在初级感觉运动领域中短距离的 FCS 和 rCBF 之间的不匹配。感觉运动领域是最显著的短程中枢之一，但显示了相对低水平的 rCBF。

　　一个有趣的发现就是，rCBF/FCS 这一比率在大脑中的分布是不均匀的。后扣带回皮层/楔前叶、内侧前额叶皮层/前扣带回皮层和 lPFC 中的脑区域似乎具有高的 rCBF/FCS 比率，这表明了维持其与脑的其余部分的连接的高代谢要求。区域间主要是长距离连接，且涉及重要的高级认知功能，如注意和控制过程，表明通过优化这些脑区域中的功能连接的组织结构，可以达到以高能耗为代价执行高效信息处理的目的。相比之下，具有低 rCBF/FCS 比率的区域在初级视觉皮层中与明显的短距离中枢节点重叠。

　　另外，局部功能中枢节点在短距离连接中也是非常丰富的，从而协调个体区域内的信息流动。低的 rCBF/FCS 比率表明了局部中枢节点的存在可以帮助大脑保存其代谢能量。

　　总的来说，在静息态，具有较高 FCS 的功能脑中枢节点主要是在 DMN、脑岛和视觉区域。FCS 与 rCBF 表现出强空间相关性，与视觉和感觉运动皮层相比，在 DMN（包括内侧额叶顶叶皮层）和 ECN（包括侧额叶皮层）中，这种相关性更强，而且这种相关性是与距离相关的，也就是说，相比于短距离的中枢节点，rCBF 与长距离的中枢节点相关性更强。值得注意的是，在单位连接强度下，一些 DMN 和 ECN 区域表现出更高的 rCBF（即更高的 rCBF/FCS 比率）；然而，该指标在后视觉区域较低。在工作记忆实验中，ECN 和/或 DMN 区域的 FCS 和 rCBF 连接与 rCBF/FCS 比率受任务负荷的调制。最后，外侧顶叶任务诱导的 FCS 和 rCBF 的变化与行为表现呈正相关。研究结果表明，在静息态和响应任务的调制期间，血液供应和脑功能拓扑的紧密连接可能阐明了人类大脑功能脑网络连接的生理基础（Liang et al.，2013）。

人类认知功能由大脑不同区域之间的大规模相互作用来体现。调制这些相互作用的解剖结构组织，可以通过白质空间映射结构脑网络连接来描述。由这些解剖上的物理性质直接定义的结构连接，可以定义脑区域之间的电信号的节点。神经生理学事件可以通过脑网络连接来描述，从而反映其神经元活动的协调变化、场电位、血流量或能量消耗。神经生理学事件中的时间相关性定义的功能连接反映了不同脑区间相关活动的静息状态和任务相关性激活的强度。无论是从神经水平还是从系统水平检测，脑连接都是网络水平的，其结构特性（如长度和节点数量）在一定程度上会影响功能特性（如时间动力学中的局部或全局相关性）。结构连接的长度和密度会影响功能加工处理过程，如信息的分离和整合（Bassett et al.，2013）。

大脑中白质连接网络遵循小世界组织原则，具有较短的路径长度、高的聚类系数和低成本的特征。一旦建立了这样的性质，就可以分析其与其他系统性质的关系。区域间灰质结构的相似性和白质连接以及通过 EEG 评估的功能性脑网络都具有小世界性质。通过使用如光谱、灌注、sMRI 或 dMRI 等先进成像方法，可以检测到突触的数量、细胞体的数量、注入血流量以及神经纤维束的类型和数量等脑区特征。在某些情况下，不同结构性质之间的关系是以系统的方式形成的，例如，相比于较小的脑区域，较大的脑区域倾向于具有更多的连接。在其他情况下，结构和功能性状也可以系统地连接起来，例如，特定脑区的神经功能整合是通过该区域的输入和输出连接的数量、质量和使用量而部分地形成的。反过来，功能分离，如在单模运动和感觉或多模态皮层区域中所反映的，在宏观白质网络拓扑和功能连接网络中得以体现。运动系统白质连接的输入和输出、初级感觉皮层增加的路径和关联区域间丰富的连接，都与这些区域的功能相关（Várkuti et al.，2011）。

大脑皮层的结构分离和功能特异性区域是通过皮层与皮层之间轴突通路的密集网络互相连接形成的。Hagmann 等通过使用扩散光谱成像（diffusion spectrum imaging，DSI），采用无创方式映射了皮层区域内和大脑半球之间的这些通路。通过对所产生的大规模结构性大脑网络进行分析，他们发现了后内侧和顶叶大脑皮层的结构中心，以及一些不同的颞叶和顶叶模块。结构中心的脑区域具有高的节点度、强度和介质中心度，并且它们构成了节点连接的主要结构模块。在核心区域的内部和外部，从同一参与者中测量的结构连接和静息状态功能连接之间存在潜在的对应关系。皮层内核心区域的空间和拓扑结构中心性表明了大脑皮层在功能整合中的重要作用。

网络分析为多个物种的大规模皮层连接的组织结构提供了新的视角，包括大鼠、猫和猕猴。在人脑皮层中，功能连接模式的拓扑结构在近年来得到广泛研究，并且这些模式的关键属性已在静息状态或认知负荷的不同条件下得到体现。皮层功能连接的一个主要特点是默认网络，一组动态耦合的大脑区域在静息状态下比在执行认知要求较高的任务期间具有更高的激活。研究者在麻醉的猕猴中发现了类似于人类默认网络的自发功能连接，并且发现眼睛运动系统中的功能连接模式与已知的结构连接相对应（Vincent et al.，2007）。猕猴大规模皮层网络中的自发性神经活动模型表明，区域集群之间的反相关激活可能反映了网络中存在的结构模块（Honey et al.，2007）。这些研究表明，在大脑皮层内，结构模块决定了大规模功能连接。

理解功能连接模式的结构基础，需要一个全面的人类大脑结构连接模式图（人类脑网络图谱）。关于 DTI 和纤维束成像方法的最新进展允许高空间分辨率的白质皮层与皮层之间的投影为非侵入性映射，产生区域间皮层连接的矩阵。结构脑网络具有小世界属性且节点度呈指数分布（Hagmann et al.，2007）。采用扩散光谱成像，Hagmann 等衍生出高分辨率皮层连接矩阵并应用网络分析技术来识别结构模块，结果发现，后部内侧和顶叶皮层区域形成了密集的相互连接和拓扑结构核心区域。结构核心区域包含许多中枢节点，且这些区域将核心区域与颞叶以及额叶皮层的模块相连。扩散光谱成像和静息态功能磁共振（resting-state functional magnetic resonance，rs-fMRI）数据之间的比较揭示了结构和功能连接之间的密切关系，包括形成结构核心的区域。结构连接模式和皮层区域之间的功能相互作用且具有显著相关性。大脑的结构核心区域可能在功能分离脑区的信息整合中起着关键作用。

人类的大脑给我们展现了一个令人困惑和挑战的悖论：尽管有固定的解剖结构，并以连接性为特点，但是其功能却十分强大且多种多样，如行动、感知和认知。这与具有动态解剖过程但仅有一个功能的器官，如心脏，形成鲜明的对比。这种悖论的解决方法可能在于大脑的网络架构，其组织结构通过不同的方式进行局部相互作用以应对不同环境或不同命令的需求，并确保其适应性、稳健性、对损害的弹性、有效的信息传递和来自固定结构的多种功能。从静态结构连接、正式的计算方法到神经元信息处理，动态功能连接的出现解决了结构和功能之间的逻辑问题（Hamm et al.，2011）。

认知神经科学中一个特别的挑战是大脑的多尺度组织结构问题，这意味着网络可以通过细胞和突触的微尺度水平、细胞集群和轴突的中尺度水平，以及大脑区域和纤维束的宏观水平得以有效定义。在人类中，神经元组织结构超过六个数量级（six orders of magnitude），从单个神经元和突触水平（<1μm），到神经元集群（如皮层柱和细胞结构区域约 1cm），再到大尺度的分裂，如叶、系统和半球（约 10cm）。这种多尺度的组织结构也就意味着对于脑网络，没有一种特定的

标准来进行分析。

脑连接的研究已经在神经科学的许多领域中开辟了新的实验和理论方法，且在神经解剖学、神经发育、电生理学、功能性脑成像和认知神经基础中发挥重要作用。网络结构和连接的分析揭示了许多关于大脑功能整合的问题，具体如下。

1）神经系统通过突触和轴突路径相互连接的大量神经元组成。网络的定量方法可以塑造大脑解剖结构原理。

2）单个神经元参与复杂的生理反应。这些响应由连接在局部回路中以及脑区域之间的大量个体神经细胞之间的网络相互作用产生。

3）在模态之内和模态之间，大脑皮层的不同部分表示不同的感觉特征。作为一致感知或认知状态的一部分，这些特征是整合大部分大脑的分布式网络加工过程的结果。

4）感觉输入或认知任务的变化导致高度特异性的大脑激活模式。这些模式是复杂和持续激活网络的动态扰动效应。

5）脑创伤和疾病的结果包括显著和长期的神经功能缺陷。这些缺陷导致结构性网络损伤，并且损伤的程度和位置可以预测关于认知功能障碍的性质和严重性以及恢复和补偿反应的可能性。

6）整个生命周期内行为和认知变化的发展。大脑中解剖连接的生长和成熟改变了神经反应和认知能力的范围。

关于神经元活动和神经递质的性质的大多数重大突破，是通过在清醒或麻醉的动物的完整脑中或在移出的组织片中进行的单个神经元的电生理信号记录中获得的。电生理信号记录提供了极高的空间和时间分辨率，并允许直接观察由单个神经细胞产生的电流和电位。这种高分辨率需要消耗相当大的成本，因为所有的细胞记录技术是高度侵入性的，需要手术介入并且将大体积记录电极放置在脑组织内。然而，电生理记录允许直接访问神经信号。大多数神经元通过动作电位或"放电"进行通信，因此神经信号通常被转换成可以在速率和时间方面表征的一系列离散放电事件。神经活动也可以用基于固有的依赖电压信号或电压敏感材料的各种光学成像方法记录。

目前有多种方式可以测量、计算以及表示脑连接，这些神经记录技术可以在不同的时间和空间尺度上直接或间接地观察到神经激活。通过神经细胞生理学和功能性神经成像的技术获得的神经信号的不同性质可以揭示以下事实：在电极、传感器和磁线圈之下存在单个生物系统，其真实结构和功能就是我们要研究的对象。需要经验数据和计算模型，以提供对来自不同记录模态（如血液动力学响应、细胞或电磁表面电位）的神经信号的关系的理解，以及通过扩展、联合这些信号估计的脑连接的方式。在宏观大脑系统中，不同尺度的连接模型揭示了毫米级脑体素内或在个体细胞和突触之间的神经事件之间的关系（Honey，Thivierge，& Sporns，2010）。

连接将细胞尺度的统一事件转化为大尺度模式。一旦用于产生脉冲和用于在细胞之间快速传输的细胞机器发展，连接性成为神经元可以产生多种模式的响应和相互统计依赖的方式。连接允许神经元之间独立和共同行动，从而为"统一的神经系统行动"提供基础。神经元学说仍然是现代神经科学的重要基础，然而它强调的是，神经元作为神经系统的自主解剖和生理单元，不应该被误认为是脑的功能减少到其细胞的功能基质。连接对于整合单个神经元的动作以及使其能够实现感知、注意和记忆等认知过程是必要的。事实证明，大脑连接分析可以解释为在神经细胞和脑区域中功能是如何局部化和呈现的。

透过哺乳动物新皮层中的锥体细胞可以发现，两个细胞突触连接的概率随着它们之间的距离而下降。该关系曲线呈钟形，并且随着距离增加到几毫米时，其下降到接近零（Hellwig，2000）。距离越长，连接越呈现局部聚类，可能是由于连接的细胞集群具有相似的响应属性。这种连接模式可以通过控制细胞和突触密度的距离相关的概率分布来描述。

对观察到的功能相互作用的突触连接的推论，为我们提供了对细胞皮层网络的各种非随机性质的一些见解。例如，当观测到大鼠视皮层中的突触连接时，突触强度具有"重尾"的对数正态分布。更强的连接也显示出更高度聚类的趋势，其倾向于更密集连接的结构。

不同组的实验证明存在高度耦合的兴奋性神经元的独立子网络，且这些神经元混合在单个皮层柱中（Yoshimura，Dantzker，& Callaway，2005），在方向选择性的功能映射中具有高度的细胞精度（Ohki et al.，2005），允许细胞甚至在紧密的空间接近中表达不同的功能特性，从而使得功能上独立的集群能够在单个空间体积内共存。总之，仅仅是基于空间邻近性的概率规则不足以描述细胞皮层连接，并且细胞回路形成了当前未知拓扑结构的精确模式。使用超微结构或细胞标记技术映射到皮层组织结构，就可获得关于这些模式性质的关键信息。

由于没有一种统一的技术可以在所有生物上测量空间或时间尺度相关的大脑网络，这意味着必须考虑多个不同测量模态下的多个尺度的连接。基于图论的方法为我们提供了理解大脑网络拓扑的一种方法，因为大脑拓扑可以抽象成由一系列的节点和边构成的网络，然而我们所得到的节点和边严格依赖于所选择的信号测量技术，使用不同的信号测量技术将会得到不同的网络连接模式。脑连接通常具有三个不同的空间尺度：微观、宏观和介观（Bohland et al.，2009）。微观尺度是指太小而不能用肉眼分辨的性质，因此需要使用显微技术进行可视化。这个尺度指的是在单个神经元和突触水平下重构网络。宏观尺度是指可以在没有显微技术帮助的情况下识别出来的性质。在脑连接组学中，这种尺度通常指的是分析大尺度神经元集群之间结构和功能的相互作用。介观尺度介于微观和宏观尺度之间。这种尺度分析通常结合微观和宏观技术来了解整个（或大部分）大脑高精度的神经元连接。

我们不能完全理解大脑的功能，只有通过多尺度网络之间的相互作用，分子和细胞才会产生行为和认知。分析多个尺度的组织结构的网络之间的相互作用，对于理解大脑更为全面的功能整合机制是至关重要的（Sporns，2011）。

# 第二节　脑网络分析的基本原理

从 19 世纪开始，主要的认知神经科学观点认为，认知处理过程是全脑功能综合的产物，大脑皮层不是由独立的功能结构组成的。因此，近年来，功能连接方法引起了研究者的极大兴趣。客观地理解不同脑区域之间的功能连接在神经科学中扮演着重要角色。随后，发展能够精确描述估计的脑网络结构的属性特征的技术又掀起了大的热潮。提取脑连接模式中突出的特征是一个具有挑战性的课题，因为估计的大脑网络有一个相当大的尺寸和复杂的结构。最近，学术上普遍认识到基于脑影像技术［包括 EEG、fMRI 和肌电图（electromyogram，EMG）］估计的功能连接网络能够用图论的方法来分析，因为图是一个网络在数学上的表示，它本质上能够将复杂的图简化为节点和节点之间的连接。很多的解剖脑网络的研究已经证明了图论的方法在脑网络的研究中是有用的。在这些研究中，研究者发展了两类特征：平均最短路径长度（$L$）和聚类系数（$C$）。它们分别表示网络结构中全局和局部属性。研究发现，解剖脑网络表现出了大量的局部连接，如高的聚类系数和一些随机的长距离连接，以及低的平均最短路径长度。根据这些性质，研究者辨别出了一个特殊的模型，其插在规则网络和随机网络之间。这种模型在解剖学上叫做"小世界网络"，这个小世界现象的概念在社交系统中已经被观察到超过 30 年。用相似的概念，根据数学理论，功能脑网络的其他类型也有被研究。基于不同的脑影像技术（EEG、fMRI 和脑电技术），不少研究发现，功能网络表现出了小世界的特性。在功能脑连接中，这些属性被证明反映了大脑结构之间信息处理和传输的最佳架构。然而，认知和运动任务以及神经疾病的存在被证明会影响这样一种小世界拓扑结构（平均最短路径长度和聚类系数显著改变）。此外，研究者发现，一些功能脑网络在度分布上非常不像随机网络，并且它们的度在这些网络中的分布遵循幂律趋势，我们将这些网络称为"无标度网络"，这种网络仍然表现出小世界的现象，但是趋向于少数节点拥有大量的连接，而其余节点却很少拥有（Friston，2009）。无标度网络具有很强的容错性和快的信息处理速度。因此，在许多的病理或者实验任务下，检查功能脑网络标度属性的改变也是很重要的。除了这些指标外，属于脑网络的局部属性在分析中也应被考虑在内。在本节中，我们主要介绍脑网络中的一些常见的网络连接方法和基本的图论指标。

大脑区域之间的整合能够通过评估脑连接的方式来测量。脑连接被分为结构连接、功能连接和效应连接。由于神经元的微观尺度的结构连接很难定义，简单的结构连接可以考虑脑区域之间的纤维通路追踪，这种方式是符合广义的解剖知识的（Koch，Norris，& Hund-Georgiadis，2002；van Doyen，2001）。其中，磁共振技术和 DTI 技术通常被用来构建结构连接和传递白质纤维束的信息。

功能连接被定义为不同神经元活动之间的时间相关性。许多神经生理学信号能够被用来评估功能连接技术（Fingelkurts，Fingelkurts，& Kähkönen，2005），包括局部场电位、脑电、脑磁、正电子断层成像和功能磁共振信号。

效应连接是一个相对较新的概念，被定义为一个神经元对另一个神经元产生的直接或间接的影响。它描述了脑区之间动态的有效影响。效应连接既能够直接用信号来估计（数据驱动）（Horwitz，2003），也能够基于指定因果连接的模型来构建（基于模型的驱动是结构连接和功能连接的组合）。

相比于磁共振信号，脑电信号有相当高的时间分辨率。因为功能连接和效应连接技术高度依赖于随时间变化的神经信号一致性的计算，所以对于计算这种连接，脑电信号比磁共振信号更好（de Vico Fallani et al.，2008）。本节主要对效应连接和功能连接进行介绍。

## 一、效应连接

为了完成知觉、运动和认知功能，神经元在局部或者全局区域产生同步和动态影响（Delorme et al.，2002）。这些功能反映了复杂的交互，包括对刺激的预想（Zervakis et al.，2011）、对刺激的注意以及对它随后行为的准备。这种交互能够通过双向或者非双向连接来实现。前者相当于双向同步，所有系统调整它们之间的节奏；而后者反映了驱动（初始化外部源）和响应（受驱动系统影响）之间的因果影响，如动态因果模型和格兰杰因果连接就属于这种技术中的一员。

### （一）模型驱动的效应连接技术

神经生理学证据和可行的理论能够被用来创建图论模型，效应连接就是基于这种思想的一类方法。通过这种技术，我们可以计算竞争的神经模型和假设。

神经生理信号被认为是独立脑源的混合，这些独立的脑源在时间和空间上与被研究的特定脑状态相关。虽然这种想法直到 20 世纪 80 年代中期才被提出，但是近年来定位脑源的新技术如雨后春笋般涌现出来。2003 年，基于磁共振的动态因果模型方法被提出，随后该方法被扩展到脑电和脑磁研究中。动态因果模型技术的关键是动态系统的响应能够被一个离散网络所捕捉。

（二）数据驱动的效应连接技术

相比于模型驱动技术，数据驱动技术没有假设任何先验模型和时空关系的先验知识。GCM 是数据驱动效应连接技术的原型之一。GCM 基于一个假设，即在时间上，原因先于影响。如果一个信号能够被其他信号过去的信息所预测，并且比自己信号过去值预测的结果要好，那么其他信号能够被认为是这个信号的原因。GCM 是一种时域测量方法。在 1982 年，Geweke 将这种方法运用到了频域，他的工作使脑电频段之间的连接分析变得有生理意义。随着 GCM 的发展，这个概念从二变量拓展到了多变量。有向传递函数（directed transfer function，DTF）和 PDC 技术都是从 GCM 发展而来的。在二变量情况下，DTF 和 PDC 的连接是相等的，但一旦运用到多变量，PDC 不仅能够检测相互影响的脑区域间的直接通路，也能够检测间接通路。

## 二、偏有向相干

PDC 技术是基于偏相干的概念发展而来的（Baccalá & Sameshima，2001）。它是测量 $n$ 个信号中两个信号之间关系的一种技术，目的是避免容积导体效应。PDC 通过测量方向影响从而拓展了偏相干的概念。PDC 可以用 MVAR 来阐释。假设有 $n$ 个同时观测到的时间序列 $x(t) = [x_1(t), \cdots, x_n(t)]^T$，那么它们的 $p$ 阶的自回归模型可以表示为

$$x(t) = \sum_{r=1}^{p} A_r x_i(t-r) + \varepsilon(t) \tag{7-1}$$

其中，$A_r$ 是系数矩阵，$\zeta(t) = [\zeta_1(t), \cdots, \zeta_n(t)]$ 是一系列均值为 0 的多变量高斯白噪声。自回归系数 $a_{ij}(r)$ $(i, j = 1, \cdots, n)$ 表示 $x_j(t-r)$ 对 $x_i(t)$ 的影响。非零系数值被认为是信号 $j$ 到信号 $i$ 的信息流。GCM 是一种时域分析方法，PDC 提供了 GCM 的一种频域描述。

让矩阵 $\overline{A}(f) = I - A(f) = [\overline{a}_1(f), \overline{a}_2(f), \cdots, \overline{a}_L(f)]$ 的元素 $\overline{a}_{ij}(f)$ 表示 $n$ 维单位矩阵 $I$ 和矩阵 $A(f)$ 之间的差异。$A(f)$ 的元素 $a_{ij}(f)$ 是系数矩阵 $A_r$ 对元素 $a_{ij}(r)$ 的傅里叶变换。其中

$$a_{ij}(r) = \sum_{r=1}^{p} a_{ij}(r) \, e^{-r(2\pi/p)\, rf} \tag{7-2}$$

此外，$\overline{a}_j(f)$（$j=1, 2, \cdots, n$）组成矩阵$\overline{A}(f)$的列，从通道$j$到通道$i$的 PDC 通过以下方式计算

$$\pi_{ij}(f) = \frac{a_{ij}(f)}{\overline{a}_v^H \overline{a}_j} \tag{7-3}$$

其中，$H$表示复共轭的装置。

## 三、功能连接

在 20 世纪 60 年代，基于互相关的线性脑连接开始被用来测量脑电信号对。越高的相关性意味着相关脑区之间的功能连接性越强。为了测量频域的线性连接，相干或者幅值平方相干（magnitude-squared coherence，MSC）被引进。相干允许不同频率带信号之间的空间相关。相干对于能量的改变和相位关系的改变是敏感的。换句话说，如果一个信号中能量或者相位发生改变，那么这个相干值将会受到影响。如果信号之间原始的关系没有随时间变化，那么相干值将会保持统一。这意味着相干分析没有指定信号之间真正关系的方向信息。此外，相关能够计算单个段或者几个段，它对相位与极性是敏感的。然而，在正常的生理条件下，没有强的和突然的能量不对称情况发生。因此，可以忽视能量对相干的影响，其结果与相关类似。

（一）幅值平方相干

互相干和幅值平方相干大部分都是根据线性同步理论的，幅值平方相干的定义如下

$$C_{xy}(\varsigma) = \frac{1}{N-\varsigma} \sum_{n=1}^{N-\varsigma} ((x_n - \overline{x})/\sigma_x)(\gamma_{n+\varsigma} - \overline{y}/\sigma_y) \tag{7-4}$$

其中，$\overline{x}$和$\sigma_x$分别是均值和方差。$\phi(t) = \arctan \dfrac{\tilde{x}(t)}{x(t)}$是时间延迟。将式（7-4）进行傅里叶变换后，可以提取出互谱密度函数$S_{xy}$，根据 Welch 理论（Ding et al., 2000），幅值平方相干被计算如下

$$\gamma_{xy}(f) = \frac{|<s_{xy}(f)>|^2}{|<s_{xx}(f)>|<s_{yy}(f)>|} \tag{7-5}$$

其中，<•>表示窗口平均。给定频率估计的幅值平方相干范围为 0～1Hz。

（二）非线性连接关系

非线性相干分析不一定胜过线性理论，它存在的理由是提供某一或者相当严格假设下对线性理论的补充，我们知道，许多至关重要的神经处理均有非线性特

征。非线性方法在捕捉脑电信号的动态性时，采用了确定性混沌理论。在 20 世纪 80 年代早期，同步的概念被引进来测量神经活动。同步的基础是相互作用的无顺序振荡。同步理论可以被理解为一种对振荡对象节律的调整。在神经科学研究中，同步主要表示相位同步和广义同步。相位同步主要发现于 γ 频段。相位同步在特定疾病，如在癫痫病中也是一种重要的机制。

## 四、相位同步–锁相值

锁相值理论认为，两个动态的系统可能有它们的相位同步性（Lachaux et al.，1999），即使它们的幅值是零相关。相位同步被定义为与每个信号都有关系的锁相，例如

$$|\varphi_x(t) - \varphi_y(t)| = 常数 \tag{7-6}$$

为了估计信号的瞬时相位，希尔伯特变换被用来分析信号

$$H(t) = x(t) + i\tilde{x}(t) \tag{7-7}$$

其中，$\tilde{x}$ 是 $x(t)$ 的希尔伯特变换，定义为

$$\tilde{x}(t) = \frac{1}{\pi} PV \int_{\infty}^{+\infty} \frac{x(t')}{t-t'} dt' \tag{7-8}$$

其中，$PV$ 是柯西主值。分析信号相位定义为

$$\phi(t) = \arctan \frac{\overline{x}(t)}{x(t)} \tag{7-9}$$

因此，对于相同时间长度的两个信号 $x(t)$、$y(t)$ 的瞬时相位 $\varphi_x(t)$ 和 $\varphi_y(t)$，双变量锁相值定义为

$$PLV = \left| \frac{1}{N} \sum_{j=0}^{N-1} e^{i(\phi_x(j\Delta t) - \phi_y(j\Delta t))} \right| \tag{7-10}$$

其中，$\Delta t$ 是采样周期，$N$ 是每个信号的样本数。PLV 的范围为[0，1]，其中，1 表示完美的相位同步，0 表示缺乏同步。

## 五、网络密度

我们知道，图是网络的抽象表达，包含一系列的顶点，图论上称之为节点；以及一系列的边，图论上称之为连接，表示顶点之间的一些影响。邻接矩阵 $A$ 包括图结构中连接的信息，若从节点 $i$ 到 $j$ 之间的权重或者方向均存在，那么邻接矩阵中 $A_{ij} \neq 0$，反之，$A_{ij} = 0$。

网络密度是图最简单的一个属性，它的值等于模型中实际存在的连接数量除以模型的最大容量。由定义可以看出，密度的范围为 0～1，图连接越稀疏，它的

值越小。当处理权重网络的时候，权重密度 $k_w$ 能够被用来评估组成网络的连接强度，网络密度的数学公式如下

$$k_w = \sum_{i \neq j \in V} w_{ij} \qquad (7\text{-}11)$$

其中，$w_{ij}$ 为从点 $j$ 到点 $i$ 的权重。$V=1$，$\cdots$，$N$，是指图中节点的数量。权重密度给出了整个连接的水平信息，是正确分析其他图参数的基线。

## 六、节点度

用同样的定义，节点度是一个节点最简单的属性，被定义为从该节点到其他节点的连接总数。在权重图中，节点度更普遍的定义是节点强度或者节点权重或者加权度。当考虑方向信息时，这个属性又被分成入度 $S_{\text{in}}$ 和出度 $S_{\text{out}}$。这个强度指标融合了连接数量和连接权重的信息，因此它代表了一个节点输出强度或者输入强度的总和。入度的数学方程表示如下

$$S_{\text{in}} = \sum_{j \in V} w_{ij} \qquad (7\text{-}12)$$

它代表了节点 $i$ 的整个功能输入流，$V$ 是可用节点的集合，$w_{ij}$ 为从节点 $j$ 到节点 $i$ 的权重。用相似的方法，出度的数学方程表示如下

$$S_{\text{out}} = \sum_{j \in V} w_{ij} \qquad (7\text{-}13)$$

它表示了节点 $i$ 的整个功能输出流。

## 七、度分布

对于一个加权图，数学上所有节点度的平均值几乎没有给出系统内连接强度的分布信息。因此，引进图的节点分数 $R(s)$ 是很有必要的，其中，$s$ 表示节点强度。以同样的方式，$R(s)$ 也可被定义为在均匀分布的节点集合中随机选择一个节点（节点权重为 $s$）的概率。在任何一个网络中，$R(s)$ 的图形表示可以通过做一个节点强度的直方图来构建，这个直方图表示图中的节点分布，可以帮助更好地理解系统中强度的分布。在权重图的处理中，出度和入度信息流的分布必须分开考虑。

## 八、连接相互性

在有向网络中，连接相互性分析能够反映节点对之间的趋势，以此来形成节点之间的相互连接。这里，我们通过计算相关系数来测量节点对之间是否存在相

互连接。这种相关性可以由以下公式计算

$$P(A)=\{r(A)-k_w(A)\}/\{1-k_w(A)\}\qquad(7\text{-}14)$$

在这个方程中，$r$ 是连接点在所有方向的数量和连接总数的比值。$k_w$ 是连接强度，其值等于在随机网络中发现两个节点是相互连接的平均概率。作为一种相互性测量方式，通过 $p$ 值，我们可直接辨别出一个网络是互易网络（$p>0$）还是非互易网络（$p<0$）。其中，互易网络被定义为节点对之间的双向连接数比随机连接更多，同理，非互易网络被定义为节点对双向连接的数目少于随机连接。其中，当 $p=1$ 时，表示网络中的所有节点对都是双向连接的。

## 九、模块化

模块化通常意味着包括 $M$ 个节点和一系列边的一个小的连接图，也可以说是一个大的网络（其节点 $N>M$）中的子图。对于节点 $N$，可以形成有限数量的不同模块。对于节点 $N=3$，4，5，其对应的可能的有向网络数量是 13、199 和 9364。在这里，我们展示了 $N=3$ 时的方向模块，这 13 个方向模块如图 7-1 所示。

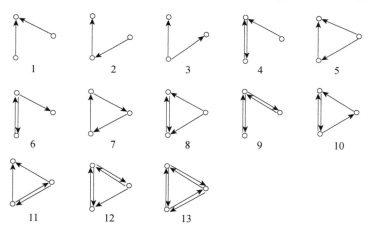

图 7-1 三个节点下所有可能的方向模块（de Vico Fallani et al.，2008）

计算在一个给定网络中一个模块的出现次数，从而生成一个包含网络基本构建块的重要信息的频率谱，最终，我们能够得到网络中出现次数显著高于随机水平的网络体。

## 十、网络结构

两种属性被频繁用来量化非权重矩阵中的局部和全局结构，即平均最短路径长度（L）和聚类系数（C）。其中，平均最短路径长度测量节点间的信息传递效率，而聚类系数则指示网络的趋势，以此来形成高度连接的节点聚类。最近，为了研究权重矩阵，一个更加普遍的网络属性被用来研究。将权重网络也考虑在内，两个节点之间的路径效率系数 e 被定义为节点之间的最短路径的倒数（注意：权重矩阵两个节点之间的最短路径不一定是两个节点之间拥有最少边数的路径）。如果两个节点之间的路径不存在，那么它们之间的路径是无穷远的，且效率系数 e=0。所有节点对系数 $e_{i,j}$ 的平均值叫做网络的全局效率 $E_g$。全局效率的数学方程表达式如下

$$E_g(A) = \frac{1}{N(N-1)} \sum_{i \neq j \in V} \frac{1}{d_{ij}} \qquad (7\text{-}15)$$

其中，N 是组成图的所有节点的数目。因为效率系数 e 也被用在没有连接的图的节点之间，所以图的每个节点 i 的局部效率能够用 $A_i$ 的效率系数来评估，其中，$A_i$ 表示由节点 i 的邻居组成的子图。局部效率 $E_l$ 是所有子图全局效率的平均值，其方程如下

$$E_l(A) = \frac{1}{N} \sum_{i \in V} E_g(A_i) \qquad (7\text{-}16)$$

因为节点 i 不属于子图 $A_i$，所以这种方法揭露了系统的容错水平，显示了当节点 i 被移除后，i 邻居之间的传输效率。有研究证明，全局效率 $E_g$ 和局部效率 $E_l$ 都反映了平均最短路径长度的倒数 1/L 和聚类系数 C。因此小世界定义可以由效率指标来重新改述，即小世界网络具有高的全局效率（高的 1/L）和高的局部效率（高的聚类系数 C）。这个新的定义是吸引人的，因为它将包含图权重连接的全局信息考虑在内，以及为没有连接的节点提供了一个优质解。

# 第三节  头表脑电的脑网络分析

头表脑电脑网络是以头表电极为节点，通过脑电信号构建的网络。头表脑电脑网络在实际研究中得到了广泛应用。本节以 Boersma 等（2011）的实验为例，介绍头表脑电脑网络在实际中的应用。

## 一、实例概述

要了解大脑如何组织成一个功能网络，我们需要考虑以下几个因素：①需要有网络活动水平的可靠测量；②需要表征和量化网络之间的通信；③网络元素之间配对交互的完整模式需要在网络理论框架内整合并分析；④需要评估功能和结构网络水平之间的相关性。

在童年期间，大脑的结构和功能变化很大。如果偏离正常发展，可能对成年人的能力产生重大影响，并且可能出现功能失常，如注意缺陷多动障碍、自闭症和精神分裂症。因此，知识正常增长和大脑的发育轨迹网络对于发现危险因素，即治疗神经精神障碍非常重要。

在产前阶段和婴幼儿早期，小孩的大脑发展出新的神经元，并增殖、移动和随机大量增长突触到附近的神经元。在学龄前，未使用的突触和髓鞘减少，长轴突开始增多并持续到青春期。微观上，神经元的连接性受到神经元活动、基因表达、激素和支持细胞的信号，如星形胶质细胞的影响。宏观上，在童年，不同脑区的脑解剖结构的成熟遵循不同的增长轨迹。采用 sMRI 和 DTI 技术测量发展变化的灰质和白质体积以及白质完整性的研究发现，结构发育在感觉运动区域开始成熟并延伸至背部和顶叶、上颞叶和背外侧前额区。一个有趣的问题是解剖结构发育与功能发育是怎样相关联的。Whitford 等（2007）报告了解剖和功能发育的一种关系。他们对 10~30 岁被试的研究显示出灰质体积和 EEG 功率的生长曲线下降，即相应脑区的空间相干突触活动减少。他们认为，灰质的增长速度减慢对应突触的消除，这是通过 EEG 的功率下降得到的。因此，解剖网络的变化发展伴随着功能网络的变化。

rs-fMRI 已经通过关联不同脑区之间自发低频波动的 BOLD 反应研究了大脑中的功能网络，并采用强相关表示强功能连接。横向研究检测儿童和青少年之间的差异，发现儿童比青少年表现出较强的短距离连接和较弱的长距离连接。更高时间分辨率的 EEG 研究发现功能连通性发展有类似的变化。一方面，大量的研究报告指出短距离电极之间发展的相干性偏低，而远距离电极之间的相干性增加；另一方面，其他静息态脑电研究则发现较少具体的直接发育变化。van Baal 等（2001）追踪 5~7 岁儿童，发现短距离连接（电极之间的相干性）没有变化，而长距离连接减少。对婴儿的研究显示一个倒 U 形曲线，且与爬行体验的变化一致，表明相干性和学习行为之间的关系。此外，Thatcher 等（2009）研究 0~7 岁的幼儿并报告了生长周期，即 0.5~1 岁呈快速持续增长，随后相干性降低。在一个最近的研究中，Thatcher 在一个扩大范围的从婴儿到 16 岁的儿童群体的生长周期的研究中使用更先进的方法重复了这些发现。随着时间和技能的发展，功能连接的改变似乎正在加强或减弱。

现代图论被引入模型化复杂的通信系统，如由节点和节点之间的连接组成的大脑网络。节点表示某种处理单元，而连接表示节点之间的相互关系，如解剖连接或者功能上的交互。直观上，节点之间的相互连接方式提供了关于网络的效率信息。网络在一个规则的、晶格状的结构中由高聚类（相邻节点与其他相邻节点互连的概率）和长平均路径长度（从一个节点到网络中的任何其他节点的平均距离，表示为必须经过的路的数量）来表征。相反，随机网络以固定的概率 $p$ 连接任何两个节点之间的关系，具有低聚类和短的平均路径长度。在规则网络中，某一部分的随机重新连接会导致具有高聚类和短路径长度的小世界网络。这些小世界网络由于群集之间的高聚类和短路径长度而显示出在网络中高效的信息传递。一些成像研究使用不同技术，如 MRI、EEG 和 MEG 来测量大脑解剖和功能网络，已经报告了高聚类和短路径长度，并在人类和动物中显示出小世界结构。

最近，三个横向研究报告了儿童和青少年网络组织的大脑发育变化。Fair 等对 8 岁、13 岁和 25 岁年龄组进行了研究（Fair et al.，2009），在 34 个感兴趣区域（region-of-interest，ROI）使用 rs-fMRI BOLD 相关性进行网络特征计算。他们发现，聚类系数和路径长度随年龄增长而没有变化，没有显示儿童和成年人子网络的不同结构。Supekar 等（2009）在研究中也使用了 rs-fMRI 以比较儿童（7～9年）与年轻的成年人（19～22 岁），发现横向年龄组的聚类系数、路径长度和小世界结构显著差异。然而，儿童表现出皮层下和皮层间的连接更强，而成年人表现出更强的皮层与皮层间的连接。另一个静息态脑电研究比较了一组儿童（8～12 岁）与一组学生（21～26 岁），显示出全局功能连接有所下降，更高频段的聚类系数和路径长度随年龄增长而减小。上述研究是基于横向的设计，可能错过了网络组织微妙的变化发展，因此可能缺乏说服力。所以，未来研究应采用纵向设计，对从儿童开始到后面几年进行研究。

在纵向研究中，为了调查成熟的儿童是否发展了更多的大脑结构网络，我们使用同步似然（synchronization likelihood，SL）作为测量静息状态脑电图的功能连接的一般方法。利用这个测量值构建加权图，可以计算聚类系数和路径长度，从而测量出 5 岁和 7 岁儿童的发育变化。

## 二、方法

研究数据收集于 209 对双胞胎儿童 5 年（$M = 5.2$ 年，$SD = 0.2$）和 7 年（$M = 6.8$ 年，$SD = 0.2$）的遗传和环境影响神经发育的纵向研究。其中包含出生于 1986 年后约 50% 的荷兰语的双胞胎。所有被试都是健康的，具有正常的智商，视力正常或矫正后视力正常。

我们专注于发育的变化，因此只考虑具有 5 年 EEG 测量和 7 年的重复测量的儿童，最终形成有 184 对双胞胎和 5 个单胞胎（376 名儿童）的数据集。此外，排除伪迹大于 4 个的被试。在第一次评估中，13 名儿童不符合这一严格标准，对另一组的第二次评估中，有 13 个儿童的数据中均有伪迹。最后数据在 5 年（$M = 5.2$ 年，$SD = 0.2$）和 7 年（$M = 6.8$ 年，$SD = 0.2$）两种情况下包括了 227 名儿童（102 名男孩，125 名女孩）。

## 三、EEG 记录

　　电帽为 Jasper 的 10-20 系统（转引自 Boersma et al., 2011），用于测量在 3min 的眼睛闭合的安静期间 14 个头表位置的大脑活动（前额：Fp1、Fp2；额叶：F7、F3、F4、F8；中央：C3、C4；顶叶：P3、P4；颞叶：T5、T6；枕骨：O1、O2）。双极记录垂直眼电和水平眼电运动。根据 Pivik 等描述的连接双侧乳突参考的方法记录 EEG，使用具有高的输入阻抗的两个单独的前置放大器的参考电极。所有电极阻抗保持在 10kΩ 以下。时间常数 $t$ 设定为 5s［相当于 $1/(2×pi×t)=0.003Hz$ 单通道 6dB 滤波器］，高频截止频率为 35Hz，采样频率为 250Hz，用 12 位 A/D 转换器转换信号。

## 四、功率谱

　　首先，计算所有通道、数据段以及 5 岁组和 7 岁组的所有被试平均的相对功率谱。利用快速傅里叶变换将每个时间段和每个头皮位置的原始 EEG 信号转换为 0.5～25Hz 的相对功率谱。频率分辨率为 1/16 384s=0.061Hz。平均所有 4 个时间段的功率谱，以得到所有 14 个电极位置平均的相对功率谱。

　　结果发现，$\alpha$ 频谱具有较大的个体差异，$\alpha$ 峰值有发展的转变，然后选择设置一个宽的 6～11Hz 的 $\alpha$ 频段用于进一步分析。其他频段的频率范围为 4～6Hz（$\theta$ 频段）和 11～25Hz（$\beta$ 频段）。

## 五、同步似然计算

　　对每个时间段中的信号在感兴趣的频段内进行数字滤波：$\theta$（4～6Hz）、$\alpha$（6～11Hz）和 $\beta$（11～25Hz）。为了对不同脑区之间的功能连接进行度量，计算同步似然。寻找时间序列之间线性和非线性的相互依赖性，例如，时间序列 $X$ 和 $Y$、$X$ 和 $Y$ 被转换为一系列空间状态矢量（$x_i$, $x_j$, …）和（$y_i$, $y_j$, …）。首先，找到 $X$ 里面的特定向量 $x_i$ 的重复。在相同时刻 $i$，定义向量 $y_j$ 并找到 $Y$ 中的特定向量 $y_j$ 的重复。如果重复发生在相同的时刻，$X$ 可能影响 $Y$，或者相反。同步似然考虑在同一时刻 $X$ 和 $Y$ 的出现并在 0～1 变化。注意，状态空间向量 $x_i$ 和 $y_j$ 不必彼此相似。因此，同步似然测量 $X$ 和 $Y$ 的线性和非线性同步性，并且是广义的同步度量（Rulkov et al., 1995）。

　　计算所有成对组合通道特定频带的同步似然是 14×14 的方形矩阵，即 14 是用于这项研究的 EEG 通道的数量。每个元素包含 $x$ 和 $y$ 联合通道的同步似然值。接下来，计算全脑的每个时间段的平均同步性的同步似然值。最后，将每个被试在 4 个时间段的所有同步似然值进行平均。

## 六、图论分析

在这项研究中，用测量的 EEG 构建大脑网络分析发育变化的网络特征。电极表示图中的节点，而节点之间的连接由测量节点之间的关联，即同步似然来定义。同步似然矩阵用于创建加权图并避免任意的选择同步似然的阈值。

用于加权网络分析的聚类系数（$C_w$）和路径长度（$L_w$）在前面已经定义。从加权网络中计算聚类系数，节点 $i$ 和其他节点 $j$ 之间的权重应该是对称的，即 $w_{ij}=w_{ji}$，$0 \leq w_{ij} \leq 1$，如 Onnela 等（2005）提出的。

下面我们使用同步似然值作为权重

$$C_i = \frac{\sum\limits_{k \neq i} \sum\limits_{\substack{l \neq i \\ l \neq k}} w_{ik} w_{il} w_{kl}}{\sum\limits_{k \neq i} \sum\limits_{\substack{l \neq i \\ l \neq k}} w_{ik} w_{il}} \qquad (7\text{-}17)$$

在这个研究中，我们引入一个新的测量属性来描述网络的同配性，它的名字叫权重分布（$r_i$）。其公式可表达如下

$$r_i = \frac{w_{max}(i) - w_{min}(i)}{w_{max}(i) + w_{min}(i)} \qquad (7\text{-}18)$$

其中，$w_{max}$ 对应节点 $i$ 边的最大权重，$w_{min}$ 对应节点 $i$ 边的最小权重。

网络在结构、边权重和大小上随个体的不同而有差异，这会影响感兴趣的网络参数，如聚类系数、路径长度和量分布。为了获得独立于个体差异的网络属性，将原始测量网络的同步似然参数与 50 个随机网络的平均值进行比较，其中，随机网络通过对原始边权重进行随机重排来获得。然后通过与计算的 50 个随机网络参数的平均值进行比较，对这三个感兴趣的参数进行归一化，即

$$\hat{C}_w = \overline{C}_w / \overline{C}_w - random \qquad (7\text{-}19)$$

$$\hat{L}_w = \overline{L}_w / \overline{L}_w - random \qquad (7\text{-}20)$$

$$\hat{w}_r = \overline{w}_r / \overline{w}_r - random \qquad (7\text{-}21)$$

如果 $\hat{C}_w$ 和 $\hat{L}_w$ 的值大于 1，那么在原始网络中的平均聚类系数和路径长度比随机网络更大。如果 $\hat{w}_r$ 的值大于 1，表示原始网络的节点更加离散，也就是说，原始网络比随机网络有更大范围的权重。如果原始网络比随机网络有更小范围的权重，那么 $\hat{w}_r < 1$，暗示节点在随机网络中是更加协调的。

## 七、统计分析

对于所有年龄组的数据，同步数据和图论属性都没有呈正态分布，因此对原

始数据进行对数化处理，即

$$Y=\ln (x) \tag{7-22}$$

之后，对所有电极对的同步似然的平均值、归一化聚类系数、归一化平均路径长度和归一化权重分布的每个频率带做双因素（被试年龄和被试性格）重复测量方差分析。

## 八、结果

如图 7-2 所示，相比于成年人，5～7 岁孩子的平均功率谱双 $\alpha$ 峰值（8Hz）都向左移动。在 7 岁的时候，$\alpha$ 峰值的均值在 8.5Hz 左右。

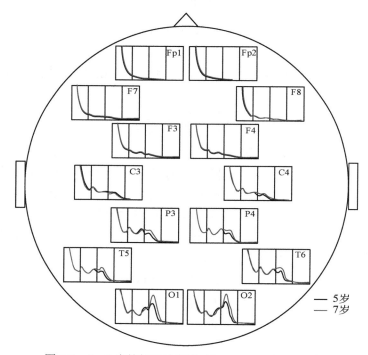

图 7-2　5～7 岁的相对功率谱（Boersma et al.，2011）

如图 7-3 所示，通过重复测量分析，被试年龄在同步似然上有显著差异，且随着年龄增长，其同步似然逐渐减少 [$\theta$ 频段（$F=30.116$，$p<0.001$），$\alpha$ 频段（$F=8.330$，$p=0.004$）和 $\beta$ 频段（$F=29.367$，$p<0.001$）]。相比于男孩，女孩表现出了更高的同步似然平均值[$\theta$ 频段（$F=14.616$，$p<0.001$），$\alpha$ 频段（$F=8.025$，$p=0.005$）和 $\beta$ 频段（$F=16.796$，$p<0.001$）]。此外，在 $\beta$ 频段上发现，年龄和性别有显著的交互效应（$F=5.116$，$p=0.025$）。

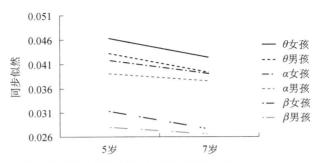

图 7-3 男孩和女孩在同步似然上的均值差异（Boersma et al.，2011）

对网络三种属性的重复测量方差分析显示了强的显著性。在 $\alpha$ 频段，归一化的聚类系数随年龄的增长而增加（$F=7.087$，$p=0.008$），归一化的路径长度在 $\theta$ 频段（$F=30.0989$，$p<0.001$）、$\alpha$ 频段（$F=30.989$，$p<0.001$）和 $\beta$ 频段（$F=55.416$，$p<0.001$）显著增加，以及归一化的权重分布在 $\theta$ 频段（$F=8.188$，$p=0.005$）、$\alpha$ 频段（$F=8.468$，$p=0.004$）和 $\beta$ 频段（$F=34.756$，$p<0.001$）显著减少。对于归一化的聚类系数，发现性别因素也有显著的主效应，女孩比男孩有更高的聚类 [$\alpha$ 频段（$F=10.966$，$p=0.001$），$\beta$ 频段（$F=9.027$，$p=0.003$）]。在 $\theta$ 频段也发现有一个类似的趋势（$F=7.153$，$p=0.008$）。此外，在 $\alpha$ 频段，对于归一化权重分布，年龄和性别有显著的交互效应，即随着年龄的增长，女孩的归一化权重分布比男孩有更大的减少，这意味着女孩的权重分布随着年龄的增长比男孩更加集中。

## 九、讨论和分析

通过上述研究可以发现，头表网络参数对于重复测量方差分析是一个可靠的输入。此外，随着功能连接的减少，我们发现小的但显著增加的聚类和路径长度以及减少的权重分布，这意味着大脑从随机网络向更加有序的方向移动。在功能连接中，聚类系数的增加意味着年长孩子网络邻居节点彼此之间的同步性比年轻孩子更强。注意，在权重功能网络中，邻居节点被定义为一个节点与它的邻居有强的功能连接，与物理距离无关。因此，功能连接上的邻居在空间上不一定是邻居。

此外，聚类的增加表明节点类之间信息传递效率的增加。随着年龄的增长，路径长度的增加表明一个节点到其他节点的最短路径增加。另外，我们观察到权重分布的减少。权重分布的减少意味着最大权重和最小权重之间有更小的差异。这些结果都暗示着网络向更加有序的方向移动。这说明，成熟孩子的大脑可能丢弃了效率低的连接，同时保留和增强了保持网络在有效状态下的连接，也就是说，以小的代价换取高度互联的网络。

前人的研究发现，从不同尺寸或者动态的随机结构拓扑开始，网络根据"用它或者抛弃它"的规则自行调整和使功能网络逐渐趋向于小世界，从而随后可能影响功能配置。这与我们从头表脑网络得到的结果是一致的。

　　静息态磁共振研究能够用 ICA 来定义功能连接边。Fair 等（2009）用磁共振技术构建网络来分析一个大范围年龄组（7～31 岁）的脑发展。Supekar 等（2009）也在两个年龄组（7～9 岁 vs.19～22 岁）做了相似的研究。但是这些研究均发现，两个不同年龄组之间的网络聚类系数和路径长度没有显著差异。相比于这些研究，通过用脑电信号对大范围年龄较小孩子进行重复测量方差分析，我们观察到小的但是显著的聚类和路径长度。造成这些结果的差异可能是因为我们在研究中用到的是重复测量方差分析，从而造成统计效力的增加；也可能是因为我们仅仅调查了在成熟轨迹中早期比其他研究更加动态的时刻（5 岁和 7 岁）；还可能是因为脑电和功能磁共振之间时间分辨率的差异。相似于我们的研究，Micheloyannis 等（2009）在脑电研究中发现了发展的影响，也就是说，随着年龄变化，聚类系数和路径长度逐渐减小。Rubinov 等（2009）用模拟数据表明，在缓慢的时间尺度下，功能连接能够反映和形成潜在的结构网络，但是在更快的时间尺度上却很少出现这种现象。因此，功能磁共振研究可能反映了结构网络下显而易见的改变，因为它是在缓慢的时间尺度下测量的，而脑电可能对影响功能网络的微妙处理是敏感的。

# 第四节　皮层源空间的脑网络分析

　　皮层源空间的脑网络分析即对脑电溯源后的皮层信号构建脑网络。这是因为头表脑电易受大脑容积导体效应及参考电极等的影响，会让真实的脑电源信息产生误差。直接从大脑皮层表面记录数据可以构建更加稳定和可靠的网络。然而，直接从皮层采集脑电对人的伤害大，目前只能在动物或者患者身上采集，应用面难以普及。因此，基于逆运算的脑电皮层信号应运而生。

　　头表脑电经过逆运算在每个偶极子处产生电位，然而，头模型中偶极子数量动辄成千上万，直接对偶极子建立网络则数量级太大，更适合科研环境好的科研工作者。一般采取的措施是，根据先验知识，选取合适的感兴趣区域，将平均感兴趣区域内偶极子的电位作为感兴趣区域的电位，然后以感兴趣区域为节点，进行脑网络的构建。皮层脑电跟头模型有很大的关系，目前基于 fMRI 构建的真实头模型的精度高，误差小，同时带来的成本也会加大，因此较为普遍的仍是使用标准的 MNI 头模型。对于初学者来说，econnectome 工具包可被用来建立脑电皮层网络。

## 一、引言

　　目前，已经有几类脑影像设备能够提供大脑皮层的功能活动图像，如血液动力学、血液代谢及电磁测量技术。然而，特殊任务激活脑区域的静态图像没有提供充足的信息来解释关于这些区域之间彼此是怎样交流的。脑连接的概念在神经影像学中扮演了一个主要角色，有助于解决这个问题，增进研究人员对功能脑中可能的节点以及皮层区域的组织行为的理解。

基于功能磁共振技术的结构方程模型方法是用来研究脑皮层连接的一种有效方法。然而，血液动力学的时间动态性（单位为秒级）限制了用它来研究瞬态的神经活动变化（单位为毫秒级）。脑电和脑磁是两种著名的研究大脑动态的技术，因为它们均有高的时间分辨率（毫秒级）。然而，对于脑电来说，大脑的容积导体效应会干扰脑电的电位分布。近年来，高分辨率的脑电技术已经允许精确地根据无创的脑电记录来估计皮层电活动（He et al.，2002）。这种脑电技术包括大量的头表电极、头模型和先进的求解线性逆问题的算法。很多应用在头表电极之间的功能连接方法也被用在皮层活动的计算中，如相干，这些方法提高了信号的空间分辨率。但相干这类方法没有包含皮层区域的方向信息，传递矩阵连接方法可以克服这个缺点。下面是 Babiloni 等（2005）关于脑电皮层网络技术的一个具体实验例子。

## 二、被试和实验设计

4 名正常的右利手被试（1 名男性，3 名女性），平均年龄为 $23\pm0.2$ 岁。被试舒服地坐在一个椅子上，胳膊靠在枕头上，要求根据视觉刺激快速重复右手运动。

采用 96 电极记录 ERP，左耳参考，得到 600 个试次，每个试次时间为 600ms，采样率为 250Hz。肌肉的肌电活动也被记录下来，将肌电的反应起点作为零时刻。对动作执行任务的分析电位时间为肌电起点前 300ms 和后 300ms，即每个试次的时间。相对于肌电起始点，ERP 时间序列被分为两个阶段：第一个阶段被标记为"前（pre）"阶段，即肌电起始前 300ms，作为一个一般的准备期；第二个阶段被标记为"后（post）"阶段，意在接收运动感觉的反馈信息。

## 三、感兴趣区域的选择

基于从 4 名实验被试数据中获得的头模型，两名专业的神经放射专家用计算机完成了头模型的皮层重建，继而完成了感兴趣区域的选择。如图 7-4 所示，选择的感兴趣区域应该能代表初级躯体感觉皮层，包括布罗德曼 3、2、1 区，同时应该能代表左侧和右侧初级运动皮层，包括布罗德曼 4 区。属于布罗德曼 6 区的皮层体素被选择作为运动区域的补充。此外，进一步对布罗德曼 6 区进行合适的分割，分成布罗德曼 6P 和 6A 区。此外，右侧和左侧的顶叶联合区包括布罗德曼 5 和 7 区，双侧枕区（布罗德曼 19 区）也被考虑在内。在额区，双侧布罗德曼 4、

6、8 和 9 区被选择。

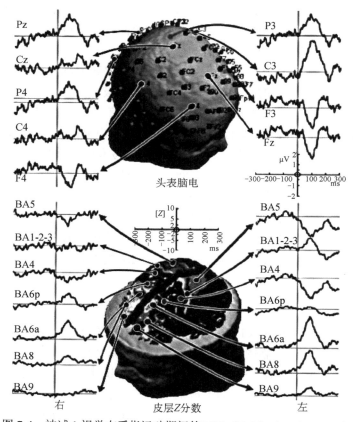

图 7-4    被试 1 视觉右手指运动期间的 ERP（Babiloni et al.，2005）

EEG 采用国际标准 10-20 导联系统，图中央显示的是由被试 fMRI 数据构建的真实头模型。波形经过了平均参考和去伪迹处理。图中的线表示肌电刺激开始，其位于 ERP 开始后 300ms 的时间点。下侧是选择的感兴趣区域中皮层活动的统计显著性。这种估计是在线性逆问题求解过程中，通过血液动力学测量的先验知识，首先评估皮层活动，然后，为了获得皮层估计源的统计显著性，对波形进行 Z 分数变换。注意，波的 Z 值范围为 0～10。之后，值的统计显著性水平为 $p < 10^{-7}$

## 四、有向传递函数

DTF 技术是一种多变量谱测量技术（Kamiński & Blinowska，1991），用来测量在多变量数据集中，不同信号之间的方向连接。它是一种基于多变量自回归模型的计算，即整个信号集的同步模型。DTF 本质上是一种格兰杰因果连接（Kamiński et al.，2001），如果时间序列 $s_2(n)$ 在当前时间的预测误差能够被时间序列 $s_1(n)$ 过去的观测值减少，那么观测到的时间序列 $s_1(n)$ 能够被说成是另一个时间序列 $s_2(n)$ 的因。这种关系不是相互的，因此能够决定信号对之间信息流的方向。

一系列估计的皮层源波可以表示为以下方程

$$S = [s_1(t)，s_2(t)，\cdots，s_N(t)]^T \tag{7-23}$$

其中，$N$ 表示有 $N$ 个感兴趣区域，下面对数据集 $S$ 的多变量自回归模型做一个详细的描述

$$\sum_{k=0}^{P} \Lambda(k) S(t-k) = E(t) \tag{7-24}$$

其中，$\Lambda(0) = 1$，$E(t)$ 是一个多变量零均值的向量，与白噪声无关。式（7-24）中，$\Lambda_1$，$\Lambda_2$，$\cdots$，$\Lambda_p$ 是一个 $N \times N$ 的模型系数矩阵，$p$ 是最佳的模型阶数，它能通过赤池信息量准则（Akaike information criterion，AIC）来选择（Kamiński et al.，2001）。为了研究谱属性，将式（7-24）转化到频域

$$\Lambda(f) S(f) = E(f) \tag{7-25}$$

其中

$$\Lambda(f) = \sum_{k=0}^{P} \Lambda(k) e^{-j2\pi f \Delta tk} \tag{7-26}$$

将式（7-24）重写，可以得到下式

$$S(f) = \Lambda^{-1}(f) E(f) = H(f) E(f) \tag{7-27}$$

这里，$H(f)$ 是系统的传递矩阵，元素 $H_{ij}$ 表示第 $j$ 个通道到第 $i$ 个通道的连接。由以上定义，第 $j$ 个感兴趣区域估计的皮层源波对第 $i$ 个区域的因果影响能够被定义为

$$\theta_{ij} = |H_{ij}(f)|^2 \tag{7-28}$$

为了能够比较不同功率谱的皮层信号结果，对每一个估计的传递函数值除以相关行所有元素的平方和，从而获得所谓的归一化传递函数（Kamiński & Blinowska，1991）

$$\gamma_{ij}^2(f) = |H_{ij}(f)|^2 \Big/ \sum_{m=1}^{N} |H_{ij}(f)|^2 \tag{7-29}$$

## 五、连接属性的统计

因为传递函数与时间序列之间有高度的非线性关系，所以估计的分布连接并不会很好，需要进一步做显著性统计检验。一种可行的方法是做替代数据检验（Theiler et al.，1992）。替代数据检验的步骤是：①对每个感兴趣区域的皮层时间序列做傅里叶变换；②傅里叶幅值不变，对相位进行多次重排，从而建立替代数据集；③将重排后的替代数据集进行傅里叶逆变换，得到时域的数据集；④对原时间序列的传递函数值和替代数据集的传递函数值进行统计，得到有显著意义的边。

## 六、连接的输入/输出关系

用其他区域到该区域的入度或者出度来描述不同皮层区域的不同频段的连接属性。感兴趣皮层区域的入度表示从其他皮层区域到该区域的连接之和。在本书中，每个感兴趣区域的入度用一个集中在皮层区域的球体表示，半径与从其他区域到该区域的所有统计显著性连接值之和呈线性关系，换句话说，入度越大，球体的半径越大。另外，颜色刻度也被用来描述这种信息，球体半径大、颜色深的感兴趣区域，成为功能连接中其他感兴趣区域的目标。同样的方法也被用来描述感兴趣区域的出度，即从该感兴趣区域到其他区域的信息流之和。

## 七、连接分析

对每个感兴趣区域的皮层电流密度应用传递函数理论获得任务相关的皮层连接。这种连接模式在图 7-5 中表示为一个箭头从一个皮层区域（源）指向另一个皮层区域（目标）。箭头的颜色和尺寸代表了源和目标感兴趣区域之间的功能连接强度。脑皮层重建的标签是感兴趣区域的名字。位于感兴趣区域中央的球体尺寸越大和颜色越深，感兴趣区域的输入/输出流就越大。图 7-5 展示了被试 1 在"post"时间段 $\theta$ 频段的连接模式。在图 7-5 的左侧，以 DTF 命名的连接模式是用从源到目标感兴趣区域的箭头来表示的。图 7-5 的右侧显示了每个感兴趣区域的信息流的输出流和输入流。

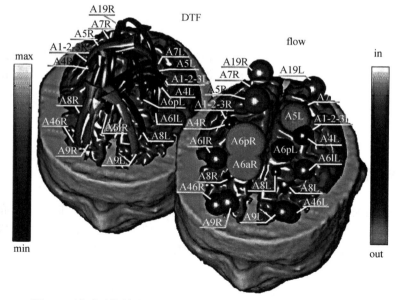

图 7-5　被试手指敲击运动中的连接模式（Babiloni et al.，2005）

估计的皮层源波用多变量自回归模型来计算传递函数的连接模式。多变量自回归模型的精确度依赖于一个合适的模型阶数（即式 7-24 中的 $p$ 参数）。每个被试在每个时间段皮层信号（pre 和 post）的最佳模型阶数可以用赤池信息量准则来计算。每个被试在每个时间段的最佳模型阶数如表 7-1 所示。

表 7-1　**每个被试在每个时间段的最佳模型阶数**（Babiloni et al.，2005）

| 被试 | 模型阶数（pre）<br>（−300～0ms） | 模型阶数（post）<br>（0～300ms） |
| :---: | :---: | :---: |
| 1 | 6 | 6 |
| 2 | 6 | 7 |
| 3 | 7 | 6 |
| 4 | 6 | 7 |

从表 7-1 中可以看出，所有被试的最佳模型阶数为 6 和 7。然而，因为传递函数值对不同的模型阶数是敏感的，所以它可能存在争议。因此，下面我们来研究一个错误的模型阶数是否会导致脑电数据信息流连接模式发生巨大的改变。为了测试这个问题，我们用 5～9 的不同模型阶数来执行敏感度分析。我们仍使用被试 1 的数据，频段为 $\theta$ 频段，时间为 post 时间段，获得的结果如图 7-6 所示。

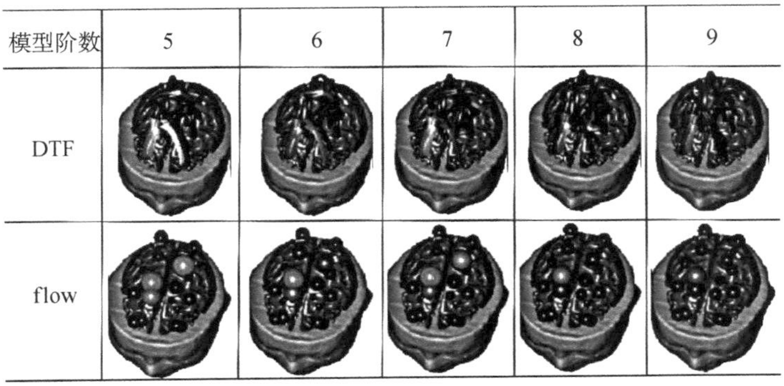

图 7-6　不同模型阶数的传递矩阵连接模式（Babiloni et al.，2005）

这个结果显示，不同模型阶数计算的连接模式大致是相同的。在其他频段和 pre 时间段也能够得到相似的结论。

对所有被试的脑电数据进行计算得到估计的源波信号。通过上述统计之后，得到了所有被试的皮层连接模式（pre 和 post 时间段，$\alpha$ 频段），所有被试连接的统计显著性是 0.01（图 7-7）。

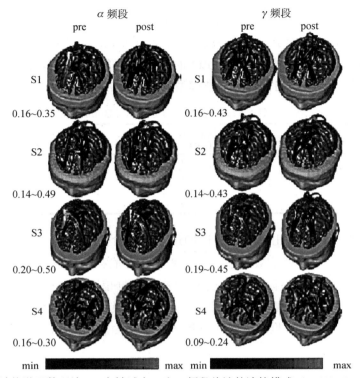

图 7-7　通过传递函数理论，4 名被试在 α 和 γ 频段估计的连接模式（Babiloni et al.，2005）

对于每个频段，第一列是 pre 时间段的连接模式，第二列是 post 时间段的连接模式。由此可以看出，手指运动准备和开始之后，所有被试的连接模式都轻微地发生了改变

　　从图 7-7 中我们可以看出，在 α 频段和 pre 期间，其连接模式主要包括顶叶和运动感觉区域，其与双侧前运动皮层和前额叶皮层都有功能连接。这种功能连接强度与大脑半球前运动区和前额叶区域之间的连接有关。手指运动的准备和开始之后，所有被试的连接模式轻微地发生了改变。在 β 频段，所有被试的连接模式与 α 频段是一致的。相反，在 γ 频段，其连接模式显示，右顶叶（布罗德曼 5区）、运动区（布罗德曼 4 区）和前运动皮层（布罗德曼 6 区）作为估计的源区，其信息流向被试的左半球感觉运动区和顶叶。

　　如图 7-8 所示，在 pre 和 post 时间段内，根据所有被试感兴趣区域在 α 频段的输入/输出模式可以看出，感兴趣区域越活跃（如从其他感兴趣区域到该感兴趣区域的信息流越大），在 pre 和 post 时间段的结果就越稳定。对于所有被试，主要的源位置位于顶枕区域（包括双侧布罗德曼 19 和 7 区）和前运动区及前额区（包括双侧布罗德曼 8、9 和 6 区）。在同样的时间段内，最活跃的感兴趣区域主要位于右侧顶区（布罗德曼 5 区）和初级运动区域（布罗德曼 4 区），这和皮层连接模式表现的结果是相似的。β 频段的输入/输出模式类似于 α 频段。γ 频段的情况与 α频段的情况稍微有些不同，其主要的功能连接从右侧顶叶和前运动皮层（图 7-9

中第 3 列和第 4 列）向枕叶和双侧前额叶流动。

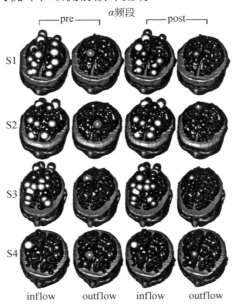

图 7-8　pre 和 post 时间段内，所有被试所有感兴趣区域在 α 频段的输入/输出模式（Babiloni et al.，2005）

inflow：输入流；outflow：输出流。下同

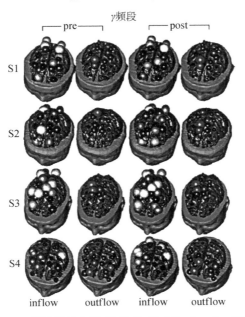

图 7-9　γ 频段的输入/输出模式（Babiloni et al.，2005）

## 八、讨论

当前的研究是基于源模型,也就是在估计源活动所在区域的源空间内进行的。因此它可能存在争议,即仅仅有皮层源被建模,如果是深部源被激活,那么这种源重建工作将会是失败的。因此,在本研究中,一个被广泛接受的概念应该被考虑在内,即头表记录的脑电源主要位于皮层,像丘脑和基底核几乎不产生很大的头表脑电。然而,即使皮层神经源产生明显的头表分布的脑电,采用这种模型,深层的分布也将会分布在皮层表面的源空间上。这种现象将会增加头表脑电的低空间频率成分。如果假设皮层源的激活不会受任务调制,那么计算得到的连接模式与认为皮下源对头表脑电不产生大的影响的结果应该是一样的,因为这种连接模式是统计得来的,所以,考虑到皮下活动不依赖于任务,那么假设的分布也将会消失。如果皮层源活动会有效地产生头表脑电,以及会被执行的任务所调制,那么在所有感兴趣的区域之间,将会在大范围内产生一个未知的相关性。

研究结果显示,这种连接估计对多变量自回归模型的阶数有相当大的解释性。图 7-6 表明,脱离最佳的模型阶数,分析数据的连接模式没有发生巨大的改变。实际上,模型阶数为 5～9 时的信息传递与模型阶数为最佳模型阶数时的信息传递是一样的。此外,这种不同模型阶数时的连接一致性在其他频段也被观察到。这可能是因为在连接估计中,多变量回归模型的这个常系数仅仅对平稳处理过程有效。的确,在运动准备阶段(pre 时期)和 post 时期,皮层接受手指关节的肌肉反馈阶段,皮层信息处理过程是不同的。这种运动准备和执行期间在脑的逻辑信息处理上的差异,能够通过所估计源波静态属性上可能的变化所反映。这些差异能够被视作在数据的整个时间周期里,皮层电位的非平稳性。

除了强调的技术优势外,我们对手指敲击运动分析得到的生理特征与已经知道的结果是一致的。在以前的功能磁共振研究中,在手指敲击运动期间,右部背侧前运动皮层和双侧视觉皮层被激活。此外,一样的研究在顶叶联合区的腹侧前运动皮层发现有显著的激活。这些发现证明了如下假设,即双侧视觉激活通过左侧和右侧的腹侧通路传递感觉节奏编码到前额叶皮层来调整手指运动的时间。另外,在我们的研究结果中,令人感兴趣的是,枕叶参与接收来自涉及运动任务区域,即前运动和顶叶区域的信息。包括初级感觉运动和补充运动区域的网络参与了视觉刺激手指敲击运动的执行,这与以前 fMRI 和 PET 的研究结果是一致的。此外,最近的研究也强调了小脑的角色,这在我们无创的电生理技术中是不可能得到研究的,因为小脑星状细胞的封闭的电位集群不能被头表电位记录到。

前运动和前额叶区域的连接模式也是和之前的研究发现相一致的,研究发现,背外侧和腹侧前运动皮层与受感觉信息调制的运动执行有关。此外,当前的活动也强调了顶区（布罗德曼5区）在运动行为中扮演的感觉运动整合角色。事实上，有人认为它能够被视为一种更高阶的躯体感觉区域（Rizzolatti，Luppino，& Matelli，1998），这种躯体感觉区域致力于对来自运动控制关节的本体感觉信息进行分析。

# 参考文献

Babiloni，F.，Cincotti，F.，Babiloni，C.，Carducci，F.，Mattia，D.，Astolfi，L.，et al.（2005）. Estimation of the cortical functional connectivity with the multimodal integration of high-resolution EEG and fMRI data by directed transfer function. *Neuroimage，24*（1），118-131.

Baccalá，L. A.，& Sameshima，K.（2001）. Partial directed coherence：A new concept in neural structure determination. *Biological Cybernetics，84*（6），463-474.

Boersma，M.，Smit，D. J.，de Bie，H. M.，van Baal，G. C.，Boomsma，D. I.，de Geus，E. J.，et al.（2011）. Network analysis of resting state EEG in the developing young brain：Structure comes with maturation. *Human Brain Mapping，32*（3），413-425.

Bohland，J. W.，Wu，C.，Barbas，H.，Bokil，H.，Bota，M.，Breiter，H. C.，et al.（2009）. A proposal for a coordinated effort for the determination of brainwide neuroanatomical connectivity in model organisms at a mesoscopic scale. *PLoS Computational Biology，5*（3），e100334.

de Vico Fallani，F.，Astolfi，L.，Cincotti，F.，Mattia，D.，Tocci，A.，Salinari，S.，et al.（2008）. Brain network analysis from high-resolution EEG recordings by the application of theoretical graph indexes. *IEEE Transactions on Neural Systems & Rehabilitation Engineering，16*（5），442-452.

Delorme，A.，Makeig，S.，Fabre-Thorpe，M.，& Sejnowski，T.（2002）. From single-trial EEG to brain area dynamics. *Neurocomputing，44*，1057-1064.

Ding，M.，Bressler，S. L.，Yang，W.，& Liang，H.（2000）. Short-window spectral analysis of cortical event-related potentials by adaptive multivariate autoregressive modeling：Data preprocessing，model validation，and variability assessment. *Biological Cybernetics，83*（1），35-45.

Fair，D. A.，Cohen，A. L.，Power，J. D.，Dosenbach，N. U.，Church，J. A.，Miezin，F. M.，et al.（2009）. Functional brain networks develop from a "local to distributed" organization. *PLoS Computational Biology，5*（5），e1000381.

Fingelkurts，A. A.，Fingelkurts，A. A.，& Kähkönen，S.（2005）. Functional connectivity in the brain-Is it an elusive concept? *Neuroscience & Biobehavioral Reviews*, *28*（8），827-836.

Friston，K. J.（2009）. Modalities，modes，and models in functional neuroimaging. *Science*, *326*（5951），399-403.

Hagmann，P.，Kurant，M.，Gigandet，X.，Thiran，P.，Wedeen，V. J.，Meuli，R.，& Thiran，J. P.（2007）. Mapping human whole-brain structural networks with diffusion MRI. *PLoS One*, *2*（7），e597.

Hamm，J. P.，Gilmore，C. S.，Picchetti，N. A. M.，Sponheim，S. R.，& Clementz，B. A.（2011）. Abnormalities of neuronal oscillations and temporal integration to low- and high-frequency auditory stimulation in schizophrenia. *Biological Psychiatry*, *69*（10），989-996.

He，B.，Zhang，X.，Lian，J.，Sasaki，H.，Wu，D.，& Towle，V. L.（2002）. Boundary element method-based cortical potential imaging of somatosensory evoked potentials using subjects' magnetic resonance images. *Neuroimage*, *16*（3），564-576.

Hellwig，B.（2000）. A quantitative analysis of the local connectivity between pyramidal neurons in layers 2/3 of the rat visual cortex. *Biological Cybernetics*, *82*（2），111-121.

Hermundstad，A. M.，Bassett，D. S，Brown，K. S.，Aminoff，E. M.，Clewett，D.，Freeman，S.，et al.（2013）. Structural foundations of resting-state and task-based functional connectivity in the human brain. *Proceedings of the National Academy of Sciences of the United States of America*, *110*（15），6169-6174.

Honey，C. J.，Kötter，R.，Breakspear，M.，& Sporns，O.（2007）. Network structure of cerebral cortex shapes functional connectivity on multiple time scales. *Proceedings of the National Academy of Sciences*, *104*（24），10240-10245.

Honey，C. J.，Thivierge，J. P.，& Sporns，O.（2010）. Can structure predict function in the human brain? *Neuroimage*, *52*（3），766-776.

Horwitz，B.（2003）. The elusive concept of brain connectivity. *Neuroimage*, *19*（2），466-470.

Kamiński，M. J.，& Blinowska，K. J.（1991）. A new method of the description of the information flow in the brain structures. *Biological Cybernetics*, *65*（3），203-210.

Kamiński，M.，Ding，M.，Truccolo，W. A.，& Bressler，S. L.（2001）. Evaluating causal relations in neural systems：Granger causality，directed transfer function and statistical assessment of significance. *Biological Cybernetics*, *85*（2），145-157.

Koch，M. A.，Norris，D. G.，& Hund-Georgiadis，M.（2002）. An investigation of functional and anatomical connectivity using magnetic resonance imaging. *Neuroimage*, *16*（1），241-250.

Lachaux，J. P.，Rodriguez，E.，Martinerie，J.，& Varela，F. J.（1999）. Measuring phase synchrony in brain signals. *Human Brain Mapping*, *8*（4），194-208.

Liang，X.，Zou，Q.，He，Y.，& Yang，Y.（2013）. Coupling of functional connectivity and regional cerebral blood flow reveals a physiological basis for network hubs of the human brain. *Proceedings of the National Academy of Sciences of the United States of America*，*110*（5），1929-1934.

Micheloyannis，S.，Vourkas，M.，Tsirka，V.，Karakonstantaki，E.，Kanatsouli，K.，& Stam，C. J.（2009）. The influence of ageing on complex brain networks：A graph theoretical analysis. *Human Brain Mapping*，*30*（1），200-208.

Ohki，K.，Chung，S.，Ch'Ng，Y. H.，Kara，P.，& Reid，R. C.（2005）. Functional imaging with cellular resolution reveals precise micro-architecture in visual cortex. *Nature*，*433*（7026），597-603.

Onnela，J. P.，Saramäki，J.，Kertész，J.，& Kaski，K.（2005）. Intensity and coherence of motifs in weighted complex networks. *Physical Review E：Statistical Nonlinear & Soft Matter Physics*，*71*（2），531-536.

Rizzolatti，G.，Luppino，G.，& Matelli，M.（1998）. The organization of the cortical motor system：New concepts. *Electroencephalography & Clinical Neurophysiology*，*106*（4），283-296.

Rubinov，M.，McIntosh, A. R.，Valenzuela，M. J.，& Breakspear，M.（2009）. Simulation of neuronal death and network recovery in a computational model of distributed cortical activity. *The American Journal of Geriatric Psychiatry*，*17*（3），210-217.

Rulkov，N. F.，Sushchik，M. M.，Tsimring，L. S.，& Abarbanel，H. D.（1995）. Generalized synchronization of chaos in directionally coupled chaotic systems. *Physical Review E：Statistical Physics Plasmas Fluids & Related Interdisciplinary Topics*，*51*（2），980-994.

Sporns，O.（2011）. *Networks of the Brain*. Cambridge：MIT Press.

Stam，C. V.，& van Straaten，E. C.（2012）. The organization of physiological brain networks. *Clinical Neurophysiology*，*123*（6），1067-1087.

Supekar，K.，Musen，M.，& Menon，V.（2009）. Development of large-scale functional brain networks in children. *PLoS Biology*，*7*（7），e1000157.

Thatcher，R. W.，North，D. M.，& Biver，C. J.（2009）. Self-organized criticality and the development of EEG phase reset. *Human Brain Mapping*，*30*（2），553-574.

Theiler，J.，Eubank，S.，Longtin，A.，Galdrikian，B.，& Farmer，J. D.（1992）. Testing for nonlinearity in time series：The method of surrogate data. *Physica D Nonlinear Phenomena*，*58*（92），77-94.

van Baal，G. C. M.，Boomsma，D. I.，& de Geus，E. J. C.（2001）. Longitudinal genetic analysis of EEG coherence in young twins. *Behavior Genetics*，*31*（6），637-651.

van Doyen，A.（2001）. Competition in the development of nerve connections：A review of models. *Network Computation in Neural Systems*，*12*（1），1-47.

Várkuti，B.，Cavusoglu，M.，Kullik，A.，Schiffler，B.，Veit，R.，Yilmaz，Ö.，et al.（2011）.

Quantifying the link between anatomical connectivity，gray matter volume and regional cerebral blood flow: An integrative MRI study. *PLoS One*，6（4），e14801.

Vincent，J. L.，Patel，G. H.，Fox，M. D.，Snyder，A. Z.，Baker，J. T.，van Essen，D.，et al.（2007）. Intrinsic functional architecture in the anaesthetized monkey brain. *Nature*，447（7140），83-86.

Whitford，T. J.，Rennie，C. J.，Grieve，S. M.，Clark，C. R.，Gordon，E.，& Williams，L. M.（2007）. Brain maturation in adolescence: Concurrent changes in neuroanatomy and neurophysiology. *Human Brain Mapping*，28（3），228-237.

Yoshimura，Y.，Dantzker，J. L.，& Callaway，E. M.（2005）. Excitatory cortical neurons form fine-scale functional networks. *Nature*，433（7028），868-873.

Zervakis，M.，Michalopoulos，K.，Iordanidou，V.，& Sakkalis，V.（2011）. Intertrial coherence and causal interaction among independent EEG components. *Journal of Neuroscience Methods*，197（2），302-314.

# 第八章

# 脑电在认知科学中的应用

认知功能是大脑功能的重要组成部分，有着广泛的运用。一般来说，认知功能包括感觉、知觉、记忆、判断、思维、学习、想象、推理、解决问题、概念形成和语言等广泛的大脑功能。认知功能对应的认知活动是一个非常复杂的大脑活动过程。随着认知科学研究的增加，EEG 分析逐渐成为认知研究领域重要的方法之一。本章从注意、情绪和音乐认知三个方面，介绍了脑电信号处理的方法和认知科学的脑电分析的进展，首先介绍了脑电在注意中的应用，主要包含注意的基本概念、注意脑网络、实验范式和与注意有关的 ERP 等；然后介绍了脑电在情绪中的应用，主要涵盖情绪的概念、情绪与 EEG 成分的关系以及模式识别在情绪脑电上的应用等；最后从音速、音高、音色和旋律等四个方面，分频段地审查了脑电在音乐方面的研究方法和研究进展。总之，本章综合探讨了脑电在神经科学上的应用，为利用脑电技术深入探究认知和思维过程提供了一些重要的方法。

## 第一节　脑电在注意中的应用

注意是认知神经科学研究的主要领域之一，其神经机制一直以来都是心理学和神经科学关注的焦点。脑电技术的不断发展，为我们进一步探索注意的神经机制提供了有效的手段。

注意是心理活动对一定对象的指向和集中，是伴随着感知觉、记忆、思维、想象等心理过程的一种共同的心理特征。注意有两个基本特征：一是指向性，即心理活动有选择地反映一些现象而避开其余对象；二是集中性，是指心理活动停留在被选择对象上的强度。指向性表现为对出现在同一时间的许多刺激的选择，集中性表现为对干扰刺激的抑制。注意的产生及其范围和持续时间取决于外部刺激的特点和人的主观因素。

日常生活提供给人类视觉系统的信息远远超过其大脑处理的容量。人们通常要在一个复杂的视觉环境中寻找目标所在的位置。这些搜索在背景复杂的场景中是非常必要的，如在一个杂乱无章的书桌上找钢笔等。人们不可能对复杂场景中的所有细节都进行加工，所以必须首先选择目标进行精加工。正因如此，人脑形成了多种选择性机制，可使重要信息从视觉输入中分离出来以便进行详细的分析。其中，视觉注意指导视觉输入在复杂场景中对重要元素的选择。该（注意）机制可以有效地进行搜索和选择特定的信息（目标导向），以及对未预期的但非常重要的信息进行反应（注意捕获）。注意既可以通过眼动外显地（overt）将眼球的位置改变到最感兴趣的区域，又可以通过内隐的（covert）方式分配有限的注意容量到所选择区域而不必改变眼球的位置。空间注意定向既可以主动定向到信息相关的位置，即内源定向，也可以被动地对突出刺激进行反射性定向，即外源定向。

研究者对定向的两种机制进行了大量的研究，发现两者存在很大的差异。外源定向非常迅速，较少受到干扰，且不像内源定向那样需要消耗认知资源（Levy & Wagner，2011；Posner & Rothbart，2007；Verbruggen & Logan，2008）。内源定向是有目的地分配注意资源到预先计划的空间位置，可以在较长的时间内使注意保持在所定向的位置上。外源定向则是最初的易化（快反应）接着被一个长时间间隔的反应抑制（慢反应）所替代，该现象被 Posner 和 Cohen 于 1984年发现并将其命名为返回抑制。它表征了对注意过的位置及其附近的突出刺激的反应执行减弱，以此来抑制注意重新定向到先前注意过的位置。该效应最初被认为是注意被阻碍返回到曾经搜索过的位置。自 Posner 和 Cohen 报告该效应以来，IOR 已成为注意定向（attention orienting）研究中的一个重要成分，并成为一个颇有争议的研究热点（Carter et al.，1998；Corbetta & Shulman，2002；Munakata et al.，2011）。

研究者围绕注意定向和反应抑制（response inhibition）已经开展了广泛的研究，并都获得了重要的成果。然而，关于注意定向和反应抑制共享的神经过程依然存在争议，这些冲突的结论可能源自以下两个问题：①在认知水平方面，注意定向和反应抑制被分开单独研究；②在技术水平方面，单一的神经成像方法被用来研究这些过程。本章将从空间和时间神经成像两个方面讨论近年的一些研究成果，重点强调注意定向和反应抑制之间的关系。我们认为，自上而下和自下而上的协调参与在这两个认知神经过程中是两种常见的神经机制。此外，右腹侧前额叶皮层可能在它们的协调运作中扮演重要的角色。

人类行为的灵活性和适应性从根本上依赖于执行功能，如强势反应抑制和反应替代之间的选择。这些能力使得思想和行为之间的关系协调发展，从而促进更高级的认知过程，如计划和做决定（Posner & Rothbart，2007）。研究者普遍认为，使注意定向到目标位置可改善执行功能。注意定向在心理功能中扮演着重要的角色，即直接动态优化感知和行为。注意定向是在认知过程中关注与当前任务相关的信息。这种关注的发生是因为在复杂环境中抑制无关信息时，注意定向增强了相关位置或特征的表现。这种选择性影响了反应的性能。这些过程的参与直接导致行为敏感性增强、反应依赖降低并使得认知有利。

注意定向和反应抑制极大地影响着人类对世界的感知和对环境变化的适应性。了解注意定向和反应抑制的神经机制，可能会提供一种新颖的方法来洞察精神疾病（如注意缺陷多动障碍）中注意和抑制的病变。因此，探索在什么样的条件下这些过程会发生以及它们是如何影响人类对世界的感知和对环境变化的适应性，是一件非常重要的事情。虽然注意定向和反应抑制一般被认为是隶属于不同的认知领域，但它们却存在较多的相关性。一些研究表明，它们的神经结构通常是重叠的；另一些研究证明，它们都涉及不同脑区的参与（Levy & Wagner，2011；Verbruggen & Logan，2008）。至今，研究者关于这两个控制是否是独立的和为什么它们反映了不同的认知过程却激活了类似的神经结构，依然没有达成一致的意见。

因此，我们首先讲述这两个认知神经过程在网络中相似的神经激活；在此基础上，从时空动力学分析入手，阐述反应抑制和注意方向之间的区别，利用具有互补作用的 fMRI 和 EEG 讨论它们的神经生理学机制；最后，讨论认知任务中注意定向和反应抑制之间的关系。

## 一、基于反应抑制和注意定向的脑网络的相似性

### （一）反应抑制和抑制网络

反应抑制是一个复杂的认知控制概念，需要在多水平上进行认知加工（Munakata et al.，2011）。在本部分，我们关注明显的抑制，表现为停止或中断的

运动反应。从这个角度看，反应抑制是一种抑制不适宜反应的能力，避免干涉，并能做出一个适宜的但非自然的反应。这种能力是做出灵活反应和有效适应动态环境的必要条件。为对任务有关的信息做出反应和抑制任务无关的干扰项，则需要目标定向（或自上而下）控制。这种自上而下的机制假设，调节低水平感觉和运动区域是基于个人目标（Corbetta & Shulman，2002）。

反应冲突（同时激活不兼容的反应倾向）也特别需要自上而下的控制以抑制主要反应，从而支持一种替代反应或根本没有反应。反应冲突被认为是与任务相关的，这种任务要求压制优势反应，并且需要选择最恰当的一系列同样源自非确定性反应的许可，或者与错误相关的监测（Carter et al.，1998；Grinband et al.，2011；Kiehl，Liddle，& Hopfinger，2000）。

两个典型的实验范式，即 Go/No-go 任务和停止信号任务（stop signal task，SST），通常被用来研究抑制控制。在一个 Go/No-go 任务 [图 8-1（a）] 中，仅仅只有一个刺激，Go 或 No-go，出现在一个实验中。在一个 SST [图 8-1（a）] 中，一个停止信号常常会出现在 Go 刺激后。参与者首先根据初始的刺激做出一个行动准备，当没有停止信号出现时做出反应或当停止信号被提出时拒绝反应（Aron，Robbins，& Poldrack，2014；Levy & Wagner，2011；Verbruggen & Logan，2008）。

抑制网络 [图 8-1（c）、（d）] 与认知控制加工相关，包括背外侧前额叶皮层、额下回联合区（inferior frontal junction，IFJ）、额下回、前脑岛皮层（anterior insular cortex，aINS）、背侧前运动皮层、后顶叶皮层、前扣带回皮层和前辅助运动区（pre-supplementary motor area，pre-SMA）（Brass et al.，2005；Duncan & Owen，2000）。特别地，前额叶皮层的两大区域，即右侧额下皮层（inferior frontal cortex，IFC）和背内侧额叶皮层都参与了反应抑制（Aron，2011）。几个皮层下区域，如基底神经节中的丘脑底核（sub-thalamic nucleus，STN）（Aron & Poldrack，2006）和纹状体（Vink et al.，2005）也可能在反应抑制中担任重要角色。

内侧额叶区域延伸到前辅助运动区，与执行控制，如自愿行为控制等（Lau et al.，2004；Thaler et al.，1995），以及反应冲突（Nachev，2006）等相关联。使用 Go/No-go 任务的研究表明，ACC 并不直接参与反应抑制，而是参与监测冲突（Braver et al.，2001；Kiehl，Liddle，& Hopfinger，2000）。

pre-SMA 被认为在筹备和组织自发运动中发挥着重要的作用。背侧前额叶皮层的作用仍存在争议；研究表明，涉及注意的背侧前额叶皮层的功能是行为选择，但是这个区域不能在产生内部初始化行为中扮演一个指定的角色（Lau et al.，2004）。另外，背外侧前额叶皮层涉及工作记忆过程（Goldman-Rakic & Selemon，1997），这些需要更多的选择任务。

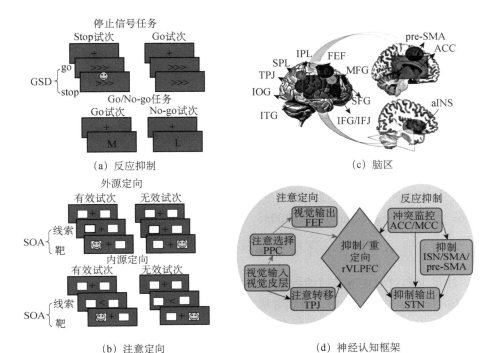

（a）反应抑制 （c）脑区

（b）注意定向 （d）神经认知框架

**图 8-1 实验范式、脑区和神经认知框架（Tian et al.，2013）**

（a）反应抑制实验范式。在 Go/No-go 任务中，一系列的 Go 和 No-go 刺激随机呈现。在 Go 试次中，Go 刺激（M）出现，被试必须点击按钮反应。在 No-go 试次中，No-go 刺激（L）出现，被试必须抑制反应。这是测试被试撤回一个已准备反应的能力。在 SST 中，两种类型的信号随机呈现。在 Go 试次中，只有 Go 信号出现时（左边或右边），被试必须反应。Go 和 stop 信号变化的间隔是随着被试的反应而变化的，称为 Go-stop 延迟（go-stop delay，GSD）。获得 stop 信号反应时间，评估撤回准备动作的时间。（b）注意定向的实验范式。外源定向任务包括一个线索（在两个外围刺激位置上有灰色框）和一个靶（一个笑脸），它们出现的间隔时间不同。线索和靶在有效试次中都在同一位置处呈现，而在无效试次中则在相反的位置呈现。行为指标是指在短 SOA（<250ms，易化）情况下，被试在有效试次比无效试次条件下的反应更快，而在长 SOA（>250ms，返回抑制）情况下，被试在有效试次比无效试次条件下的反应更慢。在外源定向实验中，线索是中间的符号（一个箭头，指左或指右），靶是一个笑脸。在有效试次中，靶呈现在箭头指的方向；在无效试次中，则相反。行为指标就是在短 SOA（<250m，易化）情况下，被试在有效试次比无效试次条件下的反应更快；而在长 SOA（>250ms，返回抑制）情况下，被试在无效试次比有效试次条件下的反应更慢。在内源定向实验中，线索是位于中央的一个标志，为一个指向左或右的标志，目标是一个笑脸。在有效试次中，目标出现在箭头出现过的外周区域；但是在无效试次中，目标出现在相反的位置。行为指标说明被试的反应在有效试次比无效试次下更快，并且与 SOA 的长短无关。（c）注意定向和反应抑制相关的主要区域。（d）神经认知框架。每个 block 包含结构区域和对应的功能。这个框架包括注意定向相关网络（左圈）、反应抑制相关网络（右圈）以及注意定向和抑制控制之间的交互［右腹外侧前额叶皮层（right ventrolateral prefrontal cortex，rVLPFC）］。在注意定向中，浅灰色箭头表示背侧网络，黑色箭头表示腹侧网络。背侧网络包括视觉皮层（Fus/MTG/ITG/IOG）、PPC（IPS 和 IPL）和 FEF，以及内源定向和外源定向坐标，同时腹侧网络包括 TPJ（IPL/STG）和 rVLPFC（IFG/IFL/MFG），当注意重定向到一个未期望而与行为相关的刺激时，这些区域被激活。在响应抑制框架中，箭头表示抑制网络，包括 pre-SMA、ACC/MCC/ INS/STN 和 rVLPFC（IFG/IFJ）。ACC，前扣带回皮层；FEF，额叶眼区；Fus，梭状皮层；IFG，额下回；IFJ，额下回联合区；aINS，前脑岛皮层；IPS，顶内沟；MFG，额中回；MTG，颞中回；PPC，后顶叶皮层；pre-SMA，前辅助运动区；TPJ，颞顶联合区

神经影像学的研究表明，在停止信号实验中，右侧 IFG 被激活（Rubia et al.，2003）。在停止信号实验中，在成功的和未成功的停止信号实验中，这个区域均被激活，但是没有在无停止信号（no-stop-signal，NSS）实验中被激活；在成功的停止信号实验中，右侧 IFG 的激活强度与停止信号反应时间（stop-signal response time，SSRT）呈负相关（Aron & Poldrack，2006）。pre-SMA 在成功的停止信号实验中也被激活，但是激活强度和 SSRT 之间没有相关性。这些结果表明，右侧 IFG 有助于反应抑制，但是不能监测冲突，然而在监测和解决冲突中，pre-SMA 是被激活的。这些结果表明在停止信号实验中，右侧 IFG 和 pre-SMA 的功能出现分离。因此，可以推断出这些区域的激活导致运动输出的抑制控制（Aron & Poldrack，2006；Mostofsky & Simmonds，2008；Verbruggen & Logan，2008）。

（二）注意定向和两个额顶神经网络

注意定向对于快速有效的视觉环境搜索是非常重要的（Tian et al.，2011a，2011b；Tian & Yao，2008），研究者通常利用 Posner 范式对其进行研究（图 8-1）。在这些任务中，空间目标会出现在线索位置（有效的实验）或非线索位置（无效的实验）。这个过程被认为涉及内源和外源定向机制。内源定向涉及在空间中预先设定位置，有针对性地分配注意源；而外源定向被认为是通过凸显刺激，由条件反射自动触发的。先前的研究发现，两个注意系统的不同特征（Cheal & Lyon，1991；Posner，1980）和它们的神经相关（Chica，Bartolomeo，& Valerocabré，2011；Hopfinger & West，2006；Kincade et al.，2005）。例如，内源易化能够在一个较长时间段内被保持，而外源定向包含一个初始的易化，接着出现一个较长的时间间隔，以对先前探索过或注意到的位置进行抑制。神经影像学研究表明，注意定向过程可能涉及两个重要的神经网络 [图 8-1（d）]：背侧顶叶和腹侧右顶叶。这些神经网络在功能和解剖上是分开的（Corbetta，Patel，& Shulman，2008）。

背侧额顶网络与内源定向和外源定向有关（Corbetta & Shulman，2002；Hopfinger，Buonocore，& Mangun，2000；Mayer et al.，2004）。该神经网络主要负责自上而下的视觉注意控制。在内源定向范式 [图 8-1（b）] 中，一个线索引起枕叶皮层的瞬时激活（如 Fus 和 MTG），表明了响应线索刺激的第一个感觉过程。此外，在响应线索时，在 IPS 和 FEF 还存在持续的激活，表明在这个响应中存在内源性的注意成分（例如，箭头不直接涉及目标或目标的位置，相反，它提供信息，提示参与者分配注意到周边的位置，即目标将会出现的位置）。神经影像学研究也表明，背侧顶叶网络通过自上而下的显著刺激被调制（Beck et al.，2001）。在外源定向范式中，如搜索和监测显著的刺激（目标），目标的特点是不确定的（例如，带有绿色干扰的红色目标或带有红色干扰的绿色目标）。无论响应是隐性还是显性，激活都会发生在 FEF。同样，IPS 的激活通过行为相关的任务被调制。在外源性注意定向实验中，研究人员发现外源性的线索［图 8-1（b）中突出显示的方块］激活了背侧网络，包括 IPS 和 FEF（Mayer et al.，2006；Kim et al.，1999）。这些结果表明，背侧网络通过自上而下和自下而上的信息交互作用来指定相关的对象（Beck et al.，2001）。此外，背侧网络的功能也被认为是与感觉响应和运动图谱相关联的（Corbetta & Shulman，2002；Rushworth，Paus，& Sipila，2001）。

右腹侧额顶网络与反射性重定向（reflexive reorienting）相关（Corbetta，Patel，& Shulman，2008；Corbetta & Shulman，2002；Levy & Wagner，2011；Shulman et al.，2009）。这个神经网络主要位于右半球，主要功能是使注意重新定位到与行为相关的感觉刺激上。它的激活是通过监测在一个注意位置上的低频目标来实现的。在以往的研究中，参与者的目光集中在目标上，无视刺激中罕见的变化、感官模态，或存在的各种响应要求（Braver et al.，2001；Marois，Leung，& Gore，2000）。此时，外源性注意定向均不会激活颞顶联合区（temporal-parietal junctions，TPJ），而且与任务显著无关的干扰虽然会影响背侧网络，但不会影响腹侧网络。然而，与任务相关联的未参与的刺激会激活颞顶联合区。这表明只有将注意调整到一个突出的和行为相关的对象时，腹侧网络才能被激活（Corbetta，Patel，& Shulman，2008；Corbetta & Shulman，2002；Levy & Wagner，2011；Shulman et al.，2009），因此它可能主要与外源性注意定向相关联。进一步，腹侧网络在外源性注意定向期间（刺激驱动或自下而上驱动）与背侧网络一起被激活。Corbetta 和 Shulman（2002）的研究表明，这两个网络可能具有交互功能。也就是说，腹侧网络检测与行为相关的刺激，而背侧网络识别刺激的精确位置。此外，腹侧（中断和重置正在进行的活动）和背侧网络（专门选择刺激和反应的）之间的协调能够适应快速变化的环境（Corbetta，Patel，& Shulman，2008）。

后顶叶脑区参与这两个定向网络并发挥着重要的作用。一致的神经影像学和神经心理学证据表明，PPC 的认知功能作用有两个部分（Chica，Bartolomeo，& Valerocabré，2011；Shomstein，2012）。一个是 PPC 的背侧区域，包括上顶叶（superior parietal lobe，SPL）和顶下小叶（inferior parietal lobule，IPL），涉及自上而下的注意定向。例如，当内源性线索出现时，内源信号在自上而下的控制下使注意转移到后顶叶的特定位置（Yantis et al.，2002）。另外，背侧顶叶皮层区域的作用则是抑制内源定向的注意力（He et al.，2007）。除了背侧区域外，PPC 的另一个功能部分是使腹侧区域延伸到颞顶联合区参与自下而上的注意定向。例如，它可以突出事件从而捕获注意力以及诱导腹侧顶叶区域激活。此外，TPJ 通常是通过显著的、任务相关的外源性刺激被激活的，表明外源性注意可以被定向到特定的位置上。

（三）rVLPFC 在响应抑制和反射性重定向中的作用

rVLPFC 在响应抑制（Aron，Robbins，& Poldrack，2014）和反射性重定向（Corbetta，Patel，& Shulman，2008；Corbetta & Shulman，2002）中扮演着一个关键性的角色，它的功能是与注意和抑制相关的。响应冲突或响应抑制都可以激活右侧 IFG（Folstein & van Petten，2008；Huster et al.，2010，2011；Karch et al.，2010；Nieuwenhuis et al.，2003）。IFG 对 pre-SMA 施加增强性的输入，从而影响运动系统（Hampshire et al.，2010）。行为相关的反射性调整也将激活腹侧网络（右侧 IFG/TPJ），而显著不相关的刺激则影响背侧网络但不影响腹侧网络（Corbetta，Patel，& Shulman，2008；Corbetta & Shulman，2002；Levy & Wagner，2011；Shulman et al.，2009）。总体来说，腹侧网络（反应不佳的任务无关的对象）的功能特点是，有助于防止注意力受外界干扰而从当前正在执行的任务中发生转移。

反应抑制和反射性重定向的功能网络研究在过去的几十年中受到广泛关注，使得 fMRI 研究激增（Levy & Wagner，2011；Sharp et al.，2010）。然而，fMRI 的时间分辨率有限，使得它难以确定这些脑区的具体作用。更重要的是，它难以在一个给定的任务下确定 rVLPFC 的激活是归属于运动抑制的参与还是注意定向的加工。另外，反应抑制和注意定向之间的心理差异也可能不会投射到不同的神经网络。相比于 fMRI，动态时间序列的差异能从根本上为反应抑制和反射性重定向提供系统间的差异。

## 二、响应抑制与注意定向的时间动态差异

越来越多的功能磁共振成像结果已证实，上述的神经网络是与运动抑制和注意定向相关的（Corbetta，Patel，& Shulman，2008；Corbetta & Shulman，2002；Hopfinger & West，2006；Levy & Wagner，2011；Mayer et al.，2004；Shulman et al.，2009）。然而，低时间分辨率的 fMRI 信号限制了这些研究。因此，通过感官或认知过程引起的头皮 EEG 和 ERP 有利于揭示与特定的心理活动相关的大脑活动的精确时间。

（一）响应相关的 ERP-N2/P3

如上所述，一系列的研究结果集中表明，右侧 IFG 和 pre-SMA 是反应抑制的

关键脑区（Chambers et al.，2007）。然而，由于 fMRI 时间分辨率较低，它们在抑制功能中的特定角色并不清楚。一些研究人员认为，右侧 IFG 有利于反应抑制但不利于响应冲突，而 pre-SMA 参与监测或解决冲突。因此，一个关键的问题是把右侧 IFG 的功能从包括 SMA/pre-SMA 在内的抑制性控制神经环路中区分开。ERP 的使用可能有助于揭示它们的角色。

电生理学上，在 200～400ms 的额中央区负波（N2 成分）和前方分布在 300～600ms 的 P3 成分通常是用来研究抑制性控制的生理基础。N2 和 P3 成分已被解释为在额叶皮层中抑制过程的反应（Eimer，1993；Falkenstein，Hoormann，& Hohnsbein，1999；Kopp et al.，1996；Shucard J & Shucard D，2001；Thorpe，Fize，& Marlot，1996；Tian & Yao，2008）。然而，底层功能网络仍然是有争议的（Falkenstein，Hoormann，& Hohnsbein，1999）。

研究人员提出，N2 和 P3 成分是功能分离的（Folstein & van Petten，2008；Huster et al.，2010，2011；Karch et al.，2010；Nieuwenhuis et al.，2003）。联合 EEG 和 fMRI，他们比较了相关的 Go 和 stop 试次的大脑反应，发现 N2 与响应冲突有关，而 P3 与反应抑制相关。

N2 成分被认为是与对反应抑制的增加力度和对响应执行的中断准备相关的（Géczy，Czigler，& Balázs，1999）。该成分位于 ACC（Bekker，Kenemans，& Verbaten，2005；Jonkman，Sniedt，& Kemner，2007；Veen & Carter，2002）和背外侧前额叶皮层（Lavric，Pizzagalli，& Forstmeier，2004）。此外，在一个反应-线索任务中（实验分为三块，有效线索的速度从 80% 下降到 50% 再到 20%，但参与者没有被告知这个变化，并要求参与者对两个目标字母做出不同的响应），研究人员发现，意外修改的响应程序增强并延迟了 N2 成分（Gajewski，Stoerig，& Falkenstein，2008）。因此，N2 的影响可能涉及两个方面：监测竞争反应倾向之间的冲突（当它被定位在 ACC）；抑制不恰当的反应（当它被定位在背外侧前额叶皮层）（Lavric et al.，2004）。

Huster 等（2010）在 Go/No-go 和 SST 范式中的需求响应监督下，记录到了 N2/P3。结果表明，中扣带回皮层（middle cingulate cortex，MCC）左前区是 N2 的主要神经元产生器，而 P3 的产生源主要位于右侧后 MCC。在这项研究中，他们还发现，P3 与运动功能有关，这种关系主要表现在中央前区的激活。使用多模式成像 EEG 和 fMRI，研究人员进一步发现 Go 相关电位（N2），它与冲突过程相关，是与中扣带回皮层网络相关联的。No-go 相关电位（P3）通常涉及运动和认知抑制，发生在基底神经节、MCC、pre-SMA 和 INS（Enriquezgeppert et al.，2010；Huster et al.，2010；Sharp et al.，2010）。

## （二）注意相关的 ERP

内源定向、外源定向和返回抑制是注意定向的重要组成部分（Mayer et al.，2004）。内源定向是指有目的地分配注意资源到预先计划的空间位置，而外源定向则是对突出性事件的反射性自动反应。返回抑制是指对于外源定向，外周线索吸引注意，从而使其线索化位置最初出现易化效应，而后出现抑制效应（反应减慢）。易化和抑制分别是指对外周线索化位置出现的目标做出更快和更慢的反应。在线索–靶模式中（图 8-1），易化效应通常发生在线索和目标刺激之间的间隙时间（即 SOA）小于 250ms 时，而返回抑制通常发生在 SOA 大于 250ms 时（Tian et al.，2011a，2011b；Tian & Yao，2008）。

前面已经讨论了注意定向和两个相关神经网络（背侧网络和腹侧网络）。然而，目前还不清楚注意定向如何调制大脑各阶段的信息处理。ERP 可以帮助理解内源性（自上而下的控制）和外源性（自下而上的加工）之间的重新定向。此外，这可能为注意定向如何调节早期的感觉相关阶段的 ERP（P1、N1）和晚期的反应阶段的 ERP（P3），以及自上而下和自下而上的神经机制如何协调参与这两个处理阶段提供新的视角。

### 1. 早期的与感觉相关的 ERP——P1/N1

注意定向调节早期的与感觉相关的 ERP 成分是 P1/N1（Prime & Ward，2004），晚期的与感觉相关的 ERP 成分是 P3（Hopfinger & Mangun，1998；Hopfinger & West，2006；Tian et al.，2011a，2011b；Tian & Yao，2008）。

以往的研究已经表明，在短 SOA 间隔（50～300ms）内，内源定向和外源定向都有 P1 效应增强，即出现易化效应；在长 SOA 间隔（>300ms）内，P1 效应减弱，即出现返回抑制效应。P1 的产生器在感觉皮层，包括枕叶和腹侧枕颞区（Bekker，Kenemans，& Verbaten，2005；Tian et al.，2011b；Tian & Yao，2008）。增强的 N1 效应也在内源定向中被观察到（Bekker，Kenemans，& Verbaten，2005；Di Russo，Spinelli，& Morrone，2001），但外源 N1 变化在不同任务条件下均被观察到。例如，减弱的 N1 效应在短时（Fu et al.，2005；Tian et al.，2011b）和长时 SOA（Tian et al.，2011b；Tian & Yao，2008）中都被发现了。此外，研究者也发现，N1 效应消失可能是由于与 P1 的重叠。N1 来自多个产生器，如沟和颞顶区（the intraparietal and temporoparietal areas），表明外源 N1 受更高的皮层反馈信号而不是单纯的感觉成分的调制。

2. 晚期的与反应相关的 ERP——P3

P3 对应信息处理的高级阶段，包含更新工作记忆（Donchin，1989；Polich，2007）、决策（Nieuwenhuis，Astonjones，& Cohen，2005；Verleger，Jaskowski，& Wascher，2005）和执行响应（Helenius et al.，2010）。在内源定向中，研究者发现增强的 P3；但在外源定向中，只有当目标与行为反应相关时，P3 才能被发现（Hopfinger & Mangun，1998，2001；Tian et al.，2011a，2011b；Tian & Yao，2008）。在内源定向中，P3 定位于额叶；在外源定向（如反射性定向）中，P3 定位于 MFG、IFG 和内侧额叶（Tian et al.，2011a，2011b）。Hopfinger 和 West（2006）发现，内源性 P3 大于外源性 P3，表明内源性注意定向在后期注意定向处理中起主导性作用。也就是说，在后期的反应相关阶段，自上而下的机制占主导地位。

P3 的产生与注意定向相关，分布在额叶、顶叶区域，包括 IFG、MFG 和 pre-SMA。这些区域与响应相关区域部分重叠（Polich，2007）。具体来说，IFG 激活参与监测新颖刺激（Levy & Wagner，2011）、Stroop 任务（Derrfuss et al.，2005）、行为相关的重新定向（Corbetta，Patel，& Shulman，2008；Corbetta & Shulman，2002）和反应抑制（Levy & Wagner，2011）。这些研究结果表明，IFG 的激活依赖于目标导向的控制和刺激驱动加工之间的相互作用，而不是一个纯粹的过程（自上而下的加工或者自下而上的加工）。Green 和 McDonald（2008）的研究也发现，内源定向不是完全由额叶皮层引起的。分析线索和目标刺激之间的间隔过程的神经元活动（通过 EEG），Tian 等（2011b）还发现，外源定向加工涉及自下而上加工和自上而下的控制之间的交互作用。

事实上，注意定向，如易化和抑制，通常是由执行后的 RT 来测量的。也就是说，RT 反映的是注意定向和执行控制之间的协作。此外，注意定向可能会影响执行控制的性能。因此，研究这两个认知过程如何在一个单一的任务中相互影响具有重要意义。

## 三、反应抑制与注意定向的关系：单任务中的相互影响

目前还不清楚反应抑制和注意定向在单一任务中是如何相互联系的。一种可能性是，在一组任务中观察到的激活 rVLPFC 可以解释其他假设的控制机制。例如，最近的研究已证明，对于行为相关的线索，停止任务中的响应抑制往往混淆了定向的需求；当停止被要求时，这种定向响应可能激活了 rVLPFC。另外，反射性重定向任务可能也需要运动抑制。因此，在一个单一任务中，测试反应抑制

与注意定向之间的关系是非常重要的。

已有单一任务同时研究了注意定向和反应抑制，如 Go/No-go 任务（Eimer，1993；Tian & Yao，2008）和 Stroop 任务（Chen，Wei，& Zhou，2006；Fuentes et al.，1999，2000；Vivas & Fuentes，2001）。在这些研究中，一个信息源的加工被另一个信息源的存在干扰，如颜色的名称与颜色的色彩不匹配（例如，"红色"用蓝色色彩的字体而不是红色的字体）。另一个例子是 Flanker 任务（Fan et al.，2007），即用认知心理学中的一组反应抑制实验评估在特定的语境中不恰当反应的能力。例如，Flanker 可能是箭头指向同一方向的目标（例如，一致）或相反方向的目标（例如，不一致）。

Fan 等发现，除了极少的区域重叠外，如左侧额前回（布罗德曼 6 区），定向网络和执行网络几乎完全分离。同时，当目标出现在定向线索后，定向网络的激活增强了 $\gamma$ 频带的功率，但 $\gamma$ 的活性显著降低。这一发现表明，通过集中注意到目标上，注意定向可以最大限度地减少冲突的影响（Fan et al.，2007）。此外，Chen 等（2006）发现，左喙 ACC 是预反应冲突和注意定向之间重要的神经交互接口；此外，左背外侧前额叶皮层是反应冲突和注意定向之间重要的神经交互接口。在 Go/No-go 任务中，Tian 和 Yao（2008）发现，通过有效线索的目标引起的额叶 No-go-N2 减少与反应抑制有关；而通过有效线索的目标引起的在前额叶区波幅的增大与运动响应抑制有关。

在一个单一任务中，当测试这两个效果时，没有观察到 rVLPFC 的强烈激活。一种可能的解释是，内源定向引导的注意和关注对象，有助于减少或消除分心带来的干扰，从而使得反应抑制的耗费下降或消除。另一种可能的解释是，外源反射性重定向随着行为无关刺激而发生，既不需要响应也不能激活 rVLPFC（Corbetta，Patel，& Shulman，2008；Corbetta & Shulman，2002）。与此相反，与冲突监测相关的 ACC 仍然是激活的。这些研究表明，认知控制之后的注意定向不影响冲突监测，但是可以提高运动输出。在注意定向或反应抑制过程中，rVLPFC 的激活可能是用来阻止自下而上的认知加工对目标定向和刺激驱动过程的控制的。

虽然大量的研究都集中在注意定向和反应抑制的神经机制上，但仍有一些问题需要解决。可以通过研究结构连接（dMRI 的纤维束解剖）来测试 rVLPFC 区域（如 IFG）是否参与了这两个任务。dMRI（Cloutman et al.，2012）的研究结果揭示：rVLPFC 与前脑岛皮层之间有连接。在视知觉和注意的实验研究中，IPS 和 IFG 之间的直接连接被发现，表明这些纤维为自下而上和自上而下过程的功能交互作用提供了神经基础。此外，右半球的 IFG 和布洛卡区之间的纤维束有不同的连接模式（Umarova et al.，2010）。这些研究结果表明，注意定向和反应抑制之间的关系是与底层的结构连接相关的。

　　总之，对于与反应抑制和注意定向相关的网络，即背侧网络和腹侧网络，我们认为，在不同的认知过程中，注意定向和反应抑制之间的神经结构存在重叠，这可能是由 rVLPFC 的不同动态时间序列引起的。源于 ACC 的 N2 标志着冲突监测和提高运动输出，当认知控制后，其通过注意定向被激活；同时，注意相关的 P3 与反应相关的 P3 存在区域重叠，尤其是在 rVLPFC 处，它们可能参与了抑制刺激驱动过程中自上而下和自下而上的控制。因此，自下而上的驱动和自上而下的控制过程相协调可作为这些认知过程共同的神经机制。

　　在揭示注意定向和反应抑制之间的分离和相互作用方面，功能连接可以用来探索功能网络的神经基础。通过这种方法，在 fMRI 激活的重叠区域可能跨任务共享了神经元集群。换言之，底层的结构连接与所观察到的功能连接有关。在未来，应该能从头皮读取真正的来自 ERP 的时间信息。如果我们知道实际位置上激活的真实时间或发生在注意定向和执行控制中的认知处理的功能网络模式，将会产生新的研究途径。当然，联合 fMRI、dMRI 和 EEG 的方法将在神经区域之间、时间和因果的相互作用方面提供更多信息（Foucher, Otzenberger, & Gounot, 2004; Menon et al., 1997）。

# 第二节　脑电在情绪中的应用

## 一、情绪的概念

　　情绪是对一系列主观认知经验的统称，是多种感觉、思想和行为综合产生的心理和生理状态。情绪通常分为喜、怒、哀、惊、恐、爱等。心理学上一般认为，情绪是以个体的愿望和需要为中介的一种心理活动，当客观事物或情景符合主体的愿望和需要时，就会产生积极的、肯定的情绪；当客观事物或情景不符合主体的愿望和需要时，就会产生消极的、否定的情绪（彭聃龄，2001）。从脑与认知的角度看，情绪是人脑高级功能的体现，是人类生存适应的一种手段。詹姆士-兰格的情绪理论认为，情绪是由某一情境的变化引起的自身感觉状态的变化。美国心理学家阿诺德提出，刺激情景并不直接决定情绪的性质，从刺激出现到情绪产生要经过对刺激的估量和评价。对于同一刺激情景，由于对它的评估不同，就会产生不同的情绪反应。情绪的产生是大脑皮层和皮下组织协同活动的结果，大脑皮层的兴奋是情绪行为的最重要的条件。美国心理学家沙赫特和辛格提出，情绪的产生有两个不可缺少的因素：①个体必须体验到高度的生理唤醒；②个体必须对生理状态的变化进行认知性的唤醒。情绪状态是认知过程、生理状态、环境因素在大脑皮层中整合的结果，它们可以构成一个工作系统，称为情绪唤醒模型。拉扎勒斯的认知-评价理论认为，情绪是人与环境相互作用的产物。在情绪活动中，人不仅要对环境中的刺激事件对自己的影响做出反应，同时也要调节自己对刺激的反应。也就是说，情绪是个体对环境知觉到有害或有益的反应。因此，人们需要不断地评价刺激事件与自身的关系，具体有三个层次的评价：初评价、次评价、再评价。

## 二、情绪与认知

情绪在我们在日常生活中扮演着重要的作用，情绪识别的需要和重要性随着BCI 作用的增加而增长。情绪识别可以依赖于基于视听的方法，如语音、面部表情或身体姿势，但这些方法不提供高效和适当的产出。与基于视听的方法相比，生物信号的响应倾向于提供确定情绪状态的更详细和更复杂的信息。

近年来，对情绪调节的研究已经得到了快速的扩展，并成为社会、临床、发展和认知心理学中的热门话题（Gross & Thompson，2007）。事实上，在利用 fMRI的认知情感和社会神经科学中，越来越多的研究已经开始尝试阐明与情绪调节相关的神经结构。从临床角度来看，情绪调节可能蕴含着解释各种精神疾病关键的神经机制，因而对情绪调节的神经科学的研究正在蓬勃发展（Davidson，2002）。从发展的角度来看，情绪调节是发展认知和情感能力的交叉点，这为更好地理解它们之间的互动提供了一个独特的机会（Lewis et al.，2006）。

虽然对情绪调节的神经科学研究主要是通过 fMRI 来开展的，但是在特定的情况下，头皮记录的大脑活动也可被用来研究情感和情绪调节。其中，ERP 在神经基础方面能够反映神经元群体的同步活动，特别是综合突触后电位，并能够锁定到某些具体的特定事件（Fabiani，Gratton，& Federmeier，2000），因而可被用于情绪研究。

## 三、注意和情绪：从 P3 到 LPP

P3 最早在 1965 年被报告出来（Sutton & John，1965），并且在过去的 50 多年中已经被广泛研究。通常，P3 的幅度比较大，并且跨度比较广，一般在刺激后300ms左右诱发出一个明显的正成分，位于中央顶区中央线附近位置的 P3 波幅最大。P3 的研究一般通过 Oddball 范式实现，该范式要求被试以计数或者其他方式跟踪某些目标刺激。图 8-2 为听觉 Oddball 范式下所诱发的 P3 成分。

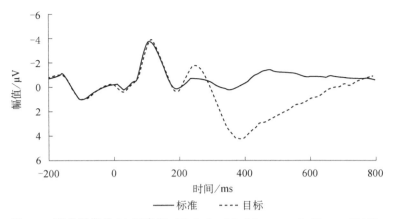

图 8-2　听觉诱发的 P3 示意图（Hajcak，MacNamara，& Olvet，2010）

　　大量研究表明，情绪刺激能自动引起我们的注意。比如，我们看正性图片和负性图片的时间会比看中性图片的时间更长（Bradley et al.，2003）。很多利用眼动仪的研究表明，即使被指示仅看中性图片时，被试还是会更倾向于看正性和负性图片。与此一致的研究发现，个体能很快地从以中性图像为干扰项的众多图像中快速识别出正性和负性图像。此外，与非情绪刺激相比，情绪刺激在目标检测任务中丢失的可能性更小。

　　情绪刺激自动引起注意的这一现象可能是因为与中性信息相比，个体对情绪的检测相对较早。事实上，在刺激后的 200～300ms，情绪图片相对中性图片的峰值点更大。情绪引导注意从而促进后续处理的概念被描述为"动机注意"（Sabatinelli et al.，2005）。在 P3 的研究中，情绪刺激可以被自动处理为与任务相关，并且由于其内在的动机意义，情绪刺激可以被认为是自然目标。与这个概念一致，许多早期研究报告指出，与中性图片相比，正性情绪图片能在 300～500ms诱发出一个增强型的 P3（Mini et al.，1996）。通过观察这些令人愉快的图片和令人不愉快的图片的效果，发现 P3 的情绪调制是独立的。类似的结果还有情感的词语刺激（Naumann et al.，2000）。因此，虽然大多数关于 P3 的理论集中在自上而下的与注意相关的操作，早期的研究也表明视觉刺激的内在激励性质可以调制P3。事实上，Johnston 等解释 P3 的认知和情绪刺激变化有关。

　　近几年，与情绪有关的研究主要集中在 P3 和 LPP 成分上，其在刺激激后的300ms 左右更为明显，并且与中性图片和词语相比，正性和负性图片刺激能诱发出更明显的 LPP（Moser et al.，2006）。使用惊恐的情绪图片和其他的情绪面部表情图片也能获得类似的实验结果（Eimer & Holmes，2007）。图 8-3 显示了一项研究被试观看正性、负性和中性图片在不同位点（CP1/2、CP3/4、P1/2、P3/4 和PO3/4）记录到的平均 ERP 数据，与中性图片相比，正性和负性图片的 LPP 在刺激锁定的 ERP 中出现相对持续的正偏转。图 8-4 为正负情绪减去中性情绪所获得的不同差异波随时间变化的头表分布情况。LPP 在情绪图片的呈现期间从前到后的变化比较明显，随着时间的推移，LPP 的变化相对稳定（Codispoti & Cesarei，2007）。总的来说，LPP 对情绪的影响与刺激的情绪强度有关。然而，这些效果不能简单地反映刺激新颖性和低水平的感知差异性。

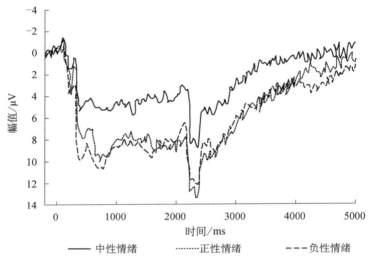

图 8-3　正性、中性、负性情绪诱发的 LPP（Hajcak & Nieuwenhuis，2006）

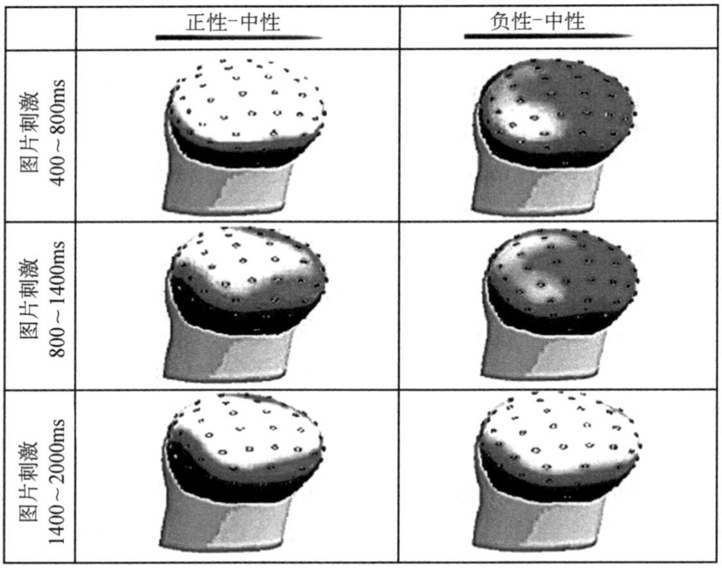

图 8-4　不同情绪差异波的头表电位随时间分布（Hajcak & Nieuwenhuis，2006）

　　值得注意的是，与中性图片相比，情绪图片诱发的正电位时间远超过 1s。事实上，一些研究表明，在整个图片呈现的时间段内甚至图片出现的周期内，正电位时间都有偏移，都会出现明显的 LPP（Hajcak & Olvet，2008）。因此，情绪调节可以延长几秒钟，这些持续的处理与记忆编码和存储相关。就像 P3 已经被解释为阶段性注意任务的相关刺激，LPP 反映了动机相关的刺激加工、知觉过程的异化和注意的增加。

　　在 300～1000ms 的时间范围内区分 P3 和 LPP 是有一定困难的。更复杂的是 P3 和 LPP 在不同的时间窗口中被量化，P3 通常可以通过计算在 300～400ms、400～480ms 和 400～600ms（Schupp et al.，2007）数据的平均值予以分析。相对的，LPP 通常可以通过计算在 300～600ms、350～600ms、416～456ms、350～600ms、416～456ms、350～750ms、400～500ms、500～650ms 数据的平均值予以分析。事实上，ERP 成分的面积和峰值在交叉重叠区不明显，并且难以识别交叉的时间和空间成分。然而 LPP 具有较长的时间，这与 P3 是有一定的区别的。在区分 P3 和 LPP 方面，最近的一项研究通过时空 PCA 发现，P3 的情绪调节主要出现在图像刺激后约 350ms 的枕叶部位，而 LPP 的情绪调节主要出现在枕部的中央记录点位置，并在图片刺激呈现后 850～1600ms 出现峰值。

　　最近一项基于 ERP 和 fMRI 融合的研究表明，情绪刺激引起的 LPP 大小与脑中枕部、顶叶和颞下区域的血流量增加相对应（Sabatinelli et al.，2007）。Keil 等的研究也得到了类似的结论（Keil et al.，2002）。fMRI 研究发现，情绪图片相比于中性图片能更多地引起视觉皮层的激活（Sabatinelli et al.，2004）。杏仁核也和情绪视觉的处理有关，并且在情绪的加工处理中扮演着重要角色，也有研究提出，枕叶激活的增加可能是由杏仁核的投射引起的（Bradley et al.，2003）。迄今为止，还没有研究明确将 LPP 与特定的神经递质系统的激活关联起来。Nieuwenhuis 等提出了一个有说服力的论点，即 P3 是对任务相关刺激的阶段性去甲肾上腺素（norepinepherine，NE）反映的 ERP 表现（Nieuwenhuis et al.，2005）。在 P3 和 LPP 可以反映相同的神经活动的情况下，LPP 的产生是蓝斑核（locus coeruleus，LC）肾上腺素系统对情绪刺激的反映。

## 四、情绪调节：概念框架

　　有许多重要的方法可以概念化情绪调节，例如，有研究者指出，情绪会影响并因此调节许多认知功能（如记忆），并且情绪对认知过程的影响可以被称为情绪调节。这种情绪调节的概念与 Thompson（1994）对该术语的定义一致："负责检测，评估和修改情绪反应，特别是其强度和时间特征的外在和内在过程。"Gross

和同事进行了广泛的研究，比较了各种情绪调节策略的有效性和后果，并制定了情绪调节的过程模型，对后续的研究起了很大的作用。表达抑制是指抑制情绪反应的表达。例如，有人可能会在看恐怖电影的过程中抑制所有的可怕反应，以表现为不害怕。一方面，先前的关注策略是指可以减轻刺激的情绪影响方式。例如，重新评估源于 Lazarus 的研究，他的研究表明，情绪的反映是由解释刺激的方式决定的（Lazarus，1991）。这样，重新评估涉及有意识地改变情感引发刺激的意义，例如，考虑这样一个事实，在恐怖电影中，血腥的尸体不是真实的，而且角色只是一个演员。Gross 的很多研究表明，以反应为中心的策略不是特别有效（Gross & Levenson，1997），情绪调节与生理和认知成本相关（Gross & Thompson，2007）。另一方面，情绪调节的认知形式，如认知重评，已经显示可降低自我报告的负面情感体验的强度（Hajcak & Nieuwenhuis，2006），但不显示引起交感神经系统活性增加或以表达抑制的方式对记忆产生负面影响（Richards & Gross，2000）。最近的神经影像学研究已经开始阐明情感调节和认知策略的关联性。例如，重新评估不愉快的刺激与支持认知控制的外侧和内侧前额叶皮层区域中增加的激活相关联。重新评估也伴随着杏仁核激活的减少。其他研究已经表明了类似的神经活动模式，因此，多种认知情感调节策略依赖于神经激活网络，这种网络表明减少的情绪处理和增加的认知控制。

已经有一系列的研究分析了 LPP 对从情绪调节过程模型中得到的各种情感调节指令的敏感性。在最初的研究中，当要求被试降低他们对不愉快图像（负性图像）的情绪反应的强度时，LPP 明显减小（Moser et al.，2006）。因为在这项研究中涉及自愿的情感调节，被试可以自由采用他们习惯的方式来减少他们情绪反应的强度，所以，LPP 的调节机制尚不清楚。

总之，LPP 反映了对情绪刺激的早期皮层电反应，LPP 对所呈现的图片内容和文字都比较敏感。实际上，这些工作对 LPP 的研究有很大的帮助。然而，情感调节中不同策略之间存在较大差别，相对于其他情绪调节策略，效应大小的对比表明，注意力操作与 LPP 的效应相一致。与中性刺激相比，在情绪刺激后的 LPP 波形比较明显，而 LPP 反映了在 P3 的时间范围内开始的多重和重叠的正性波形，并且这些增加的波形比较明显。最后，LPP 对于情绪刺激增加的程度与刺激的主观价值/强度（激活）有关。

## 五、基于 N170 的情绪面孔识别与模式识别

面孔是人类环境中重要的刺激，由此可以推断，面孔刺激是由专用的神经网络来处理的。此外，情绪表达在社交中具有重要意义，并且可以进一步提高感知

面孔的相关性。虽然同时对面孔和情绪相关信息进行编码的机制看起来很高级，事实上，它可能在识别独立的情绪表达时产生严重的问题。因此，面孔识别和处理机制可能与情绪编码机制是相互独立的。

在 ERP 研究中，面孔的选择性通过所谓的 N170 的增强来反映，它是在枕部的一个负波并在 150～200ms 出现峰值。在功能上，N170 增强的过程反映了特定面孔结构编码的相关性。脑成像研究表明，N170 起源于视觉皮层后部的网络中，该网络分别包括下枕叶、枕叶面部区（occipital face area，OFA）和梭形面部区域（fusiform face area，FFA）的颞上沟外侧颞叶皮层（Dalrymple et al.，2011）。不同脑区对 N170 的贡献仍然存在争议，最一致的是梭状回中的 FFA 会被选择性激活（Kanwisher，Mcdermott，& Chun，1997）。然而，关于患者的研究表明，FFA 在 N170 的产生中不是必要的（Dalrymple et al.，2011）。事实上，N170 可能是由很多不同的脑区同时激活产生的，这取决于具体的实验任务（Calder & Young，2005）。面部的非特异性、普通的功能参与可能与面部特定的处理过程一致。传统上，通常假设面孔编码和特征编码在情绪表达上是独立平行进行的。根据这个假设，许多 ERP 研究没有发现 N170 对情绪表达有影响。然而，与传统不同，大量研究表明，N170 被面部表情调制，并且负性面孔相比于中性面孔能产生更大的幅值。

到目前为止，研究者对这些矛盾的原因仍然不是很清楚，因此，N170 作为面部特定过程的指标是否受情绪影响的问题始终没有得到回答。大多数发现情绪对 N170 有影响的研究使用的是平均参考（Batty & Taylor，2003），而没有发现情绪对 N170 有影响的研究使用的是双侧乳突参考（Pourtois et al.，2005）。尽管不同的参考方法不会改变头皮的 ERP，但是它们可以改变在某些电极位点处 ERP 的特征，这个原理从理论中考虑是显而易见的，并且在过去几十年中已经反复出现（Michel & Murray，2012）。对于 N170，这已经由 Joyce 和 Rossion 证明：参考越靠后，即通常测量 N170 的电极越靠近，则这些电极点处的 N170 的幅值越小，相比之下，前顶叶和额叶出现的 VPP 被认为是 N170 的极性反转。

随着认知神经科学的发展，情绪的研究越来越受到人们的重视。情绪的研究不仅能帮助人类更好地了解人类大脑的工作原理，同时也会在医疗领域给人们带来帮助。随着科学技术的发展，特别是近年来深度学习的发展，将机器学习与模式识别应用到认知科学领域逐渐成为一个研究热点。

基于脑电的研究也越来越受到人们的关注，在脑电情绪研究方面，主要分为两大领域：一种是在 BCI 的应用上；另一种侧重于情绪产生的脑机制。前者侧重于应用，主要根据情绪产生的机制，采集相应的情绪信号，对信号进行处理，利用特征提取和模式识别进行分类。BCI 侧重于结果的应用，所以这一领域通常是根据脑认知的相关方法，采集与情绪相关的电极位置的信号，并着重应用和改进特征提取算法、模式识别算法，提高模式的分类率，从而提高 BCI 设备的效果。后者主要侧重于情绪的产生和调节及其脑机制之间的关系，即通过一些方法得到与情绪相关的一些大脑区域，研究这些区域在情绪的产生、发展、消失的过程中脑区的变化。常用的特征提取方法有快速傅里叶变换、自适应自回归（adaptive autoregression，AAR）模型小波变化、基于相位的方法、基于谱熵的方法、PCA、ICA 以及空间滤波模型等，而常用的分类算法有支持向量机、线性判别分析（linear discriminant analysis，LDA）、贝叶斯分类器、神经网络等。国内外有很多针对情绪脑电的分类都取得了较好的效果。

情绪在我们的日常生活中发挥着重要的作用，并将在未来中变得更加重要。未来情绪应用的大部分研究将取决于根据 BCI 理解人的感知和情绪。随着这方面应用的增加，必须提高情绪检测的精确度。已经有了很多这方面的工作，许多研究采用了各种模式识别技术来进行情绪识别。Heller 等（1997）使用支持向量机以获得不同情绪状态之间的区分，如快乐和放松、放松和悲伤、快乐和悲伤，分类正确率为 90%。Murugappan 等（2010）使用 K-最近邻算法（K-nearest neighbor，KNN）对情绪进行分类，正确率达到 83.26%，使用 LDA 算法，正确率达到 75.21%，使用小波变换方法将 EEG 信号分解为三个频带（$\alpha$、$\beta$ 以及 $\gamma$），研究人员采用各种特征来进行模式识别，如能量、功率和熵等。Saa 和 Gutierrez（2010）使用功率谱特征来对 EEG 信号进行分类，正确率达到 86%。每种分类技术都有自己的优点和缺点，分类方法的选择通常取决于数据类型和分类目标的样本大小等各种因素。更好的数据有利于提高分类正确率。

## 六、小结

情绪在我们在日常生活中扮演着重要的作用。从临床角度来看，关于情绪调节的神经科学已经蓬勃发展，与情绪相关的 ERP 成分有 P3、LPP 以及 N170，有的研究认为，情绪调节是各种精神疾病学的关键机制。从发展的角度来看，情绪调节是发展认知和情感能力的交叉点。它们都与情绪的产生和调节相关。

# 第三节　脑电在音乐认知中的应用

## 一、脑电在音速中的应用

音速是在单位时间间隔内，听众的听觉系统所感知的周期性事件的频率，是音乐中可以影响音乐表现力和情绪效应的一个重要特性（Bella et al.，2001）。根据行为研究，研究者对音速转换提出了两种竞争假说：①关系不变时序假说，即在将旋律转换为不同的节奏时，不仅保持原来的频率比例，而且在感知上也是不变的；②音速特异性时间假说，即音速转换的性能在感知上是变化的，音乐表演的时间表达与整体的节奏相关。因此，音速感知的认知基础仍需进一步研究。

具有高时间分辨率的头皮 EEG 可以揭示与音乐结构动态过程相关的大脑激活。源自 MEG/EEG 分析技术的研究表明，听众在感知音乐时间结构的过程中存在对应的激活脑区。然而，基于音速感知的动态大脑过程仍不清楚。

## （一）音速在 EEG 的 $\alpha$ 频带功率中的应用

音速传达了一段音乐的节奏。音速变化反映了一段音乐的表达能力。考虑到音速的重要性，行为研究已经检查了听众对节奏转换的感知。基于关系不变时序假说，当旋律变换到不同的音速时，旋律主音的频率比例不变，音速变换的感知也是不变的。相比之下，基于音乐表演中的表达时间与全局速度相关的思想，音速特异性时间假说预测，音速变换的性能在感知上是不自然的。虽然大多数研究支持音速特异性时间假说，但是仍然存在一些问题：首先，如何测量音速特异性感知的电生理响应？其次，不同的大脑区域如何对音速变换做出反应？Ma 等（2012）使用自发 EEG 检测了在四个不同音速下呈现的一段音乐对中国非音乐家的 $\alpha$ 频带功率的影响。该研究分析 $\alpha$ 频带功率是因为在过去的研究中，频带功率对皮层激活表现出敏感性，即 $\alpha$ 频带功率与皮层激活呈负相关。此外，最近一些 EEG/fMRI、EEG/PET 结合的研究发现，$\alpha$ 频带功率与外侧额叶和顶叶区域的皮层激活呈负相关，同时，认知、记忆性能也与 $\alpha$ 频带功率呈负相关。此外，$\alpha$ 频带功率的研究结果与 EEG 不对称性的研究一致。与其他频带的功率相比，$\alpha$ 频带功率与任务需求的相关性更可靠。

此外，基于 ERP 和 fMRI 的研究已经检查了人类感知各种音乐属性的生理基础。例如，虽然大脑图谱没有明显的边界，但是音调和音高由后次级皮层处理，而色度由前次级皮层处理，轮廓由右颞上回处理。此外，左半球（特别是左前额和顶叶皮层）似乎与处理时间相关的音乐特征有关（如时间分组、单拍子和节拍）。然而，很少有研究探讨音速感知的生理基础。最近的一项 EEG 研究调查了背景音乐的节奏如何影响参与者的言语学习表现，然而该研究没有涉及音速感知本身。Ma 等（2012）的研究包括：①在控制熟悉度的条件下，与原始音乐相比，音速转换是否诱发不同的 $\alpha$ 频带功率；②在音速感知过程中，不同脑区的 $\alpha$ 频带功率是如何变化的。

其中，第二项研究主要在音速感知过程中检查音乐听众的 α 频带功率。该研究通过在音速感知期间 α 频带功率的显著改变，来证明音速特异性时间假说的电生理学证据。此外，与较小的节奏变换相比，较大的节奏变换引起 α 频带功率的变化更大。研究显示，音速特定的感知是由参与者对一段音乐的感知自然性驱动的。通过上述研究，可以回答以下两个问题。

1）在音速感知期间，不同大脑区域的 α 频带功率是如何变化的？

这项研究发现，左、右半球的额叶、颞叶、顶叶电极位置与音速相关。与该研究发现一致，先前的研究发现，一个音乐作品的鉴定和识别可能涉及两个半球，而左侧额下回和颞上回可能在音乐感知中至关重要（Di Pietro et al., 2004）。此外，α 频带功率在右半球比在左半球更强，表明左半球比右半球在音速感知方面可能涉及更活跃的认知过程。同时，PET 和 fMRI 研究发现，左半球，特别是左侧额叶和顶叶皮层，负责处理与时间相关的音乐特征（如单拍子和节拍）。这项研究首次显示了音速感知的半球不对称。

2）为什么 α 频带功率随着音速变换而改变？

参与者之前接触过西方古典音乐，导致他们对古典音乐的自然节奏有了一定期望，从而使他们能够感觉到一个不熟悉的音乐的音速转换的表演是不自然的。因此，他们对节奏变换音乐的感知可能涉及其他认知任务，如重新整合和任务识别。因此，皮层活动激活更多与对音速转换的音乐的感知相关。

总之，该研究通过在 EEG 中提取 α 频带功率，在控制熟悉度的影响下首次提供了证明音速特异性时间假说的电生理证据。此外，与较小的音速变换相比，较大的音速变换引起 α 频带功率的变化更大。

（二）音速在 EEG 头表脑网络中的应用

经典的 EEG 频段是基于特定行为状态下脑电记录的振荡节律定义的。不同的频率成分代表了不同的功能。额中线 θ（frontal midline theta，Fm θ）与音乐情绪唤醒有关联。α 功率与大脑活动呈负相关。此外，双侧枕顶区域的 α 振荡与音乐速度感知相关，如原始音乐中的 α 功率比音速转换后的音乐中的 α 功率更强。体感相关皮层的 β 频带激活与运动抑制相关，同时它也可以在信息从一个脑区传输到另一个脑区时使两个远程电极点之间同步。因此，这三个振荡的结合可以显示音乐速度感知的动态过程。

为了研究音乐速度感知的多振荡激活和 EEG 网络的关系，Tian 等（2013）利用 EEG 研究了 Fm $\theta$ 的双侧枕顶区域的 $\alpha$ 以及双侧躯体感觉 $\beta$ 的振荡激活分别与音乐速度感觉中的觉醒水平、自然性和音乐运动相关抑制之间的关系。同时，该研究还分析了在速度感知期间由每个特定振荡频带构成的头皮 EEG 网络的信息传递。结果显示，Fm $\theta$ 功率随着与音速唤醒水平相关的增加而减少。原始音乐比通过音速转换后的音乐在双侧枕顶区域的 $\alpha$ 功率更强。同时，$\beta$ 功率没有表现出与音速转换相关的改变。从网络层面来说，与原始音乐相关的 $\alpha$ 网络具有高的全局效率和最优的路径长度。该研究首次使用 EEG 来研究音速转换涉及的多频带振荡激活，实验数据支持音速特异性时间假说。下面将具体阐述这些研究结果。

### 1. Fm $\theta$ 和音速的唤醒水平

从较慢的每分钟 26 节拍（beat per minute，bmp）（26bmp）音速到原始音速，然后到快速（78bmp）和超快速（138bmp）音速，Fm $\theta$ 功率逐渐降低。这个结果表明，Fm $\theta$ 功率与由音速变化引起的觉醒水平成反比，这与唤醒的行为评分和以前的研究结果一致。因此，Fm $\theta$ 功率可以提供一个由音速变化引起的觉醒感知的可靠电生理指标。

### 2. 双侧枕顶 $\alpha$ 和音速的自然性

研究发现，从原始音速到中度（26bmp 和 78bmp）音速，然后到超快速（138bmp）音速，枕叶 $\alpha$ 功率逐渐降低，这与自然性的行为评级一致。此外，Sammler 等（2007）发现，$\alpha$ 功率随着音乐表演的自然等级改变而改变。基于枕叶 $\alpha$ 与注意相关的研究发现（Palva S & Palva J，2007），$\alpha$ 的变化可能与音速转换后的音乐比原始音乐更引人注意有关。

### 3. 双侧体感相关的 $\beta$ 节律和音速对运动的抑制

前人的研究发现，音乐可以使听众运动或者开始有运动准备（Janata & Grafton，2003）。与左侧身体感觉相关的脑区中的较高 $\beta$ 功率可能反映了运动抑制。$\beta$ 频段的左半球抑制可能与被试是右利手有关。但是研究中没有发现音乐感知与音速的差异。

### 4. EEG 头皮网络和音速感知

刻画 EEG 头皮网络的属性主要有四个，分别是聚类系数、局部效率、路径长度和全局效率，它们对应了网络信息加工的两个方面：局部信息处理（聚类系数和局部效率）和全局信息处理及传输（路径长度和全局效率）。

在 $\alpha$ 网络中，研究发现，与转换后的音速相比，原始音速具有更高的聚类系数和全局效率以及更短的路径长度。这些性质说明，$\alpha$ 网络可能在原始音速处具有关于感知自然性的一个稳定和强大的信息处理和转移能力。此外，$\alpha$ 网络差异还表明，与原始音乐相关的网络比音速转换后的网络在额叶和后枕顶脑区之间具有更密集的连接。这种更密集的连接和最优（即最短）路径长度可以保证原始音乐的有效处理和信息传输。因此，$\alpha$ 网络提供了很好的证据来支持音速特异性时间假说。

在 $\theta$ 网络中，研究发现，原始音速的全局效率明显高于 26bmp 和 138bmp 音速的效率，但与 78bmp 音速没有显著性差异（图 8-5）。这一发现与上述 Fm $\theta$ 功率的研究结果部分一致。其中的差异可能是由 Fm $\theta$ 功率与涉及唤醒的局部脑区（如前部区域）相关，而 $\theta$ 网络与涉及音乐感知的整个网络水平相关引起的。

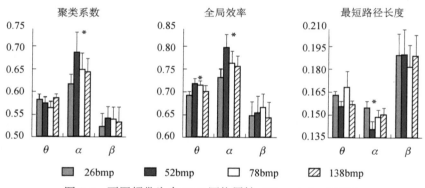

图 8-5　不同频带头皮 EEG 网络属性（Tian et al.，2013）

$\beta$ 振荡激活不仅与运动抑制相关，也与认知过程相关。例如，$\beta$ 振荡激活的不变水平指示认知和感知取向没有变化。否则，$\beta$ 频带的高激活意味着自上而下的内源性加工控制（Engel & Fries，2010）。在 $\beta$ 网络中，我们没有发现音速（图 8-5）之间的显著性差异，这表明在具有音乐特征的认知集合中没有发生改变，如优先权和熟悉度。也就是说，不变的 $\beta$ 水平与当前音速感知中的这些特征相关。然而，$\beta$ 频带中的原始音速网络在左前脑区和右后脑区之间显示出一个相对稳定的连接，虽然没有观察到显著性影响，但是这可能显示了其他音乐功能，诸如在整个网络水平上的自上而下的固有控制属性。

5. 小结

研究发现，Fm $\theta$ 功率随着唤醒减少而增加，原速音乐在双侧枕顶脑区的 $\alpha$ 功率高于被变换的音速， $\beta$ 功率在变换音速之间没有改变。这些发现提供了来自振荡功率和网络水平的证据，以支持音速特异性时间假说。此外，特定振荡激活可能代表音速的不同影响，而音乐感知可归因于多振荡激活的共同协调。

## 二、脑电在音高中的应用

通常情况下，音乐的音调是复杂和有层次性的。在最基本的层次上，各个音乐的音调具有特定的音高，且从低到高排序。在音调处理这一方面，音高在各个领域是通用的，如应用于语音和音乐。事实上，在西方音乐符号中，相隔八度的音符被赋予相同的音符名称（如 C、D、E），并被称为色度。当要求听众评价音调对的相似性时，他们考虑了音高和音调色度，并且感知的相似性可以通过螺旋几何来表示（图 8-6）（Shepard，1982）。虽然所使用的特定色度在音乐系统中不同，但是音高的高度和色度维度都是通用的。

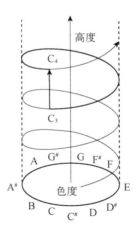

图 8-6　螺旋表示相似的音高（Shepard，1982）

音高的高度表示圆圈的竖直维度和色度。两个点之间的距离代表它们的感知相似性，相邻音调的相似性和音调通过八度隔开

音调感知的另一个共有属性是对音符（来自一个八度音程）的感知相似性，它与协调和不一致之间的连续性有关。简单来说，当同时发音的两个音符听起来同时存在愉悦或光滑时被称为辅音，而当它们听起来粗糙或不愉快时，它们将被

认为是不和谐的。八度是大多数辅音的音程。共鸣和不和谐使人们对音乐有更多的情感体验，因为不和谐因素增加了音乐带给人们的紧张感。

　　EEG 记录可以测量大脑亚微级分辨率的处理阶段，因此可以提供关于大脑中个体色调处理的详细信息。几乎在每个处理阶段都发现了成人音乐家和非音乐家之间的差异（Trainor，2008）。在皮层下水平，音乐家比非音乐家显示出幅度更大和反应时更短的可变响应，还显示了源于初级听觉皮层稳态响应的增加。与非音乐家相比，音乐家源于次级听觉皮层的自动预注意反应所产生的 N1b、N1c 和 P2 也较大。随后的 ERP 成分也越来越大，包括反映无意捕获的注意和带来意识的声音的 P3a，以及反映记忆和有意识声音处理的 P3b。很难证明这些差异是由经验引起的，但是很多的研究已经表明经验起着很大的作用。首先，N1b 和 P3b 响应的大小与开始上音乐课的年龄相关。此外，N1b 的增加似乎是由练习乐器特定的音色导致的。具体来说，小提琴演奏者对小提琴音色的 N1 增加更多，而小号演奏者对小号音色的 N1 增加更多。另外，实验训练研究表明，P2 响应具有神经可塑性。在频率辨别的训练之后，研究者仅在训练频率的音调中观察到 P2 响应的增加。此外，音乐家在键盘上演奏旋律之后，他们的 MMN 的波幅增加。

　　很少有研究调查音乐体验对孤立音调的影响。然而，Shahin 等（2004）的研究显示，与没有进行音乐训练的儿童相比，参加铃木音乐课的 4～5 岁儿童在单音调中的 N1 和 P2 响应更大（图 8-7）。虽然许多研究集中于各种慢成分的孤立音调的处理，但是也可以通过在频域中分析 EEG 信号的振荡活动来反映神经元网络的激活。很多研究对频带范围 30～100Hz 中的诱导激活十分感兴趣，因为它被认为反映了注意和记忆的操作以及自上而下和自下而上过程的相互作用。诱导的 $\gamma$ 频带激活在声音响应中出现，但是它不能精确地将相位锁定到声音刺激。因此，它被认为反映了大脑声音处理过程中对正在进行的振荡活动的补充。成人音乐家比非音乐家对于音调响应的诱导 $\gamma$ 频带激活更大。此外，在 4 岁儿童开始上音乐课时和上课一年后，研究者测量他们的大脑对小提琴、钢琴和纯音的激活，发现在第一次测量时，没有一个儿童显示出显著的 $\gamma$ 频带激活。然而，在第二次测量时，在所有儿童中都观察到了 $\gamma$ 频带激活。关于成人和儿童音乐家的这些研究表明，正式的音乐训练导致更多的神经元补充和神经元之间的同步性增加，从而用于处理孤立的音调。

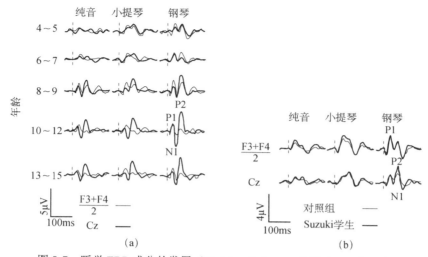

(a)

图 8-7　听觉 ERP 成分的发展（Shahin，Roberts，& Trainor，2004）

（a）在纯音、小提琴音调和钢琴音调中，N1 和 P2 成分的延长的发展响应。虚线表示声音发声。在 10～12 岁之前，ERP 成分幅值增加，然后逐渐减少，直到青少年期稳定。（b）4～5 岁儿童经过音乐训练和未经过音乐训练相比，N1 和 P2 响应增强。F3 和 F4 分别是左前额叶和右前额叶脑区，Cz 是头皮区域的中心

## 三、脑电在音色中的应用

音色经常被认为是听觉科学中的"前沿研究"之一。这个概念通常有两种理解：①音色表示听觉属性（图 8-8），它赋予听觉一个"颜色"的属性。这种特性来源于许多的声音提示与声音感知，并整合成一个音色格式。其中最重要的成分

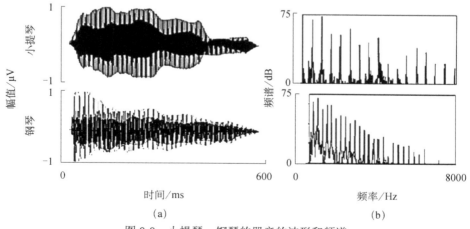

(a)　　　　　　　　　　　　　　　　(b)

图 8-8　小提琴、钢琴的器音的波形和频谱

（a）为波形；（b）为频谱。小提琴和钢琴具有不同的音色

包括频谱包络形状、锐度、频谱时变或调制、粗糙度、噪声，以及某些仪器可能的特有特征。对于声学乐器，这些特征通常与音高寄存器和动态演奏过程相关。②音色允许声源的分类和声音产生物体和事件力学的推论。这产生了声源的源引发的认知表示，它可以在声学信号的剧烈变化中保持不变。

对音乐的音色感知可以通过不相似性评级来表示：每次实验连续呈现两个音调，并让听众评价它们的不相似度，其中，任务不需要任何声音的语言标记。研究产生额定刺激的空间配置，即音色空间，分析音色刺激在空间中的分布差异，其中，空间距离对应于不相似性。空间跨越了评级数据的潜在维度，在心理学上，它可以用连续的声学描述符的相关性来解释。例如，有研究提出了一个三维解决方案，包括每个声音特有的维度或特征的值，以及共享维度的权重和潜在类别主体的特异性。第一个空间维度与敲击时间（attack time，AT）（对数）相关，第二个与频谱中心图（spectracentrogram，SCG）相关，第三个与频谱随时间的变化（"频谱通量"）相关。SCG 和 AT 在许多研究中已被证实是感性突出的。

虽然大量的研究测量了反映大脑对锁定到刺激的同步性活动，但是声音刺激诱发的振荡性大脑响应不是在时间上锁定到刺激事件的（"诱发"响应），并且只能在单个试次中测量。业余音乐家在听到一首歌曲时，其 $\gamma$ 频带（30～50Hz）表现出远程同步增加，这表明同步活动可能反映了音调、音色和声音之类的音乐特征的高级能力。听觉诱发的 $\gamma$ 频带激活也与注意、预期和期望相关。

在音乐家中，存在不同的 EEG 属性来假设音乐训练能够优化听觉信息加工过程的神经系统。Shahin 等（2008）通过检测专业小提琴家、业余钢琴家、非音乐家在听小提琴、钢琴和纯音时记录的 EEG 的诱发和诱导振荡 $\gamma$ 频带激活，来探究振荡活动是否受音乐训练的影响。

Shahin 等（2008）的研究表明，与成人非音乐家相比，成人音乐家中诱导的 $\gamma$ 频带振荡增强。与成人的调查结果一致，学习一年钢琴课的儿童比不学习音乐的儿童诱发的 $\gamma$ 频带活动更强。特别是专业小提琴手在对乐器的音色训练中表现出更大的 $\gamma$ 频带活动增强，这表明 $\gamma$ 频带活动的增强程度依赖于特定的听觉学习。此外，同一被试由听觉训练所诱发的 $\gamma$ 频带活动表现出与 P2 反应类似的功能特性。与 P2 类似，音乐音调比纯音音调诱发的 $\gamma$ 频带活动更大，而音乐家与非音乐家对训练的音色没有表现出显著性差异。然而，在 Suzuki 集团学习一年的音乐课后，没有检测到能够诱发 $\gamma$ 频带激活的训练效果（Shahin，Roberts，& Trainor，2004）。因此，诱发和诱导的 $\gamma$ 频带活动可能反映了不同的感知机制，并且这两种类型的 $\gamma$ 活性头皮拓扑差异与前面的解释也是一致的。

（一）诱导的 $\gamma$ 频带激活

许多研究表明，诱导的 $\gamma$ 频带激活与许多的感知和认知现象相关，包括特征结合、学习和记忆形成、注意以及短期和长期记忆中的模板匹配。$\gamma$ 频带激活也参与了快速学习任务。在听觉辨别任务下快速训练（3 天）后，van Wassenhove 和 Nagarajan（2007）使用 MEG 在被试头上检测到了高频诱导 γ 频带活动（62～98Hz），进一步表明 γ 频带激活参与学习系统。然而，在他们的研究中只有左额下皮层的 γ 频带活动增强。分布在大脑局部网络的诱导的 γ 频带激活可能反映了将声学信息匹配到习得的音乐记忆模板中对应的音乐特征的增强。Shahin 等（2008）的研究发现，音色训练中，诱导 γ 频带激活出现在诱发活动完成后，并且专业小提琴家［图 8-9（a）］和经过一年的 Suzuki 音乐训练之后的被试都表现出增强的离散峰值［图 8-9（b）］。这些峰值的存在表明，听觉皮层和可能与关联记忆和注意有关的其他脑区之间的通信存在延长的过程。

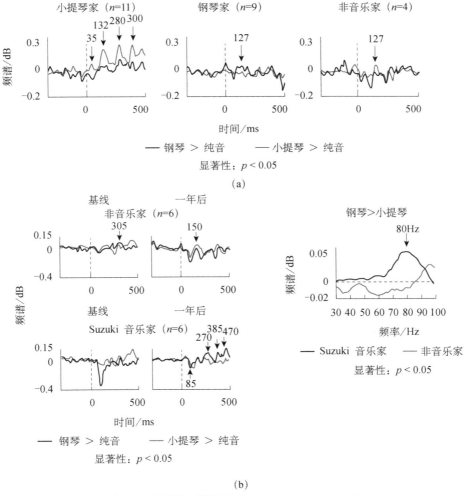

图 8-9　诱导的 γ 频带活动（Shahin et al.，2008）

（a）在成人中诱导的 γ 频带活动；（b）在儿童中诱导的 γ 频带活动

在成人专业小提琴家中，诱导的 $\gamma$ 频带激活的右半球优势可能表明音乐记忆的右半球特性。在音符、音调、节奏和音符熟悉度的任务中，Platel 等（1997）发现音色任务的右半球优势。同时也有基于谱方法的研究指出，音乐家右半球的 P50 听觉诱发电位变得更强，同时他们的灰质也较非音乐家更厚。对比功能成像数据和解剖结果可以发现，右半球比左半球的初级听觉皮层具有更高的突触密度和更少的髓鞘形成，这可能有利于通过该脑区处理频谱信息。Shahin 等（2008）在研究中发现，当小提琴手用左手拿着小提琴靠近左耳，并且在演奏乐器时左手指伴随小提琴声音运动时，小提琴手的 $\gamma$ 频带活动在大脑右侧表现出不对称性，这种不对称性反映了左耳（训练最多）对侧的半球优势，或者与音乐技能相关的感觉运动整合。

（二）诱发的 $\gamma$ 频带激活

在 Shahin 等（2008）的研究中，他们发现，成人音乐家与对照组中的非音乐家相比，诱发的 $\gamma$ 频带激活对声学训练表现出更大的依赖性。然而，音色特异性仅在诱发的 $\gamma$ 频带激活中能够被观察到，这种音色特异性出现在听觉信息处理流中。Pantev 等（2001）的研究发现，对比成人小号手和小提琴家，由小号和小提琴声音引起的瞬态 N1m 反应与特定的音色有关。不重叠的训练历史和可能的乐器类型对于听觉诱发反应中的音色特异性可能是至关重要的。

（三）小结

在成人音乐家（特别是专业人员）中，诱导的 $\gamma$ 频带激活表现出音质特异性，同时，在一年的钢琴课训练时间内，能为儿童接受的钢琴音调能够提高这种特异性，表明这种音质特异性是神经可塑的，并且反映了个体的特定听觉学习。增强的 $\gamma$ 频带活动可以说明个体对于优选的音乐音色的接受域特异性。然而，在响应持续刺激期间，内部自上而下的过程中诱导的 $\gamma$ 频带可能也涉及记忆和注意，以及音乐训练对这些系统的深远影响。有研究发现，音乐课程调节了儿童对音乐刺激的注意过程。这种观点与 $\gamma$ 频带激活可能代表自上而下和自下而上整合的观点一致（Shahin et al.，2008）。

## 四、脑电在旋律中的应用

音乐和语言是最具特色的人类属性之一，已有大量研究探讨了它们与认知和神经过程之间的关系（Carrus，Koelsch，& Bhattacharya，2011）。音乐和语言利用不同的元素（分别是声调和词语）形成复杂的分层结构（分别是声音和句子），并受到一定的语法规则支配。然而，语言的语法类别（名词、动词）和函数（主语、宾语）在音乐中并没有对应的成分（Parbery-Clark et al.，2012），因而在对比音乐和语言两个领域时应当仔细进行。此外，音乐元素可以同时播放以达到和谐，但是语言却无法实现这样的功能。

对于上述情况，Pat（1998）假设，音乐和经验丰富的听众通常根据学习规则有层次地组织音乐和语言的元素。重要的是，个体通过日常接触这些规则，形成对继发事件的期望。履行或违反期望构成了音乐的情感和美学体验的重要组成部分。同样，期望也可能在语言中被破坏，导致出现意外或不正确的句子。

基于它们的结构相似性，理论研究表明，音乐和语言共享重叠的神经资源。事实上，已有大量研究表明，由于音律（和弦序列）和语法之间共享资源竞争，音乐会影响对语言的响应（Jung et al.，2015）。例如，迸发意想不到的音符将影响语言语法的神经反应，但不影响语义。此外，研究表明，当一个不一致的词与一个关键的音符共同发生时，听众对句子的理解能力下降（Jung et al.，2015），这为音乐和语言这两个领域之间的相互作用提供了行为证据。这些相互作用可能为音乐和语言语法处理中涉及共享的、部分重叠的神经资源提供证据。该研究通过操纵旋律和韵律特征来研究音调维度中的潜在共享过程。

事实上，除了声音和语法之外，音调是另一个重要的特征，它形成了音乐的旋律和语言中的语调或韵律（"语音的旋律"）。韵律不仅限于基频（F0）波动，还泛指语音的其他性质，如响度的波动、段的伸展和收缩以及音节的持续时间、语速和语音的质量。韵律线索通过在线句子理解来建立语法结构并提供语义信息。此外，韵律是为交际功能服务的，因此它允许将言语行为区分为问题或声明，并且推断其中的情绪（Paulmann，Jessen，& Kotz，2012）。

为了研究旋律预期对韵律处理的潜在影响，Zioga（2016）通过要求参与者只注意讲话而忽略音乐来展开相关的研究。前人的研究已经证明，早期和晚期 ERP 成分之间存在本质上的差异。他们的研究结果显示，早期 ERP 反映受到注意调制的感觉和感知处理过程，而晚期 ERP 反映整合和重分析过程。使用听觉刺激的研究已经表明，将注意力集中在刺激上时，N1 对意外事件的响应增强。此外，音乐家表现出更大的 P200 成分，这归因于音乐家的神经可塑性效应。通过分别研究音乐和语言中的旋律以及韵律违反时的 ERP 响应（Holzgrefe et al.，2013），研究者发现，旋律上意想不到的音符能够引起晚期正成分激活并在刺激开始后约 300ms 出现在顶叶头皮上（与不一致的自然音阶相比，非全音阶出现较大振幅和较短潜伏期）。

Zioga 等（2016）使用音乐家和非音乐家的陈述/问题判别任务调查了旋律期望和韵律期望（语句、问题）之间的相互作用，并揭示了它们在行为和神经元活动之间的联系。行为结果表明，音乐家与非音乐家相比具有更加卓越的表现，这提供了音调处理能力可以从音乐领域转移到语音领域的证据。在神经层面上，与陈述相比，问题对应的 N1 负波、晚期正成分（韵律预期正成分）均表现出增加，这种增加与韵律重分析过程相关。此外，音乐家在双重违规情况（音乐和语言发生相悖）下显示了较低的 P600，这表明他们使用了较少的神经资源来处理较强的不一致音高。值得注意的是，音乐家的 P800 振幅与他们的音乐训练水平成正比，表明这种专业知识可能有助于塑造语言的音调处理。研究者推测，音乐训练的益处可以通过其对一般执行功能（如注意力和工作记忆）的内在强化效应来解释。下面将首先讨论韵律对任务表现以及对语句和问题的神经反应的影响，然后将关注韵律和音符概率之间的相互作用，最后将讨论音乐专业知识对音调处理和认知的作用。

### （一）韵律的影响

总体而言，在各组之间更快、更准确地发现韵律违规反映了人们对预期韵律的偏见，在陈述/问题判别任务中存在类似的发现（Ma，Ciocca，& Whitehill，2011）。此外，语法上的高识别精度与句子中的错误语法结构也存在相关。类似地，在语义为中性的句子中也可以观察到更高的准确性。值得注意的是，在前面的几个研究中，期望是通过正确/不正确的句子来表达的。在 Zioga 等（2016）的研究中，为了达到同样的目的，他们也使用了陈述/问题判别任务。这种表达方式上的差异可能与期望水平不是完全可比的，因为不正确的句子可能被认为比问题更意外。然而，该研究假设，陈述/问题判别任务能够以分类的方式（预期与意外）研究语言期望的影响。

虽然没有关于早期 ERP 反应的任何具体假设，但结果显示，在问题响应中，N1 成分负性增加，这与前人对意外事件的研究结果一致。正如预期的一样，在最后一个单词/音符完成后的 150～550ms 处，问题在前中心头皮处引发更大的正激活。类似的 ERP 与违反韵律预期［韵律预期正波（prosodic expectancy positivity，PEP）］有关。关于 PEP 成分偏侧化与前人研究结果之间的矛盾，可能归因于不同类型的韵律表达方式（语言或情感），以及不同的任务需求。关于 PEP 偏转的本质，研究者认为，它与韵律意想不到的话语的再分析过程有关（Zioga et al.，2016）。

### （二）韵律和音符概率之间的相互作用

与预期结果一致，当音乐和语言同时发生与预期相悖时，各组的反应时都更短。具体来说，被试对高概率音符的语句响应更快，而对于问题则观察到相反的效果。这种交互可能是由音乐和语言处理的期望之间的促进效应所致。前人的研究已经发现，期望的音乐和弦（音调）促进听众对语言刺激（音素）的处理，这构成了"音调功能效应"，即旋律也可以通过和弦序列进行谐波处理（Giordano，2011）。

在 Zioga 等（2016）的研究中，旋律刺激的最终间隔的大小可能成为一个控制变量，因为大多数高概率旋律具有一个较小的间隔，而低概率旋律则具有相等数量的大、小间隔。例如，在西方音乐中，小间隔比大间隔的频率更高。因此，可能构成正弦非旋律特征的小间隔通常被构建，从而构成高概率旋律的固有特征。因此，高概率间隔的响应所对应的更短的反应时可能与小间隔的高频率相关。然而，除了实际的音调差异之外，已经发现感知的间隔大小还取决于音乐训练的水平、旋律方向，以及间隔是否大于八度音阶。

根据研究构建的线性回归模型所示，右侧感兴趣区域中的相应 P200 成分成功地预测了双重违规（对于低概率音符问题）情况下更短的反应时。因此，Zioga 等（2016）的研究显示，P200 可以促进音乐和语言中的音高预期处理。未来的研究可以在类似的"同时呈现"范式中评估这个假设。该研究关注的重点是旋律违反对韵律处理的神经效应。从结果中，我们发现了从 P200 到 P800 连续时间窗口中的神经交互作用，表明早期阶段存在相互依赖性（与感觉和知觉处理相关的综合和再分析过程）。当音乐和语言预期在相同的方向时，P800 显示出正性最大。然而，双重违规对应的两个事件在最高幅度上并没有表现出显著性差异，这可能与意想不到的语调的基本频率再分析过程相关。虽然有研究将 P800 与韵律操纵联系起来，但是考虑到观察到的音乐–语言的交互作用，我们认为，P800 检测的是与预期相悖的模态，而不是语言特定的功能。

前人的研究将音乐–语言的交互作用解释为用于同时处理其语法元素的神经资源的竞争。因此，同步呈现范式在音调维度中的交互表明，旋律和韵律预期是相互依赖的（Giordano，2011）。Zioga 等（2016）的研究首次发现了这种效果，支持了音乐和语言共享访问有限的资源池以处理音调这一可能性。近期的研究表明，用于音高处理的音乐和语言之间的这些共享资源归因于更常用的高阶认知机制（如工作记忆）。工作记忆的基本结构支持这一假设，如布洛卡区、前运动皮层、前辅助运动区/辅助运动区（supplementary motor area，SMA）、左脑岛皮层和顶下小叶这些区域均涉及音调和语言的工作记忆。强有力的证据支持共享的高阶执行功能，它可以增强注意以及与音乐专业知识相关的工作记忆，表明这种强化的执行功能对语音处理有好处。

（三）音乐训练的效果

Zioga 等（2016）的研究表明，音乐家在陈述/问题判别任务中整体上表现得更好。与非音乐家相比，他们有更短的反应时、更高的准确率，这与音乐家在语言任务中的音高灵敏度增加的研究结果一致。例如，音乐家在音乐和语言中都能更准确地检测出音调违规，并且在这两个领域中较低的差异和一致性之间显示出更好的辨别能力。因此，由于共同的基本音高处理机制，音乐家可能将他们的音调处理能力转移到语音音调任务中。

在神经层面，音乐家与非音乐家相比在整体上显示出较低的 P200 振幅。虽然这与前人在音乐家中的训练效应实验中报告的 P200 增强的结果相矛盾，但来自其他认知领域的证据表明，较早的 ERP 成分的幅度较低，意味着需要较少的注意力。也就是说，与非音乐家相比，音乐家可能在行为任务（更短的反应时和更高的准确率）中减少对注意力的要求（较低的 P200），这表明了其对韵律音调处理的效率更高。这种效应的另一种可能的解释与注意的分配有关，因为实验要求参与者集中于语音并忽略音乐。未来的研究可以通过要求参与者评价旋律结构而忽略语言来探究这个假设。

除此之外，Zioga 等（2016）的研究在 P600 时间窗口观察到韵律和旋律违规以及音乐训练之间的神经相互作用。具体来说，与非音乐家相比，音乐家表现出更大的 P600 正性幅值。这与前人有关谐波违规以及韵律或旋律违反的研究结果一致。例如，前人的研究发现，与非音乐家相比，不和谐的和弦对音乐家引起的晚期正性幅值增大。重要的是，研究发现，在音乐家中，较强的不协调（低概率音符的问题）比较弱的不协调（高概率音符的问题）能引发更小的 P600，而非在音乐家中显示相反的模式（没有显著性）（Featherstone et al.，2013）。这个趋势证实了以前的研究，即在音乐家接受听觉音调训练后，强烈的音乐和语言不一致引起较低的 P600 幅度，这一点在非音乐家中并没有被发现。考虑到 P600 反映了工作记忆的需求，研究认为，音乐家需要更少的神经资源来处理和整合较强的音调不一致。相反，在同时违反多个期望时，非音乐家较低的工作存储容量导致其需求难以整合。因此，研究推测，经过音乐训练的人能够自动处理音调。

进一步的分析显示，音乐家（但不是非音乐家）的金史密斯音乐复杂性指数（Gold Smiths musical sophistication index，Gold-MSI）音乐训练得分与他们的 P800 幅度呈正相关，即音乐训练的水平越高，ERP 响应越积极。这一发现可能为音乐领域的神经可塑性变化提供证据。

（四）小结

专业知识相关的效应可能导致较低水平的感知效益并增强高阶认知。一种可能的解释是，音乐训练能够增强音调感知；另一种可能的解释是，专业知识使个体能更有效地抑制与任务无关的听觉刺激。因此，音乐家可以更好地抑制音乐刺激，同时专注于语音，这对他们的注意分配（低 P200）有影响。这与语音噪声条件和"鸡尾酒会问题"中音乐家在声音隔离中表现出优势的证据是一致的。因此，在具有专业知识后，改进认知控制的其中一个机制便是成功抑制任务无关刺激。

Zioga 等的研究结果表明，旋律期望会影响语言期望的处理。他们发现，音乐专家通过促进意外事件的处理，以及通过在音乐、语言中做出更精细的反应来调制这种影响的性质。研究也发现，音乐家的神经反应与他们的音乐专业水平成比例，表明专业知识塑造了韵律处理。因此，这些结果为在处理音乐和语言相悖期间，音乐训练对一般认知功能（如分配注意力、工作记忆）的改善提供了更好的证据。这些发现暗示了音乐和语言之间可能存在潜在的共享高阶机制。

# 参考文献

彭聃龄.（2001）. *普通心理学（修订版）*.北京：北京师范大学出版社.

Aron，A. R.（2011）. From reactive to proactive and selective control：Developing a richer model for stopping inappropriate responses. *Biological Psychiatry*，69（12），55-68.

Aron，A. R.，& Poldrack，R. A.（2006）. Cortical and subcortical contributions to stop signal response inhibition：Role of the subthalamic nucleus. *Journal of Neuroscience*，26（9），2424-2433.

Aron，A. R.，Robbins，T. W.，& Poldrack，R. A.（2014）. Inhibition and the right inferior frontal cortex. *Trends in Cognitive Sciences*，18（4），170-177.

Batty，M.，& Taylor，M. J.（2003）. Early processing of the six basic facial emotional expressions. *Cognitive Brain Research*，17（3），613-620.

Beck，D. M.，Rees，G.，Frith，C. D.，& Lavie，N.（2001）. Neural correlates of change detection and change blindness. *Nature Neuroscience*，4（6），645-650.

Bekker，E. M.，Kenemans，J. L.，& Verbaten，M. N.（2005）. Source analysis of the N2 in a cued Go/NoGo task. *Brain Research Cognitive Brain Research*，22（2），221-231.

Bella，S. D.，Peretz，I.，Rousseau，L.，& Gosselin，N.（2001）. A developmental study of the affective value of tempo and mode in music. *Cognition*，80（3），1-10.

Berlucchi，G.（2006）. Inhibition of return：A phenomenon in search of a mechanism and a better name. *Cognitive Neuropsychology*，23（7），1065-1074.

Bradley，M. M.，Sabatinelli，D.，Lang，P. J.，Fitzsimmons，J. R.，King，W.，& Desai，P.（2003）. Activation of the visual cortex in motivated attention. *Behavioral Neuroscience*，117（2），369-380.

Brass，M.，Derrfuss，J.，Forstmann，B.，& von Cramon，D. Y.（2005）. The role of the inferior frontal junction area in cognitive control. *Trends in cognitive sciences*，*9*（7），314-316.

Braver，T. S.，Barch，D. M.，Gray，J. R.，Molfese，D. L.，& Snyder，A.（2001）. Anterior cingulate cortex and response conflict：Effects of frequency，inhibition and errors. *Cerebral Cortex*，*11*（9），825-836.

Calder，A. J.，& Young，A. W.（2005）. Understanding the recognition of facial identity and facial expression. *Nature Reiview Neuroscience*，*6*（8），641-651.

Calhoun，V. D.，& Adali，T.（2009）. Feature-based fusion of medical imaging data. *IEEE Transactions on Information Technology in Biomedicine*，*13*（5），711-720.

Carrus，E.，Koelsch，S.，& Bhattacharya，J.（2011）. Shadows of music-language interaction on low frequency brain oscillatory patterns. *Brain & Language*，*119*（1），50-57.

Carter，C. S.，Braver，T. S.，Barch，D. M.，Botvinick，M. M.，Noll，D.，& Cohen，J. D.（1998）. Anterior cingulate cortex，error detection，and the online monitoring of performance. *Science*，*280*（5364），747-749.

Chambers，C. D.，Bellgrove，M. A.，Gould，I. C.，English，T.，Garavan，H.，Mcnaught，E.，et al.（2007）. Dissociable mechanisms of cognitive control in prefrontal and premotor cortex. *Journal of Neurophysiology*，*98*（6），3638-3647.

Cheal，M.，& Lyon，D. R.（1991）. Importance of precue location in directing attention. *Acta Psychologica*，*76*（3），201-211.

Chen，Q.，Wei，P.，& Zhou，X.（2006）. Distinct neural correlates for resolving stroop conflict at inhibited and noninhibited locations in inhibition of return. *Journal of Cognitive Neuroscience*，*18*（11），1937-1946.

Chica，A. B.，Bartolomeo，P.，& Valerocabré，A.（2011）. Dorsal and ventral parietal contributions to spatial orienting in the human brain. *Journal of Neuroscience*，*31*（22），8143-8149.

Cloutman，L. L.，Binney，R. J.，Drakesmith，M.，Parker，G. J.，& Ralph，M. A. L.（2012）. The variation of function across the human insula mirrors its patterns of structural connectivity：Evidence from in vivo probabilistic tractography. *Neuroimage*，*59*（4），3514-3521.

Codispoti，M.，& Cesarei，A. D.（2007）. Arousal and attention：Picture size and emotional reactions. *Psychophysiology*，*44*（5），680-686.

Corbetta，M.，Patel，G.，& Shulman，G. L.（2008）. The reorienting system of the human brain：From environment to theory of mind. *Neuron*，*58*（3），306-324.

Corbetta，M.，& Shulman，G. L.（2002）. Control of goal-directed and stimulus-driven attention in The brain. *Nature Reviews Neuroscience*，*3*（3），201-215.

Correa，N. M.，Li，Y. O.，Adalı，T.，& Calhoun，V. D.（2008）. Canonical correlation analysis for feature-based fusion of biomedical imaging modalities and its application to detection of associative Networks in Schizophrenia. *IEEE Journal of Selected Topics in Signal Processing*, 2 (6), 998-1007.

Dalrymple, K. A., Oruç, I., Duchaine, B., Pancaroglu, R., Fox, C. J., Iaria, G., et al. (2011). The anatomic basis of the right face-selective N170 IN acquired prosopagnosia: A combined ERP/fMRI study. *Neuropsychologia*, 49 (9), 2553-2563.

Davidson, R. J. (2002). Anxiety and affective style: Role of prefrontal cortex and amygdala. *Biological Psychiatry*, 51 (1), 68-80.

Derrfuss, J., Brass, M., Neumann, J., & von Cramon, D. Y. (2005). Involvement of the inferior frontal junction in cognitive control: Meta-analyses of switching and Stroop studies. *Human Brain Mapping*, 25 (1), 22-34.

Di Pietro, M., Laganaro, M., Leemann, B., & Schnider, A. (2004). Receptive amusia: Temporal auditory processing deficit in a professional musician following a left temporo-parietal lesion. *Neuropsychologia*, 42 (7), 868-877.

Di Russo, F., Spinelli, D., & Morrone, M. C. (2001). Automatic gain control contrast mechanisms are modulated by attention in humans: Evidence from visual evoked potentials. *Vision Research*, 41 (19), 2435-2447.

Donchin, E. (1989). On why Collet's doubts regarding the PCA are misplaced. *Biological Psychology*, 28 (2), 181-186.

Duncan, J., & Owen, A. M. (2000). Common regions of the human frontal lobe recruited by diverse cognitive demands. *Trends in Neurosciences*, 23 (10), 475-483.

Eimer, M. (1993). Effects of attention and stimulus probability on ERPs in a Go/Nogo task. *Biological Psychology*, 35 (2), 123-138.

Eimer, M., & Holmes, A. (2007). Event-related brain potential correlates of emotional face processing. *Neuropsychologia*, 45 (1), 15-31.

Engel, A. K., & Fries, P. (2010). Beta-band oscillations—signalling the status quo? *Current Opinion in Neurobiology*, 20 (2), 156-165.

Enriquezgeppert, S., Konrad, C., Pantev, C., & Huster, R. J. (2010). Conflict and inhibition differentially affect the N200/P300 complex in a combined go/nogo and stop-signal task. *Neuroimage*, 51 (2), 877-887.

Fabiani, M., Gratton, G., & Federmeier, K. D. (2000). Event-related brain potentials: Methods, theory, and applications. In Cacioppo, J. T., Tassinary, L. G., & Berntson, G. G. (Eds.). *Handbook of Psychophysiology* (pp. 53-84). New York: Cambridge University Press.

Falkenstein, M., Hoormann, J., & Hohnsbein, J. (1999). ERP components in Go/Nogo tasks and their relation to inhibition. *Acta Psychologica, 101* (2-3), 267-291.

Fan, B. J., Mccandliss, B. D., Fossella, J., Flombaum, J. I., & Posner, M. I. (2005). The activation of attentional networks. *Neuroimage, 26,* 471-479.

Fan, J., Kolster, R., Ghajar, J., Suh, M., Knight, R. T., Sarkar, R., & Mccandliss, B. D. (2007). Response anticipation and response conflict: An event-related potential and functional magnetic resonance imaging study. *Journal of Neuroscience, 27* (9), 2272-2282.

Featherstone, C. R., Morrison, C. M., Waterman, M. G., & Macgregor, L. J. (2013). Semantics, syntax or neither? A case for resolution in the interpretation of N500 and P600 responses to harmonic incongruities. *PLoS One, 8* (11), 278-286.

Folstein, J. R., & van Petten, C. (2008). Influence of cognitive control and mismatch on the N2 component of the ERP: A review. *Psychophysiology, 45* (1), 152-170.

Foucher, J. R., Otzenberger, H., & Gounot, D. (2004). Where arousal meets attention: A simultaneous fMRI and EEG recording study. *Neuroimage, 22* (2), 688-697.

Fu, S., Caggiano, D. M., Greenwood, P. M., & Parasuraman, R. (2005). Event-related potentials reveal dissociable mechanisms for orienting and focusing visuospatial attention. *Brain Research Cognitive Brain Research, 23* (2-3), 341-353.

Fuentes, L. J., Boucart, M., Alvarez, R., Vivas, A. B., & Zimmerman, M. A. (1999). Inhibitory processing in visuospatial attention in healthy adults and schizophrenic patients. *Schizophrenia Research, 40* (1), 75-80.

Fuentes, L. J., Boucart, M., Vivas, A. B., Alvarez, R., & Zimmerman, M. A. (2000). Inhibitory tagging in inhibition of return is affected in schizophrenia: Evidence from the Stroop task. *Neuropsychology, 14* (1), 134-140.

Géczy, I., Czigler, I., & Balázs, L. (1999). Effects of cue information on response production and inhibition measured by event-related potentials. *Acta Physiologica Hungarica, 86* (1), 37-44.

Gajewski, P. D., Stoerig, P., & Falkenstein, M. (2008). ERP—Correlates of response selection in a response conflict paradigm. *Brain Research, 1189* (2), 127-134.

Giordano, B. L. (2011). Music perception (springer handbook of auditory research): Invited book review. *Journal of the Acoustical Society of America, 129* (6), 4086.

Goldman-Rakic, P. S., & Selemon, L. D. (1997). Functional and anatomical aspects of prefrontal pathology in schizophrenia. *Schizophrenia Bulletin, 23* (3), 437-458.

Gorodnitsky, I. F., & Rao, B. D. (2002). Sparse signal reconstruction from limited data using FOCUSS: A re-weighted minimum norm algorithm. *IEEE Transactions on Signal Processing,*

*45*（3），600-616.

Grave de Peralta-Menendez，R.，Gonzalez-Andino，S. L.，Morand，S.，Michel，C. M.，& Landis，T.（2010）. Imaging the electrical activity of the brain：ELECTRA. *Human Brain Mapping*，*9*（1），1-12.

Green，J. J.，& Mcdonald，J. J.（2008）. Electrical neuroimaging reveals timing of attentional control activity in human brain. *PLoS Biology*，*6*（4），730-738.

Grinband，J.，Savitskaya，J.，Wager，T. D.，Teichert，T.，Ferrera，V. P.，& Hirsch，J.（2011）. Conflict，error likelihood，and RT：Response to Brown & Yeung et al. *Neuroimage*，*57*（2），320-322.

Gross，J. J.，& Levenson，R. W.（1997）. Hiding feelings：The acute effects of inhibiting negative and positive emotion. *Journal of Abnormal Psychology*，*106*（1），95-103.

Gross，J. J.，& Thompson，R. A.（2007）. Emotion regulation：Conceptual foundations. In Gross，J. J.（Ed.）. *Handbook of Emotional Regulation*（pp. 3-24）. New York：The Guilford Press.

Groves，A. R.，Beckmann，C. F.，Smith，S. M.，& Woolrich，M. W.（2011）. Linked independent component analysis for multimodal data fusion. *Neuroimage*，*54*（3），2198-2217.

Hajcak，G.，MacNamara，A.，& Olvet，D. M.（2010）. Event-related potentials，emotion，and emotion regulation：An integrative review. *Developmental Neuropsychology*，*35*（2），129-155.

Hajcak，G.，& Nieuwenhuis，S.（2006）. Reappraisal modulates the electrocortical response to unpleasant pictures. *Cognitive，Affective，& Behavioral Neuroscience*，*6*（4），291-297.

Hajcak，G，& Olvet，D. M.（2008）. The persistence of attention to emotion：Brain potentials during and after picture presentation. *Emotion*，*8*（2），250-255.

Hampshire，A.，Chamberlain，S. R.，Monti，M. M.，Duncan，J.，& Owen，A. M.（2010）. The role of the right inferior frontal gyrus：Inhibition and attentional control. *Neuroimage*，*50*（3），1313-1319.

He，B. B.，Snyder，A.，Vincent，J.，Epstein，A.，& Shulman，G.，& Corbetta，M.（2007）. Breakdown of functional connectivity in frontoparietal networks underlies behavioral deficits in spatial neglect. *Neuron*，*53*，905-918.

Helenius，P.，Laasonen，M.，Hokkanen，L.，Paetau，R.，& Niemivirta，M.（2010）. Neural correlates of late positivities associated with infrequent visual events and response errors. *Neuroimage*，*53*（2），619-628.

Heller，W.，Nitschke，J. B.，& Lindsay，D. L.（1997）. Neuropsychological correlates of arousal in self-reported emotion. *Cognition and Emotion*，*11*（4），383-402.

Holzgrefe，J.，Wellmann，C.，Petrone，C.，Truckenbrodt，H.，Höhle，B.，& Wartenburger，I.（2013）. Brain response to prosodic boundary cues depends on boundary position. *Frontiers in*

*Psychology*, *4*, 1-16.

Hopfinger, J. B., Buonocore, M. H., & Mangun, G. R. (2000). The neural mechanisms of top-down attentional control. *Nature Neuroscience*, *3* (3), 284-291.

Hopfinger, J. B., & Mangun, G. R. (1998). Reflexive attention modulates processing of visual stimuli in human extrastriate cortex. *Psychological Science*, *9* (6), 441-447.

Hopfinger, J. B., & Mangun, G. R. (2001). Tracking the influence of reflexive attention on sensory and cognitive processing. *Cognitive, Affective, & Behavioral Neuroscience*, *1* (1), 56-65.

Hopfinger, J. B., & West, V. M. (2006). Interactions between endogenous and exogenous attention on cortical visual processing. *Neuroimage*, *31* (2), 774-789.

Huster, R. J., Eichele, T., Enriquez-Geppert, S., Wollbrink, A., Kugel, H., Konrad, C., & Pantev, C. (2011). Multimodal imaging of functional networks and event-related potentials in performance monitoring. *Neuroimage*, *56* (3), 1588-1597.

Huster, R. J., Westerhausen, R., Pantev, C., & Konrad, C. (2010). The role of the cingulate cortex as neural generator of the N200 and P300 in a tactile response inhibition task. *Human Brain Mapping*, *31* (8), 1260-1271.

Janata, P., & Grafton, S. T. (2003). Swinging in the brain: Shared neural substrates for behaviors related to sequencing and music. *Nature Neuroscience*, *6* (7), 682-687.

Jing, S., Adali, T., Pearlson, G. D., Clark, V. P., & Calhoun, V. D. (2009). A method for accurate group difference detection by constraining the mixing coefficients in an ICA framework. *Human Brain Mapping*, *30* (9), 2953-2970.

Jonkman, L. M., Sniedt, F. L., & Kemner, C. (2007). Source Localization of the Nogo-N2: A developmental study. *Clinical Neurophysiology*, *118* (5), 1069-1077.

Jung, H., Sontag, S., Park, Y. B. S., & Loui, P. (2015). Rhythmic effects of syntax processing in music and language. *Frontiers in Psychology*, *6* (68), 1762.

Kanwisher, N., Mcdermott, J., & Chun, M. M. (1997). The fusiform face area: A module in human extrastriate cortex specialized for face perception. *Journal of Neuroscience*, *17*(11), 4302-4311.

Karch, S., Feuerecker, R., Leicht, G., Meindl, T., Hantschk, I., Kirsch, V., et al. (2010). Separating distinct aspects of the voluntary selection between response alternatives: N2- and P3-related BOLD responses. *Neuroimage*, *51* (1), 356-364.

Keil, A., Bradley, M. M., Hauk, O., Rockstroh, B., Elbert, T., & Lang, P. J. (2002). Large-scale neural correlates of affective picture processing. *Psychophysiology*, *39* (5), 641-649.

Kiehl, K. A., Liddle, P. F., & Hopfinger, J. B. (2000). Error processing and the rostral anterior cingulate: An event-related fMRI study. *Psychophysiology*, *37* (2), 216-223.

Kim, Y. H., Gitelman, D. R., Nobre, A. C., Parrish, T. B., LaBar, K. S., & Mesulam, M. M.

（1999）. The large-scale neural network for spatial attention displays multifunctional overlap but differential asymmetry. *Neuroimage*, 9（3）, 269-277.

Kincade, J. M., Abrams, R. A., Astafiev, S. V., Shulman, G. L., & Corbetta, M. （2005）. An event-related functional magnetic resonance imaging study of voluntary and stimulus-driven orienting of attention. *Journal of Neuroscience*, 25（18）, 4593-4604.

Klein, R. M. （2000）. Inhibition of return. *Trends in Cognitive Sciences*, 4, 138-147.

Kopp, B., Mattler, U., Goertz, R., & Rist, F. （1996）. N2, P3 and the lateralized readiness potential in a nogo task involving selective response priming. *Electroencephalography & Clinical Neurophysiology*, 99（1）, 19-27.

Lau, H. C., Rogers, R. D., Ramnani, N., & Passingham, R. E. （2004）. Willed action and attention to the selection of action. *Neuroimage*, 21（4）, 1407-1415.

Lavric, A., Pizzagalli, D. A., & Forstmeier, S. （2004）. When 'go' and 'nogo' are equally frequent: ERP components and cortical tomography. *European Journal of Neuroscience*, 20（9）, 2483-2488.

Lazarus, R. S. （1991）. Progress on a cognitive-motivational-relational theory of emotion. *American Psychologist*, 46（8）, 819-834.

Levy, B. J., & Wagner, A. D. （2011）. Cognitive control and right ventrolateral prefrontal cortex: Reflexive reorienting, motor inhibition, and action updating. *Annals of the New York Academy of Sciences*, 1224（1-2）, 40-62.

Lewis, M. D., Lamm, C., Segalowitz, S. J., Stieben, J., & Zelazo, P. D. （2006）. Neurophysiological correlates of emotion regulation in children and adolescents. *Journal of Cognitive Neuroscience*, 18（3）, 430-443.

Liu, J., & Calhoun, V. （2007）. *Parallel Independent Component Analysis for Multimodal Analysis: Application to fMRI and EEG Data.* Paper presented at the IEEE International Symposium on Biomedical Imaging: From Nano To Macro, Washington.

Ma, J. K. Y., Ciocca, V., & Whitehill, T. L. （2011）. The perception of intonation questions and statements in Cantonese. *Journal of the Acoustical Society of America*, 129（2）, 1012-1023.

Ma, W., Lai, Y., Yuan, Y., Wu, D., & Yao, D. （2012）. Electroencephalogram variations in the α band during tempo-specific perception. *Neuroreport*, 23（3）, 125-128.

Marois, R., Leung, H. C., & Gore, J. C. （2000）. A stimulus-driven approach to object identity and location processing in the human brain. *Neuron*, 25（3）, 717-728.

MartíNez-Montes, E., Valdés-Sosa, P. A., Miwakeichi, F., Goldman, R. I., & Cohen, M. S. （2004）. Concurrent EEG/fMRI analysis by multiway partial least squares. *Neuroimage*, 22（3）, 1023-1034.

Mayer, A. R., Dorflinger, J. M., Rao, S. M., & Seidenberg, M. (2004). Neural networks underlying endogenous and exogenous visual-spatial orienting. *Neuroimage, 23* (2), 534-541.

Mayer, A. R., Harrington, D., Adair, J. C., & Lee, R. (2006). The neural networks underlying endogenous auditory covert orienting and reorienting. *Neuroimage, 30* (3), 938-949.

Menon, V., Ford, J. M., Lim, K. O., Glover, G. H., & Pfefferbaum, A. (1997). Combined event-related fMRI and EEG evidence for temporal-parietal cortex activation during target detection. *Neuroreport, 8* (14), 3029-3037.

Michel, C. M., & Murray, M. M. (2012). Towards the utilization of EEG as a brain imaging tool. *Neuroimage, 61* (2), 371-385.

Mini, A., Palomba, D., Angrilli, A., & Bravi, S. (1996). Emotional information processing and visual evoked brain potentials. *Perceptual and Motor Skills, 83,* 143-152.

Moser, J. S., Hajcak, G., Bukay, E., & Simons, R. F. (2006). Intentional modulation of emotional responding to unpleasant pictures: An ERP study. *Psychophysiology, 43* (3), 292-296.

Mostofsky, S. H., & Simmonds, D. J. (2008). Response inhibition and response selection: Two sides of the same coin. *Journal of Cognitive Neuroscience, 20* (5), 751-761.

Munakata, Y., Herd, S. A., Chatham, C. H., Depue, B. E., Banich, M. T., O'Reilly, & C., R. (2011). A unified framework for inhibitory control. *Trends in Cognitive Sciences, 15* (10), 453-459.

Murugappan, M., Ramachandran, N., & Sazali, Y. (2010). Classification of human emotion from EEG using discrete wavelet transform. *Journal of Biomedical Science & Engineering, 3* (4), 390-396.

Nachev, P. (2006). Cognition and medial frontal cortex in health and disease. *Current Opinion in Neurology, 19* (6), 586-592.

Naumann, E., Bartussek, D., Diedrich, O., & Laufer, M. E. (2000). Assessing cognitive and affective information processing functions of the brain by means of the late positive complex of the event-related potential. *Journal of Psychophysiology, 63* (2), 285-298.

Nieuwenhuis, S., Astonjones, G., & Cohen, J. D. (2005). Decision making, the P3, and the locus coeruleus-norepinephrine system. *Psychological Bulletin, 131* (4), 510-532.

Nieuwenhuis, S., Yeung, N., Wery, V. D. W., & Ridderinkhof, K. R. (2003). Electrophysiological correlates of anterior cingulate function in a go/no-go task: Effects of response conflict and trial type frequency. *Cognitive, Affective, & Behavioral Neuroscience, 3* (1), 17-26.

Palva, S., & Palva, J. M. (2007). New vistas for alpha-frequency band oscillations. *Trends in Neurosciences, 30* (4), 150-158.

Pantev, C., Roberts, L. E., Schulz, M., Engelien, A., & Ross, B. (2001). Timbre-specific enhancement of auditory cortical representations in musicians. *Neuroreport*，12（1），169-174.

Parbery-Clark，A.，Anderson，S.，Hittner，E.，& Kraus，N.（2012）. Musical experience offsets age-related delays in neural timing. *Neurobiology of Aging*，33（7），1481-1484.

Pat，A. D.（1998）. Syntactic processing in language and music：Different cognitive operations，similar neural resources? *Music Perception*，16（1），27-42.

Paulmann，S.，Jessen，S.，& Kotz，S. A.（2012）. It's special the way you say it：An ERP investigation on the temporal dynamics of two types of prosody. *Neuropsychologia*，50（7），1609-1620.

Platel，H.，Price，C.，Baron，J. C.，Wise，R.，Lambert，J.，Frackowiak，R.，et al.（1997）. The structural components of music perception：A functional anatomical study. *Brain*，120（2），229-243.

Polich，J.（2007）. Updating P300：An integrative theory of P3a and P3b. *Clinical Neurophysiology*，118（10），2128-2148.

Posner，M. I.（1980）. The orienting of attention. *Quarterly Journal of Experimental Psychology*，32（1），3-25.

Posner，M. I.，Rafal，R. D.，Choate，L. S.，& Vaughan，J.（1985）. Inhibition of return：Neural basis and function. *Cognitive Neuropsychology*，2（3），211-228.

Posner，M. I.，& Rothbart，M. K.（2007）. Research on attention networks as a model for the integration of psychological science. *Annual Review of Psychology*，58（1），1-23.

Pourtois，G.，Dan，E. S.，Grandjean，D.，Sander，D.，& Vuilleumier，P.（2005）. Enhanced extrastriate visual response to bandpass spatial frequency filtered fearful faces：Time course and topographic evoked-potentials mapping. *Human Brain Mapping*，26（1），65-79.

Prime，D. J.，& Ward，L. M.（2004）. Inhibition of return from stimulus to response. *Psychological Science*，15（4），272-276.

Richards，J. M.，& Gross，J. J.（2000）. Emotion regulation and memory：The cognitive costs of keeping one's cool. *Journal of Personality & Social Psychology*，79（3），410-424.

Rubia，K.，Smith，A. B.，Brammer，M. J.，& Taylor，E.（2003）. Right inferior prefrontal cortex mediates response inhibition while mesial prefrontal cortex is responsible for error detection. *Neuroimage*，20（1），351-358.

Rushworth，M. F. S.，Paus，T.，& Sipila，P. K.（2001）. Attention systems and the organization of the human parietal cortex. *Journal of Neuroscience*，21（14），5262-5271.

Saa，J. F. D.，& Gutierrez，M. S.（2010）. *EEG Signal Classification Using Power Spectral Features and linear Discriminant Analysis：A Brain Computer Interface Application*. Paper presented at the 8th LACCEI Latin American and Caribbean Conference for Engineering and Technology：Innovation & Development for the Americas：Arequipa.

Sabatinelli, D., Bradley, M. M., Fitzsimmons, J. R., & Lang, P. J. （2005）. Parallel amygdala and inferotemporal activation reflect emotional intensity and fear relevance. *Neuroimage, 24* （4）, 1265-1270.

Sabatinelli, D., Flaisch, T., Bradley, M. M., Fitzsimmons, J. R., & Lang, P. J. （2004）. Affective picture perception: Gender differences in visual cortex? *Neuroreport, 15* （7）, 1109-1112.

Sabatinelli, D., Lang, P. J., Keil, A., & Bradley, M. M. （2007）. Emotional perception: Correlation of functional MRI and event-related potentials. *Cerebral Cortex, 17* （5）, 1085-1091.

Sammler, D., Grigutsch, M., Fritz, T., & Koelsch, S. （2007）. Music and emotion: Electrophysiological correlates of the processing of pleasant and unpleasant music. *Psychophysiology, 44* （2）, 293-304.

Schupp, H. T., Stockburger, J., Codispoti, M., Junghöfer, M., Weike, A. I., & Hamm, A. O. （2007）. Selective visual attention to emotion. *Journal of Neuroscience, 27* （5）, 1082-1089.

Shahin, A., Roberts, L., W, Trainor, L., & Miller, L. （2008）. Music training leads to the development of timbre-specific gamma band activity. *Neuroimage, 41* （1）, 113-122.

Shahin, A., Roberts, L. E., & Trainor, L. J. （2004）. Enhancement of auditory cortical development by musical experience in children. *Neuroreport, 15* （12）, 1917-1921.

Sharp, D. J., Bonnelle, V., Boissezon, X. D., Beckmann, C. F., James, S. G., Patel, M. C., & Mehta, M. A. （2010）. Distinct frontal systems for response inhibition, attentional capture, and error processing. *Proceedings of the National Academy of Sciences of the United States of America, 107* （13）, 6106-6111.

Shepard, R. N. （1982）. Geometrical approximations to the structure of musical pitch. *Psychological Review, 89* （4）, 305-333.

Shomstein, S. （2012）. Cognitive functions of the posterior parietal cortex: Top-down and bottom-up attentional control. *Frontiers in Integrative Neuroscience, 6*, 38.

Shucard, J. L., & Shucard, D. W. （2001）. Stimulus modality and Go/NoGo effects on P3 during parallel visual and auditory continuous performance tasks. *Psychophysiology, 38* （3）, 578-589.

Shulman, G. L., Astafiev, S. V., Franke, D., Pope, D. L. W., Snyder, A. Z., Mcavoy, M. P., & Corbetta, M. （2009）. Interaction of stimulus-driven reorienting and expectation in ventral and dorsal fronto-parietal and basal ganglia-cortical networks. *Journal of Neuroscience, 29*（14）, 4392-4407.

Sui, J., Adali, T., Pearlson, G. D., & Calhoun, V. D. （2009）. An ICA-based method for the identification of optimal FMRI features and components using combined group-discriminative techniques. *Neuroimage, 46* （1）, 73-86.

Sui, J., Adali, T., Yu, Q., Chen, J., & Calhoun, V. D. （2012）. A review of multivariate methods for multimodal fusion of brain imaging data. *Journal of Neuroscience Methods*，*204*（1），68-81.

Sui，J.，Pearlson，G.，Caprihan，A.，Adali，T.，Kiehl，K. A.，Liu，J.，et al.（2011）. Discriminating schizophrenia and bipolar disorder by fusing fMRI and DTI in a multimodal CCA+ joint ICA model. *Neuroimage*，*57*（3），839-855.

Sutton，S.，& John，E. R.（1965）. Evoked-potential correlates of stimulus uncertainty. *Science*，*150*（3700），1187-1188.

Thaler，D.，Chen，Y. C.，Nixon，P. D.，Stern，C. E.，& Passingham，R. E.（1995）. The functions of the medial premotor cortex. I. Simple learned movements. *Experimental Brain Research*，*102*（3），445-460.

Thompson，R. A.（1994）. Emotional regulation: A theme in search of definition. *Monographs of the Society for Research in Child Development*，*59*（2-3），25-52.

Thorpe，S.，Fize，D.，& Marlot，C.（1996）. Speed of processing in the human visual system. *Nature*，*381*（6582），520-522.

Tian，Y.，Chica，A. B.，Xu，P.，& Yao，D.（2011a）. Differential consequences of orienting attention in parallel and serial search: An ERP study. *Brain Research*，*1391*（3），81-92.

Tian，Y.，Klein，R. M.，Satel，J.，Xu，P.，& Yao，D.（2011b）. Electrophysiological explorations of the cause and effect of inhibition of return in a cue-target paradigm. *Brain Topography*，*24*（2），164-182.

Tian，Y.，Ma，W.，Tian，C.，Xu，P.，& Yao，D.（2013）. Brain oscillations and electroencephalography scalp networks during tempo perception. *Neuroscience Bulletin*，*29*（6），731-736.

Tian，Y.，Yang，L.，Xu，W.，Zhang，H.，Wang，Z.，& Zhang，H.，et al.（2017）. Predictors for drug effects with brain disease: Shed new light from EEG parameters to brain connectomics. *European Journal of Pharmaceutical Sciences*，*110*，26-36.

Tian，Y.，& Yao，D.（2008）. A study on the neural mechanism of inhibition of return by the event-related potential in the Go/NoGo task. *Biological Psychology*，*79*（2），171-178.

Trainor，L. J.（2008）. Event-related potential（ERP）measures in auditory development research. In Schmidt，L.，& Segalowitz，S.（Eds.）. *Developmental Psychophysiology: Theory，Systems and Methods*（pp. 69-102）. New York: Cambridge University Press.

Umarova，R. M.，Saur，D.，Schnell，S.，Kaller，C. P.，Vry，M. S.，Glauche，V.，et al.（2010）. Structural connectivity for visuospatial attention: Significance of ventral pathways. *Cerebral Cortex*，*20*（1），121-129.

van Wassenhove，V.，& Nagarajan，S. S.（2007）. Auditory cortical plasticity in learning to discriminate modulation rate. *Journal of Neuroscience*，*27*（10），2663-2672.

Veen，V.，& Carter，C.（2002）. The timing of action-monitoring processes in the anterior cingulate cortex. *Journal of Cognitive Neuroscience*，*14*（4），593-602.

Verbruggen，F.，& Logan，G. D.（2008）. Response inhibition in the stop-signal paradigm. *Trends in Cognitive Sciences*，*12*（11），418-424.

Verleger，R.，Jaskowski，P.，& Wascher，E.（2005）. Evidence for an integrative role of P3b in linking reaction to perception. *Journal of Psychophysiology*，*19*（3），165-181.

Vink，M.，Kahn，R. S.，Raemaekers，M.，Van der Heuvel，M.，Boersma，M.，& Ramsey，N. F.（2005）. Function of striatum beyond inhibition and execution of motor responses. *Human Brain Mapping*，*25*（3），336-344.

Vivas，A. B.，& Fuentes，L. J.（2001）. Stroop interference is affected in inhibition of return. *Psychonomic Bulletin & Review*，*8*（2），315-323.

Xu，P.，Tian，Y.，Chen，H.，& Yao，D.（2007）. Lp norm iterative sparse solution for EEG source localization. *IEEE Transactions on Biomedical Engineering*，*54*（3），400-409.

Xu，P.，Tian，Y.，Lei，X.，& Yao，D.（2010）. Neuroelectric source imaging using 3SCO：A space coding algorithm based on particle swarm optimization and norm constraint. *Neuroimage*，*51*（1），183-205.

Yantis，S.，Schwarzbach，J.，Serences，J. T.，Carlson，R. L.，Steinmetz，M. A.，Pekar，J. J.，& Courtney，S. M.（2002）. Transient neural activity in human parietal cortex during spatial attention shifts. *Nature Neuroscience*，*5*（10），995-1002.

Zioga，I.，Luft，C. D. B.，& Bhattacharya，J.（2016）. Musical training shapes neural responses to melodic and prosodic expectation. *Brain Research*，*1650*，267-282.

# 第九章

# 脑电在临床医学中的应用

随着脑电技术的逐渐成熟和认知神经科学的不断发展，将脑电相关研究成果应用到临床疾病的诊断，可以更好地帮助医生对认知功能障碍疾病患者进行诊断。本章前两节将对脑电技术在癫痫疾病和精神分裂症疾病诊断中的应用做一个介绍，第三节和第四节将分别详述脑电在睡眠中的应用和脑电对药效评估的预测作用。

## 第一节　脑电在癫痫疾病诊断中的应用

### 一、癫痫简介

癫痫是一种常见的神经系统疾病，已经影响了约 300 万美国人，全世界估计有 5000 万人患有该种疾病。在全世界人口中，癫痫的发病率为 1%～2%，在老年人中发病率更高，据 2012 年的统计，65 岁以上受这种病症影响的人达到 57 万多例 [世界卫生组织（World Health Organization，WHO），2012]。癫痫的特征在于皮层神经网络同步行为的无端重复和短暂的中断，癫痫通常是由大脑不断重复放电导致的。根据世界卫生组织的界定，癫痫的特征是反复发作，是一种无法预测的物理反应，这种反应通常是由大脑中局部细胞短暂的、不受控制的电位改变所致。基于临床表现，癫痫发作被分为部分或局灶性癫痫发作和全面性癫痫发作（James，1997；Tzallas，Tsipouras，& Fotiadis，2007）。只有大脑半球的一部分区域涉及局灶性癫痫发作，而全脑涉及广泛性癫痫发作。任何年龄段的人都可能受癫痫发作的影响。

## 二、癫痫和认知

癫痫和认知具有多层次的相互关系。认知能力的改变和表现与癫痫症状的持续性相关联。发病年龄、发作类型、发作频率和潜在的癫痫综合类型以及潜在的脑病理性都可能对认知具有可变和独立的影响。使用抗癫痫药物（antiepileptic drugs，AED）治疗可以干预癫痫患者的认知能力的调节。癫痫包括许多不同的综合特征，其主要的特征是反复性、无症状发作的诱因。癫痫是世界上最常见的神经学问题之一。它是一种慢性疾病，对个体的社会功能和心理功能等有复杂的影响。近年来，研究者在癫痫的诊断和治疗方面取得了重要进展。流行病学研究表明，癫痫的发生率在生命的第一年是最高的，然后会稳定地下降到最低点，并在成年期内一直保持着较低的发病率。随着年龄的增长，癫痫的发病率在 75 岁左右上升到最高峰。相比于幼年和老年，成年人的发病往往更频繁。

癫痫患者的认知行为问题被确诊的最早记录是在 19 世纪神经病学的研究中，Gowers（1885）发现，虽然大多数患者都表现出正常的智力和行为模式，但他们还是在一些方面存在异常。他意识到这种变化是多因素的，但是他还是假设这主要是由癫痫疾病引起的。Lennox 扩展了 Gowers 的工作，并确定了与癫痫患者认知和行为相关的五个因素：遗传性、脑损伤、癫痫本身、癫痫药物和心理障碍。Gowers 和 Lennox 的见解现在也仍然有效。研究癫痫患者的认知功能随着时间变化的记录数据是反驳精神恶化的最好数据。这种纵向的研究表明，智力下降是由癫痫疾病引起的。然而，一些相似的研究没有得到相似的结果，这可能是由抗癫痫药物引起的。因此现在仍无法确定是否是由癫痫导致的心智下降。一项研究比较了 147 名通过手术治疗和 102 名通过药物治疗的颞叶癫痫患者的记忆和非记忆功能的变化。研究结果表明，慢性颞叶癫痫与记忆功能障碍有关。手术不成功将导致记忆力加速下降。相反，如果能完全控制住癫痫的发作，记忆力的衰退可能会停止甚至发生逆转。癫痫发作和认知功能障碍之间的关系是复杂的，一些研究主要集中在可能的几种变量因素中，如病因、类型、严重性和认知性癫痫发作的偏侧性。

此外，认知功能障碍可能与癫痫发病的年龄、发作的频率和持续的时间相关联，针对癫痫发病年龄的研究表明，在年龄较小的癫痫患者中，其认知功能相对较差。一些研究表明，发病年龄可以作为癫痫患者认知功能的一种预测因子。与成年人相比，年轻患者是否具有更大的认知改变的风险问题尚未可知。Pavone 等（2001）研究了失神经癫痫患者的认知功能障碍，发现与正常组相比，失神经癫痫患者在认知功能和视觉空间技能方面的神经心理测试评分相对较低，同时在记忆和语言方面的评分相对正常。很多研究表明，癫痫发病使较小年龄段的患者具有更严重的认知缺陷。因此有人提出，患有全面性癫痫的儿童表现出更广泛的认知神经功能障碍，而不是特异性的侧向缺陷，而这些患者的语言功能表现相对良好。失神经癫痫患者表现出类似的神经认知状况，这可能是潜在癫痫综合征的反映。

　　成人癫痫患者在认知方面较多表现出思维迟钝、记忆障碍和注意力缺陷。早期癫痫可以诱发永久性缺陷并增加癫痫发作的敏感性，并且在脑成熟的关键时期容易扰乱大脑结构和功能变化。弥散性的损伤更常见于儿童身上，并伴随着学习障碍、学习效率不高、行为问题、语言停滞等。大脑的一些结构的（如前额叶皮层）发展发生在青春期的晚期，因此，对儿童癫痫的观察需要一定的时间。这使得对儿童癫痫的观察情况变得更为复杂和难以分析。事实上，不仅癫痫对大脑的认知有负面影响，不良的药物治疗也容易对大脑产生负面影响，并使得相关的研究进展和治疗变得极为复杂。癫痫综合征的定义主要集中在癫痫发作类型上，EEG 研究发现，发病年龄、综合征的严重程度、解剖位置和病因等方面都可能对认知产生负面影响。发病年龄本身不是主要因素，婴儿期的良性肌阵挛性癫痫是一个很好的例子。然而，在特定的情况下，颞叶癫痫的发作较早且预测性较差（Bjørnaes et al.，2001），头部的外部创伤也容易对肌阵挛性癫痫的发作产生负面影响。一方面，在严重和难治的癫痫中能观察到癫痫性痉挛和强直性痉挛，但是这些癫痫发作的负面影响并不与癫痫发作类型的特异性相关。另一方面，一些非癫痫类的疾病可能也会对认知产生负面影响。其中，严重性和长期性是产生认知问题的主要原因，且解剖部位也解释了这些症状的特异性。事实上，在对一些已经确诊和未治愈的癫痫患者的研究中发现，超过 50%的患者中已经确认存在认知问题（Oostrom et al.，2004）。当然，这也与父母的后天教育有一定的关系。

　　在记忆障碍方面，与一般性的癫痫患者相比，病灶的癫痫患者在记忆方面，特别是在短期记忆方面的症状更明显。偏侧性主导叶中的语言学习缺陷和非主导叶中的图像学习缺陷都与脑损伤有关，损伤在颞叶癫痫中更加明显，记忆缺陷在额叶癫痫中也有被提及，如额叶癫痫（Hernandez et al.，2003）。注意和语言问题可能导致少部分的记忆缺陷。关于儿童记忆缺陷的研究比较分散，而且研究较少。

　　在注意和执行功能缺陷方面，注意力是一种神经心理学基础，其定义了感知、选择、维持或脱离刺激所涉及的过程，持续注意的损伤常见于癫痫，额叶功能紊乱干扰了癫痫患者的认知执行障碍。额叶与局灶性癫痫的发作期和间期都存在很大的关系，额叶功能的完善和精确的执行功能都在青年期得到发展，这也解释了年轻的患者常伴有一系列的认知功能障碍。

在语言功能障碍方面，儿童比成人更容易在言语功能方面受损，常见的语言问题是掌握的词汇比较少、寻找合适的词汇表达困难。有证据表明，语言障碍也会影响阅读和拼写，这可能归因于增加的非典型语言区域激活分布。对癫痫患者进行磁共振研究发现，癫痫患者在语言区的激活和正常人存在着显著不同，约 1/3 的患者具有非典型语言激活（Ballaban-Gil & Tuchman，2000）。

### 三、基于熵的脑电信号在癫痫诊断中的应用

临床上，为了预测和诊断癫痫发作，通常用包含癫痫标记的 EEG 信号监测脑活动。癫痫患者的 EEG 信号通常表现为两种异常的状态，即间发作（癫痫发作间歇）或无发作和发作（在癫痫发作过程）。在癫痫发作间歇，EEG 信号是瞬态波形，并且有明显的波峰。发作期间的 EEG 信号具有尖锐复合连续的波形（Mcgrogan，1999）。通常，临床上依赖于辨别间发作的 EEG 信号来对癫痫进行诊断，而不用发作中的 EEG 信号，这是因为获得发作中的 EEG 信号比较少。对一段时间内 EEG 信号的监视和分析，对于区分发作间和发作中的患者是很有必要的。癫痫可以由训练有素的和有经验的神经生理学家通过传统方法，即目测检查一段时间内的 EEG 信号来诊断，但是这种方法比较耗时，比较单一。为了克服这些缺点的限制，可以通过计算机辅助癫痫 EEG 信号的检测来诊断。

选择最能概括 EEG 信号行为的特征对于癫痫的自动检测和诊断是非常重要的，许多时域、频域、时频分析中的能量分布、小波变换和混沌特征（如熵等）通常都会被用来选择提取特征。在许多研究中，通常会选取几个不同的特征和分类器来测试。为了更好地研究癫痫在发作间或发作中的复杂性，各种基于熵的测量方法已经被广泛使用（Capurro et al.，1999）。有研究表明，熵能反映 EEG 信号中蕴含的复杂特性。Acharya 等（2012a）使用 EEG 中不同的熵（样本熵、相位熵、香农熵等）实现了对癫痫的诊断。Sharma 等根据固有模态函数提取 EEG 信号中的近似熵（approximate entropy，ApEn）和样本熵（sample entropy，SampEn），从而对局灶性和非局灶性癫痫进行分类，正确率达到 87%。

图 9-1 给出了所提出的自动检测癫痫的流程图。为了建立和评估分类器参数模型，EEG 数据被分为训练集和测试集。离线系统描述了用于构建分类器参数模型的步骤，在 EEG 信号得到预处理之后，不同的熵算法被用于从 EEG 信号中提取显著特征，特征排序有助于对临床特征进行排序，还能提高分类器的效率。用来训练分类器模型的数据（正常的、发作间的、发作中的）都是由医生所确定的。

在线系统中，在测试集中提取特征，并根据在训练集中得到的分类参数对测试集中的数据进行分类，分类器性能根据其准确度、灵敏度、特异性和正确的预测值来衡量。

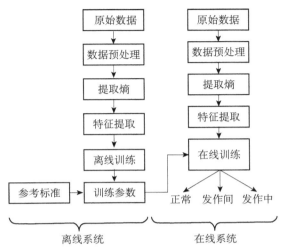

图 9-1　自动检测癫痫流程图（Acharya et al.，2015）

　　Andrzejak 采用波恩大学提供的开放数据库中的癫痫 EEG 数据，数据中不含有伪影。数据被分为五组，前两个组为正常被试的睁眼 EEG 和闭眼 EEG 信号，另两组为间歇性患者的 EEG 数据，第五组为发作期病人的 EEG 信号。采用两分类法，可将这五组被试分为正常人和癫痫患者，或间歇性患者和发作期患者。三分类法可将其分为正常人、间歇性患者和发作期患者。五分类法可将其分为正常人的睁眼和闭眼、间歇性患者的睁眼和闭眼以及发作期患者的 EEG 数据。图 9-2 显示了三类典型的 EEG 信号。

　　在研究自动检测癫痫时，需要提取能描述癫痫特征的特征值，EEG 信号中常用熵作为特征值来描述被试的信号活动。熵是信息生成速率的度量，可以在信号的处理中用其来区分有用的信号和噪声。通常熵值越高表明信号的规律性越低，熵值越低表明信号的规律性越高。熵是反映系统内混沌程度的非线性指数（Lemons，2013），通常被用来检测脑电信号中是否有间歇性癫痫和发作期癫痫的状态。熵参数通常被分为谱熵和嵌入熵。在提取相应的熵作为特征后，所有的特征熵值必须经过统计检验分析，以此来确定三个类别（正常、间歇性和发作期间）的特征值是否有临床意义。通常使用方差分析进行统计检验（Sinha，2005）。其他方法，如 Bhattacharyya 距离、Wilcoxon 符合秩检验、ROC 曲线等也可被用于对特征进行评价。

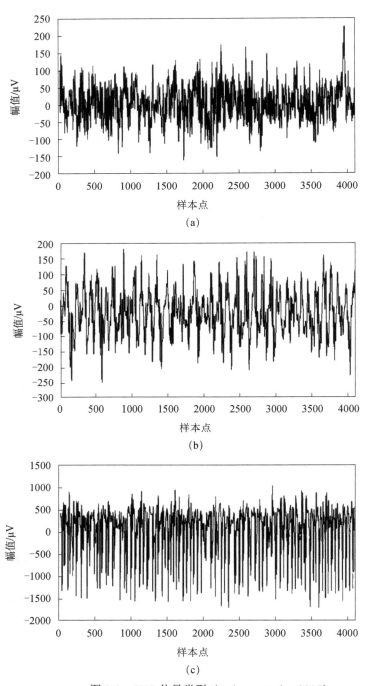

图 9-2　EEG 信号类型（Acharya et al.，2015）

（a）正常人脑电信号；（b）癫痫未发作状态信号；（c）癫痫发作期信号

十重交叉验证方法可被用来验证分类结果，90%的数据用来训练，10%的数据用来测试。这是用来验证分类器的鲁棒性和系统高效性的标准。总共有 13 种特征熵，如近似熵、样本熵、模糊熵（fuzzy entropy，FE）、Renyi 熵（Renyi entropy，REN）、谱熵（spectral entropy，SEN）、置换熵（permutation entropy，PE）、小波熵（wavelet entropy，WE）、Tsallis 熵（Tsallis entropy，TE）、相位熵（phase entropy，PhEn）、双谱熵（bispectrum entropy，S1）、双谱熵平方（square of bispectrum entropy，S2），Kolmogorov-Sinai 熵（Kolmogorov-Sinai entropy，KEN）、香农熵（Shannon's entropy，SaEN）。

很多研究采用两分类、三分类和五分类法对癫痫疾病进行了分类。

（一）两分类：正常和发作期癫痫

Kannathal 等使用各种熵特征，即 Kolmogorov-Sinai 熵、近似熵、Renyi 熵和香农熵来区分癫痫与正常 EEG 信号。在提取的四种特征熵中，Kolmogorov-Sinai 熵在区分正常人和癫痫信号方面优于其他特征值（$p<0.05$）。研究中使用神经自适应网络分类器的分类精确率为 90%。Polat 等通过组合快速傅里叶变换特征提取技术和 DT 分类器提出了一种新的癫痫检测算法，该算法采用基于快速傅里叶变换的 Welch 方法，从 EEG 记录中提取了功率谱密度特征。使用 DT 分类器的正确率达到了 98.72%。Srinivasan 等（2007）应用近似熵开发了基于神经网络的癫痫检测的自动 EEG 分类工具。该工具从 EEG 信号中提取 ApEn，并用作概率神经网络（probabilistic neural network，PNN）分类器的输入。实验结果表明，该工具对正常人和癫痫发作期患者信号分类的正确率达到了 100%。

Ocak（2009）使用离散小波变换来对正常人和癫痫发作期患者的信号进行分类。将近似熵应用于 DWT 系数，并且获得 96%的分类正确率。Kumar 等（2014b）将 DWT 应用于正常和癫痫 EEG 信号，并且使用 ApEn 算法进行特征提取。他们使用前馈反向传播神经网络分类器分类的正确率为 100%。在 Kumar 等（2014a）的另一项研究中，他们使用 DWT、ApEn 和 SVM 分类器，正确率达到了 100%。Liang 等（2010）对正常人和癫痫患者 EEG 信号提取的频谱系数计算近似熵，使用 RBF 的 SVM 分类器分类的正确率达到了 98.3%。Shen 等（2013）使用样本熵与 SVM 分类器来区分正常人和癫痫患者的 EEG 信号，并且正确率达到了 99.2%。

（二）两分类：间歇性和发作期癫痫

很少有研究利用熵特征来区分间歇性和发作期癫痫两类 EEG 信号。Yuan 等（2011）提出了一种新的方法来区分间歇性和发作期癫痫的脑电信号，他们使用非线性动力学特征，如偏差波动分析、赫斯特指数和 ApEn 计算的缩放指数，使用包含间歇性的脑电数据和发作中的脑电数据，并使用极限学习机（extreme learning machine，ELM）算法训练单隐层前馈神经网络，以此用于 EEG 信号特征的分类。该方法的正确率达到了 96.5%。Song 等（2012）使用优化的样本熵算法与 ELM 的组合来对间歇性和发作期 EEG 信号的分类，正确率达到 99%。Zhang 等（2013）提出使用 ApEn 来自动识别间歇性和发作期的 EEG 信号，该研究采集了 4 名患有部分癫痫发作患者的 EEG 信号（间歇性和发作期）。对这 4 名患者评估的 ApEn 特征，使用 SVM 分类器进行分类，对这两类数据分类的正确率达到了 93.33%。Li 等（2014）使用置换熵作为特征对癫痫未发作和癫痫发作期数据进行分类，观察到熵值从未发作期到发作期逐渐减少。

（三）三分类：正常、未发作癫痫和发作期癫痫

一些研究人员尝试使用新的方法来对正常、未发作和发作期的 EEG 信号进行诊断、预测和治疗。Acharya 等（2013）将连续小波变换应用于 EEG 信号，从 CWT 中提取高阶谱（higher order spectra，HOS）和特征，并使用四种分类器对特征进行分类，分类器分别为 DT、PNN、SVM、KNN，其中 SVM 分类器中使用 RBF 分类的正确率达到 96%，敏感度为 96.9%，特异性为 97%。Martis 等（2012）探索出了一种新的非线性时频分析方法——固有时间尺度分解（intrinsic time-scale decomposition，ITD）。ITD 方法被用来识别 EEG 信号中的细微变化，并计算信号能量、分形维数（fractal dimension，FD）、熵等作为特征值，最后使用 DT 分类器进行分类，其正确率、特异性和敏感度分别为 95.6%、99%、99.5%。Kumar 等（2014a）使用模糊近似熵来评估 5 名健康被试（睁眼和闭眼）和 5 名癫痫患者，他们使用 DWT 变换将 EEG 信号分为不同频率的信号并计算它们的模糊近似熵，结果显示，使用模糊近似熵能取得比较好的结果，该研究中使用了 SVM 分类器，结果显示，其对正常人和发病期患者的分类正确率达到了 100%，使用正常人睁眼数据和发病期患者的信号分类正确率为 99.3%，使用正常人闭眼数据和发病期病人的信号分类正确率为 99.65%。该研究对于未发作的癫痫和发作期的癫痫的分类使用 SVM-RBF 和 SVM-linear 分类器，分类正确率分别为 99.6% 和 99.85%。Chua 等（2011）使用双谱熵和相位熵作为特征，使用高斯混合模型（Gaussian mixture model，GMM）分类器对正常人、未发作期患者和发作期患者进行分类，分类正确率达到 93%。在 Chua 的另一项连续的研究中，他们通过提取 HOS 和功率谱特征来区分正常人、未发作期患者和发作期患者的脑电信号，发现使用 HOS 特征的分类正确率达到 93.1%，而使用功率谱特征的分类正确率为 88.7%（Chua et al.，2008）。Acharya 等（2012b）采用近似熵、样本熵和相位熵作为特征，使用模糊

分类器对正常人、间歇性发病和发作期患者的信号进行分类，正确率为98.1%。在同一组的另一项研究中，他们使用熵、高阶谱熵、FD和赫斯特指数与模糊分类器对正常人、间歇性患者和发作期患者的信号进行分类，正确率达到了99.7%。Acharya等在三类EEG信号中使用10种递归定量分析（recurrence quantification analysis，RQA），使用7种不同的分类器，即DT、SVM、GMM、KNN、PNN、模糊分类器和朴素贝叶斯分类器（naive Bayesian classifier，NBC）并评估它们的性能，结果显示，SVM分类器的正确率达到了95.6%，敏感度和特异性分别为98.9%和97.8%。Song等（2012）使用样本熵来对正常人、间歇性患者和发作期患者的信号进行分类，并且分类正确率达到了95.7%。

### （四）五分类：正常（两类）、间歇性（两类）、发病期

研究人员采用小波变换研究了五组EEG信号，即正常人（两类：睁眼和闭眼）、间歇性患者（两类：睁眼和闭眼）、发作期患者的信号。Guo等（2010）应用小波变换，使用近似熵作为特征对正常人和癫痫患者的EEG信号采用多层神经网络进行分类，分类正确率达到了98.2%。许多研究者（Song et al.，2012；Xiang et al.，2015；Yuan et al.，2011）使用一种熵对正常人、间歇期和发作期患者的EEG信号进行分析和分类，分类的正确率都超过了92%。少数研究者（Acharya，2012a，2012b，2013；Chua et al.，2011；Kannathal et al.，2005）将多种熵组合起来作为特征，对正常人、间歇性患者和发作期患者进行分类，将不同的熵值组合起来作为特征值，分类正确率也都大于92%。熵的组合提高了分类效率，换句话说，熵的组合应该能克服单一熵值的缺点，从而提高分类正确率。以上结果均表明，熵可以用作不同癫痫状态诊断的一种有效方法。

采用熵值作为EEG信号的特征有以下优点。

1）熵可以在信号处理中将有用信号和冗余信息分离。

2）高度不规则或不可预测的信号通常具有较高的熵值，而高度规则的信号通常具有较低的熵值，因此使用熵值更容易识别信号中的异常活动。

3）熵值可被用来识别在视觉上难以定位的数据段，因此它可被用于区分病灶信号和非病灶信号。

这些熵值可被应用于其他生物医学上，如心脏异常、眼疾、糖尿病早期、阿尔茨海默病（Alzheimer disease，AD）、孤独症、脂肪肝疾病和中风的检测及治疗等。

## 四、利用脑网络的癫痫与心因性非癫痫的划分

心因性非癫痫发作（psychogenic nonepileptic seizures，PNES）的发作症状与

癫痫发作症状极为相似，只是前者不伴随异常的脑电放电。对于癫痫的诊断方法，临床上已经相当成熟，主要是判断在发作的同时是否伴随了神经元的异常放电。虽然 PNES 的诊断也可采用类似癫痫的诊断方法，但即便如此，仍然还有不少人被误诊为癫痫，耽误了后期治疗且增加了治疗成本。

近年来，基于图论的分析方法已经被广泛用于对中枢神经系统的解剖和功能网络研究，Xu 等（2014）从静息态脑电的网络拓扑结构层面去寻找 PNES 和癫痫之间的网络变化，从而提取它们之间有差异的特征并据此来对二者进行识别。这不仅能为临床医生提供一种诊断 PNES 的参考方法，同时还能协助临床医生从网络角度去发现 PNES 所发生的变化。

Xu 等采用基于图论的方式，可以将神经元群之间的活动和脑电数据以拓扑图的形式表现出来，然后再利用网络参数指标来对拓扑图的特性进行定量计算，这对于深入研究大脑网络是很有意义的。图 9-3 给出了基于脑电的功能连接网络的分析思路，只要将数据转化成图的形式，即可利用网络参数对其进行定量分析（Stam & van Straaten，2012）。

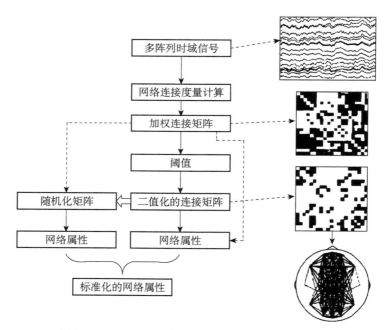

图 9-3　脑电信号的功能网络分析流程（Xu et al.，2014）

首先是计算脑电信号之间的相干系数。连接度量方法的选择不同，结果会有所不同。在计算完信号之间的连接强度后，可以得到一个功能连接矩阵，矩阵中值的大小表示信号之间连接的强弱，由该连接矩阵即可直接画出网络拓扑图和计算网络属性值，网络拓扑图中边的粗细表示节点之间信号连接的强弱，选择合适的阈值，可得到相应的二值化连接矩阵。

由图 9-4 中的相干矩阵图可以看出，与正常组相比，PNES 和 EP 癫痫患者的前额叶与顶枕叶之间的功能连接确实减弱了，这与 fMRI 和基于体素的形态测量学（voxel-based morphometry，VBM）的计算结果相类似。

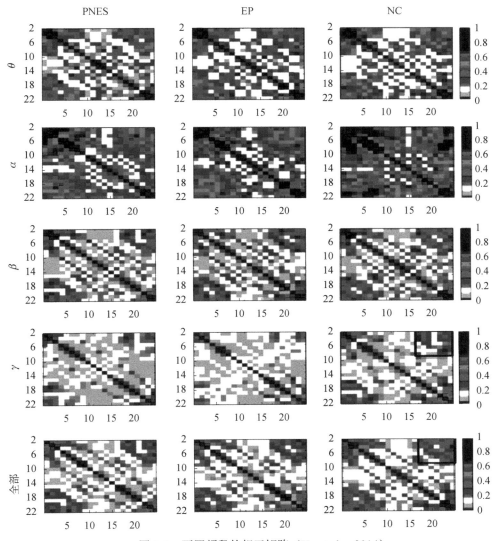

图 9-4  不同频段的相干矩阵（Xu et al.，2014）

在表 9-1 中，基于网络属性来对 PNES 和癫痫进行分类。从表 9-1 中可以看出，用网络属性来对 PNES 和癫痫进行分类的话，两个分类器的分类性能都比较低。

表 9-1　基于网络属性的分类结果（Xu et al.， 2014）

| | 项目 | $\theta$（4~8Hz） | $\alpha$（8~13 Hz） | $\beta$（13~30 Hz） | $\gamma$（30~60 Hz） | 全频段（4~60 Hz） |
|---|---|---|---|---|---|---|
| | 准确率（%） | 68.00 | 56.00 | 36.00 | 40.00 | 40.00 |
| SVM | 敏感性（%） | 73.33 | 60.00 | 13.00 | 0 | 0 |
| | 特异性（%） | 60.00 | 50.00 | 70.00 | 100.00 | 100.00 |
| | 准确率（%） | 72.00 | 56.00 | 40.00 | 48.00 | 44.00 |
| LDA | 敏感性（%） | 86.67 | 93.33 | 66.67 | 80.00 | 73.33 |
| | 特异性（%） | 50.00 | 0 | 0 | 0 | 0 |

在网络分析中，网络的局部和全局信息处理能力可以通过一些统计测量值来定量表示，如聚类系数和最短路径长度，这些网络参数值已经被一些疾病采纳为诊断的特征（Liu et al.，2012）。这些统计测量都是通过网络空间的拓扑结构决定的。虽然网络属性值是网络最直接的统计测量值，但其并没有表征出网络拓扑结构的全部信息。图 9-5 为两个左右对称的网络拓扑图，其网络属性（如聚类系数和最短路径长度等）肯定是一样的，但其拓扑结构却差异很大，因此，网络属性并不能表征出这两个网络之间空间拓扑结构的差异，这将导致分类正确率的下降。

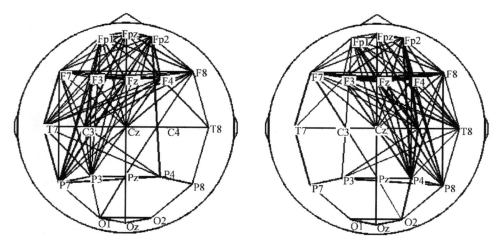

图 9-5　两个左右拓扑结构相反的网络图（Xu et al.，2014）

他们提出了一种新的方法——网络拓扑空间模式，即在网络连接的空间拓扑结构上进一步提取其隐藏的信息。在 20 世纪 90 年代早期，共空间模式分析就被提议用来区分正常和异常的脑电信号（Koles，Lind，& Flor-Henry，1994）。

将两种已知类型的 PNES 和癫痫的静息态头皮脑电数据进行预处理，选取 21 个节点，然后计算研究者感兴趣频段的网络连接矩阵。研究者基于已知类型的

PNES 和癫痫的 21×21 的加权网络连接矩阵，采用共空间模式对两类网络进行网络特征提取，具体流程如图 9-6 所示。

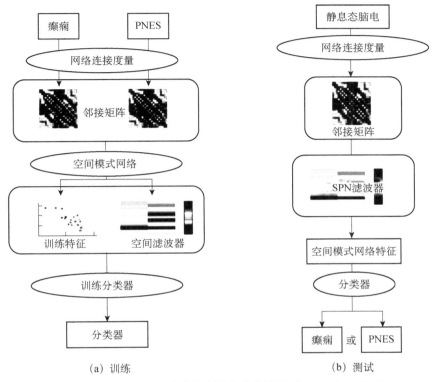

（a）训练　　　　　　　　（b）测试

图 9-6　PNES 和癫痫的训练和分类流程（Xu et al.，2014）

表 9-2 展示了在滤波器个数为 6 时的分类性能，选择 SVM 和 LDA 分类器。

表 9-2　采用共空间模式分类结果（Xu et al.，2014）

| | 项目 | $\theta$（4～8Hz） | $\alpha$（8～13 Hz） | $\beta$（13～30 Hz） | $\gamma$（30～60 Hz） | 全频段（4～60 Hz） |
|---|---|---|---|---|---|---|
| SVM | 准确率（%） | 76.00 | 84.00 | 92.00 | 76.00 | 80.00 |
| | 敏感性（%） | 86.67 | 93.33 | 100.00 | 86.67 | 93.33 |
| | 特异性（%） | 60.00 | 70.00 | 80.00 | 60.00 | 60.00 |
| LDA | 准确率（%） | 72.00 | 88.00 | 88.00 | 80.00 | 72.00 |
| | 敏感性（%） | 86.67 | 86.67 | 93.33 | 86.67 | 86.67 |
| | 特异性（%） | 50.00 | 90.00 | 80.00 | 70.00 | 50.00 |

空间模式网络类似于取一组滤波器，该滤波器能自动寻找脑网络中具有空间判别性的模块并赋予其一个较大的权重系数，而对于差异小的模块则减小其权重

系数。因此，PNES 和癫痫组之间空间拓扑结构的差异特征能通过一个类似滤波器的方式来提取，从而得到一个分类性能比较高的分类结果。

### 五、小结

癫痫是由复发性癫痫引起的神经性疾病，其特征在于皮层神经网络同步行为的无端重复和短暂性的中断，通常是由大脑不断重复放电导致的。癫痫的发病年龄、发作类型、发作频率和潜在的癫痫综合类型以及潜在的脑病理性都可能对认知具有可变和独立的影响。使用抗癫痫药物治疗可以干预癫痫患者的认知能力的调节。EEG 信号是非线性的并且具有较高的可观测性，因此，癫痫 EEG 信号的自动检测可以证明在癫痫患者的监测和治疗中是有用的，可以使用熵值来有效地评估癫痫患者 EEG 信号的非线性和混沌性质，它表现出 EEG 信号中存在的高度可变性和复杂性，同时也可结合图论，采用共空间模式对癫痫和非癫痫人群进行识别，为临床诊断提供一种辅助手段。

## 第二节　脑电在精神分裂症疾病诊断中的应用

精神分裂症是一种严重的精神障碍，它的主要特征表现为长期出现奇怪的妄想、幻觉、阴性症状和情感症状。近年来，约 0.4% 的成年人被诊断为患有精神分裂症，并且该疾病在中年人群中的发病概率为十万个人中就有 15.2 个人发病（Mcgrath et al.，2008）。精神分裂症是一种可治疗的精神障碍，同时治疗效果在其初始阶段更为有效，坚持治疗，患者可以更好地控制自己不胡思乱想，所以对精神分裂症患者进行早期诊断、探究其相关生理意义是十分有必要的。

在这种长期病症复发期间，除了出现精神病症状（即妄想或幻觉）之外，慢性精神分裂症患者常伴有动力、意志、认知和情绪障碍。慢性精神分裂症患者的思维和认知功能（现实扭曲）经常出现异常、情绪困难（缺乏反应性）以及解决社会问题能力降低。因此，这些个体在自我管理和社会活动中具有严重的功能障碍，完全恢复的可能性很小。目前，抗精神病药物是治疗精神分裂症的重要方法，然而，受损的认知和社会功能障碍可能在药物治疗后还会继续出现。受损的认知功能可能会导致负面情绪和社会功能障碍。因此，需要药物治疗和社会心理治疗同时进行。综上所述，寻找与有效治疗精神分裂症相关的生理指标是必不可少的。

人类心理活动依赖于脑神经活动而展开，因此神经生理学方法对于理解精神分裂症的病理生理学有十分重要的意义。大量研究表明，电生理异常的神经振荡在精神分裂症的认知缺陷中发挥作用。EEG 是理解精神分裂症的病理生理学和神经生理学的重要手段之一。本节概述了精神分裂症患者的 EEG 的相关研究结果，为精神分裂症的早期诊断提供了可靠依据。

## 一、听觉诱发的 ERP

### （一）P50 听觉诱发电位在精神分裂症疾病诊断中的应用

所谓 P50，是指刺激后大约 50ms 在 EEG 中产生的一个正的幅值。在 Dalecki 等（2016）的研究中，他们提取了精神分裂症和对照组（正常人）分别在注意和非注意情况下的 ERP。在实验中，每种情况均在 500ms 时分开呈现两个相同的听觉刺激（S1 和 S2）。通过实验，他们发现 S1 和 S2 都能引起 P50 诱发电位，且 S2 引起的 P50 振幅通常小于 S1 引起的 P50 振幅（图 9-7）。这种减少被称为"P50 抑制"，并且使用 P50 差异（S1−S2）和 P50 比率（S2/S1）来量化抑制程度。P50 抑制反映了大脑对信息过载的抑制机制，通常通过听觉配对点击范式来评估（Dalecki et al.，2016）。许多研究发现，精神分裂症患者的门控比例增加。抑制性输入对应的脑区最初被认为在海马，而随后的证据也表明，在其他区域也存在抑制性输入，包括额叶皮层和网状激动系统。精神分裂症患者出现了 P50 抑制性损伤（Chang et al.，2011），反映了精神分裂症的抑制性输入损伤以及内表型标志（内表型在多因素疾病中指那些相互独立的、有各自特定遗传基础的标志）。

实际上，研究（Dalecki，Johnstone，& Croft，2015）已经证明，注意对 P50 的抑制是十分重要的。在研究中，Dalecki 等通过减少刺激对（间隔对）在 2～8s 的间隔来探究 P50 抑制机制，因此不允许基于 P50 抑制机制的完全恢复。在这些条件下，被试在增加注意力时对 S2 的 P50 振幅降低，说明 P50 的抑制增加（P50 的差异也增加），因此在健康被试中注意力可以增强 P50 的抑制作用，并且它不仅是在 P50 配对刺激任务中捕获的预注意抑制性输入，而且这个注意效应可能与精神分裂症相关，因为精神分裂症患者的注意力损伤是十分明显的。精神分裂症患者和健康对照组将注意力应用于 P50 范例中的配对刺激是不一样的，注意力相对增加可以导致对照组中 P50 抑制增强，而在精神分裂症患者中表现出 P50 抑制失败。因此，由于精神分裂症患者的注意力受损，对照组中与注意相关的 P50 抑制增强可以解释关于精神分裂症的研究中经常报告的 P50 抑制差异。

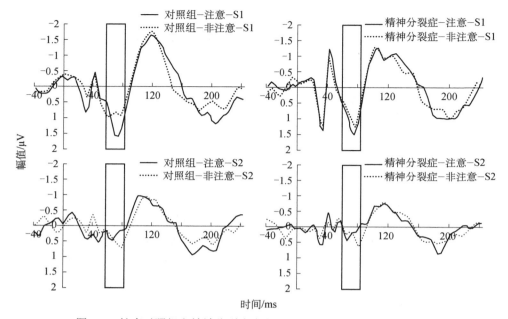

图 9-7　健康对照组和精神分裂症患者的 ERP 比较（Dalecki et al.，2016）

健康对照组（左）和精神分裂症患者（右）在注意（实线）和非注意（虚线）条件下的 S1 P50（上）

和 S2 P50（下）的 ERP

与此相一致，与精神分裂症记忆相关的证据表明，虽然精神分裂症患者相对于对照组在记忆任务中的识别受损，但是当给予患者引导他们注意力的策略时，两组间的差异可能减少或消失（Ragland et al.，2003）。这提示了在"正常"情况下（即在没有任何任务指令的情况下），两组在运用注意过程时可能是不同的，并且这可能部分地支持了测量到的组间差异的结果。此外，考虑到注意力与 P50 相关，患者和对照组在"正常"P50 任务期间分配的注意力可能不同，例如，在参与者被简单地要求"听"刺激的任务中。虽然表面上要求参与者控制注意，但这些常用的指令不要求参与者注意刺激任务完成的成功与否，也不会测量注意已经被指向的方向。然而，如果控制参与者更好地遵循这些注意说明，那么他们（但不是患者）在 P50 抑制上就会得到与注意相关的改善，而没有良好分配注意的精神分裂症患者将无法在 P50 抑制上得到与注意相关的改善。

P50 抑制作用在精神分裂症患者中通常不存在或明显减少，并且这种缺陷被认为是精神分裂症的一个较好验证和可遗传的神经生物学标志（Heinrichs，2004）。此外，也有研究报告 P50 门控缺陷已经在精神分裂症的前驱者和首发精神分裂症患者中被检测到（Micoulaudfranchi et al.，2015）。一些精神分裂症家族研究报告了 P50 门控异常，虽然也有研究报告了阴性结果。在拥有更多被试数量的研究中，精神分裂症患者的家庭成员表现出 P50 门控缺陷，但这些家庭成员与患者相比并不严重。一些研究表明，P50 门控缺陷可以恢复，但是研究者对此说法不一（Oranje & Glenthøj，2014）。有些研究发现，精神分裂症患者亲属中的 P50 门控缺陷在给予尼古丁胶后变为正常水平。有些研究报告，在使用维思通或喹硫平治疗后，患者的 P50 门控缺陷有所改善，但是也有研究没有发现这几种抗精神病药物能产生相关效果。有人提出，P50 门控功能障碍可能是发展阳性症状的潜在标志。

### （二）N1 听觉诱发电位在精神分裂疾病诊断中的应用

许多研究已经确定，N1 波幅在精神分裂症患者中有所减小（图 9-8），这种 N1 波幅减小的缺陷及其对重复呈现的听觉刺激所表现出的适应性有类似结论（Gonzalez-Heydrich et al.，2016）。此外，听觉 N1 可以从儿童早期开始测量，因此可能在治疗实验中有用，从而逆转患儿在发展早期出现精神分裂症的过程。在成人研究中，N1 波幅在第一次发作和慢性精神分裂症患者中减小，包括药物治疗患者、非药物治疗患者以及患者亲属中（Javitt，2015）。目前，听觉 N1 波幅减小已被提议作为与精神分裂症的遗传倾向相关的功能性大脑异常的标志物。

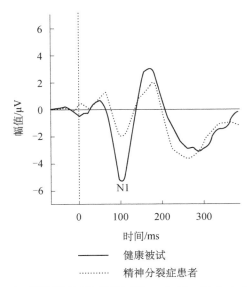

图 9-8　平均听觉 N1 响应（Gonzale-Heydrich et al.，2016）

此外，研究人员仅理解了部分 N1 重复抑制的机制。在前额叶、扣带回和顶叶脑区表现出比听觉皮层更强的 N1 重复抑制，这表明基于重复抑制的神经网络覆盖了这些区域，并且初始 N1 对刺激的反应及其抑制可能涉及单独的机制（Boutros et al.，2011）。值得注意的是，N1 重复抑制取决于 N1 幅度基线。N-甲基-D-天冬氨酸

（N-methyl-D-aspartate，NMDR）拮抗剂苯环己哌啶（phencyclidine，PCP）的服用诱导了精神分裂症类似的 N1 幅度减小，这些在精神分裂症中的类似结果依赖于刺激的重复率。因此，精神分裂症中由 N1 重复抑制所引发的感觉适应缺陷，可能是由于在额叶、扣带回和颞顶连接的神经可塑性较弱和 N1 幅度的基线较低。为预防精神分裂症，需要理解这些潜在的生物过程和生物标志物。

### （三）MMN 在精神分裂疾病诊断中的应用

改变重复性声音的持续时间和频率导致 MMN 振幅减小，这显示了在精神病患者中听觉自动检测的病理生理机制（Light et al.，2015）。频率或持续时间偏离的精神分裂症患者和健康对照组之间的 MMN 幅度差异的总效应大小为 0.99（95%置信区间：0.79～1.29）（图 9-9）。MMN 对持续时间偏差产生的效应大小大于 MMN 对频率偏差的效应大小，表明持续时间偏差的处理比频率偏差的处理受损更大，但两个效应大小的差异不具有统计显著性。同时，也有研究报告，精神分裂症患者中未受影响的直系亲属的 MMN 振幅减小，这表明 MMN 是易受精神分裂症影响的内表型标记（Owens et al.，2016）。值得注意的是，MMN 的逐渐减小可能反映了精神分裂症患者的功能缺陷。

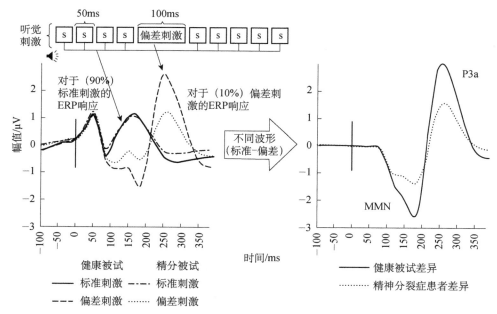

**图 9-9　不同被试的 MMN/P3 比较（Light et al.，2015）**

给被试提供由频繁呈现的标准刺激（90%的试次）和少量偏差刺激（10%的试次）组成的刺激。通过对每种刺激类型的 EEG 响应，来计算标准刺激和异常刺激的平均 ERP 波

根据 Light 等（2015）的研究分析，虽然精神分裂症患者在持续时间偏差的 MMN 响应比在频率偏离的 MMN 响应的损伤更多，但是没有发现与 MMN 缺陷相关的特异性因素。此外，频率 MMN 的影响大小与疾病的持续时间有显著相关。精神分裂症患者的无症状亲属也显示出持续的 MMN 异常，但是较大样本的研究没有证实这些发现或仅显示出趋势。目前许多研究已经证实了持续时间偏差的 MMN 的特点，即首发或前驱期的精神分裂症患者表现出 MMN 的持续时间异常。也有研究表明，只有后来变为精神分裂症患者的被试才显示出持续 MMN 异常，没有转化为精神分裂症的被试则没有出现这样的异常。总之，这些研究结果表明，MMN 的持续时间可以作为精神分裂症的性状标记，从而预防和改善精神分裂症。

（四）P3 在精神分裂疾病诊断中的应用

使用 EEG 记录的听觉辨别任务对从基线到处理阶段的生物电变化的分析，能帮助人们更好地理解在精神分裂症中观察到的动态信息处理异常，特别是对于探索与精神分裂症相关的异常凸显可能是有用的。一些研究表明，在精神分裂症中，异常凸显是可以改变的（Bachiller et al.，2015）。具体来说，精神分裂症患者对新颖但不相关的刺激的响应增加，而对相关刺激的响应减少。新颖性和凸显性检测发生在刺激呈现之后的几百毫秒内。由于 EEG 的时间分辨率较高，所以利用 EEG 来检测精神分裂症是比较有效的。

前人的研究表明，在精神分裂症患者中凸显检测可能会损伤（Bachiller et al.，2015）。这种损伤应当表现为对 Oddball 任务中（其中参与者仅对目标刺激做出响应）的相关刺激的响应减少。实际上，在执行 Oddball 任务期间，精神分裂症患者在相关刺激出现之后，皮层活动会随之减少。这种激活减少由 P3b（即对相关刺激的响应）幅度的减小支持。然而，对新颖性的总体降低的响应也可能导致凸显检测损伤。在 Oddball 任务中，仅对新颖性的响应可以通过 P3a 来评估。这种潜在性在出现干扰刺激之后出现，参与者应该避免这个响应（无关刺激）。在精神分裂症患者中也发现了 P3a 幅度的减小。

虽然 P3b 是由听觉和视觉模态引起的，但是在精神分裂症患者中，减小的振幅和延长的 P3b 潜伏期与在听觉模式中检测到的一致（Sahoo et al.，2016）。在精神分裂症患者中反复报告了听觉 P3b 幅度减小和 P3b 潜伏期的延长。此外，以前的研究表明，在慢性治疗、首次发作以及药物治疗初始的精神分裂症患者中，随着年龄的增长，其 P3b 潜伏期延长，这表明了病理性神经的退行性过程。

在前驱状态和首发精神分裂症中已经报告了听觉 P3 异常。追踪听觉和视觉 P3b 波动的临床状态变化中，发现只有听觉 P3b 显示出显著的幅度减小，即使在较少症状的患者中也有发现（Brunner et al., 2013）。从这个观点来看，听觉 P3 振幅可以被视为精神分裂症的性状标记，而视觉 P3 可以被视为其状态标记。

## 二、视觉诱发响应和事件相关响应

### （一）P1 视觉加工在精神分裂疾病诊断中的应用

许多研究发现，在精神分裂症患者中存在巨噬细胞通路的功能障碍，这可能会损害其早期的视觉加工（Lee et al., 2015）。同时，也有研究报告了精神分裂症患者的 P1 缺陷。与健康被试相比，精神分裂症患者对非面部刺激和面部刺激的响应的 P1 幅度减小（图 9-10）。在使用巨细胞途径偏向刺激的研究中也报告了 P1 幅度的减小，而使用细胞通路偏向刺激的研究却没有观察到对非面部刺激的响应的减小。与未经过滤的刺激的响应相比，健康被试在低空间频率滤波的面部刺激的响应显示出显著的 P1 振幅增大，而在精神分裂症患者中未观察到这种增大（图 9-10）。这些结果可能支持在视觉处理的较低水平（外纹状皮层周围），精神分裂症患者的 M 途径存在损伤。

Lee 等（2015）探究了在精神分裂症中早期视觉处理的功能异常与脑容量变化的关系。ERP 分析表明，与健康对照组相比，精神分裂症患者的 P1 对低空间频率恐惧面部刺激的处理相对受损；患者的背外侧前额叶、内侧前额叶皮层中的灰质体积与 P1 幅度呈正相关。此外，在高空间频率中性面部刺激情况下，精神分裂症患者右侧楔叶的灰质体积与左半球的 P1 幅度呈正相关，而左侧背外侧前额皮叶中的灰质体积与阴性症状量表的负分呈负相关。在健康对照组中未观察到这些显著相关。这项研究表明，在精神分裂症患者中，楔叶和前额叶皮层参与 M 通路输入的早期视觉处理。

低空间频率恐惧面孔的 P1 幅度和背外侧前额叶皮层/内侧前额叶皮层的灰质体积之间的相关性，部分地支持了视觉刺激的低空间频率信息优先地表现在前额叶皮层中的想法，即背外侧前额叶皮层/内侧前额叶皮层可能是低空间频率信息的视觉处理的关键区域。前额叶皮层涉及自上而下的控制过程，该发现也表明，前额叶皮层也可以参与自下而上的加工（即早期视觉处理）。研究者认为，背外侧前额叶中的病理学改变在精神分裂症的认知障碍中起着重要作用。背外侧前额叶皮层体积减小与精神分裂症患者的认知缺陷相关，这表明背外侧前额叶皮层体积缺陷也可能参与早期视觉处理 M 通路的异常。此外，我们发现，背外侧前额叶皮层中的灰

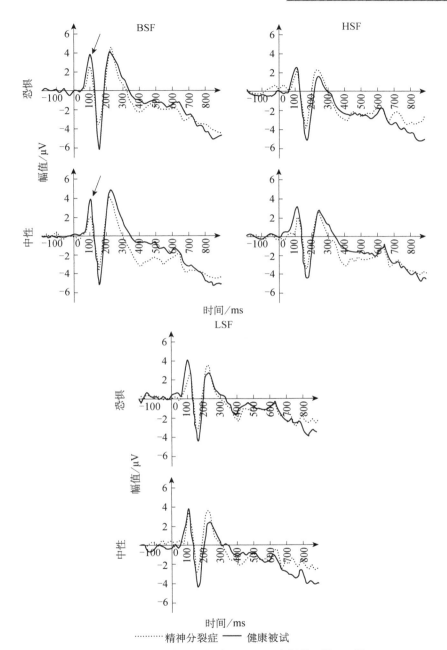

图 9-10 精神分裂症患者和健康对照组在 O1、O2 电极的平均 P1 波（Lee et al.，2015）

箭头表示精神分裂症患者和健康对照组之间有显著差异。其中，BSF（broad space frequency）表示宽空间频率，

HSF（high space frequency）表示高空间频率，LSF（low space frequency）表示低空间频率

质体积与精神分裂症患者的阴性症状量表的负分呈负相关。这一发现支持以前的研究，表明视觉加工缺陷与精神分裂症中更严重的负性症状相关联。内侧前额叶皮层不仅涉及认知功能，如行动监测和注意，还涉及社会认知，包括心智、自我意识以及社会认知。精神分裂症患者的内侧前额叶的灰质体积减小与如注意和抽象等认知功能减退相关，以及与自我意识等社会认知受损相关。此外，研究表明，内侧前额叶皮层对于早期视觉加工以及社会认知是十分重要的。由于以前的研究表明，早期视觉处理与精神分裂症患者的社会感知有关，在精神分裂症中，前额叶皮层可能与早期视觉处理和社会感知的共同神经相关。

在精神分裂症的首发患者和未受影响的精神分裂症亲属中也观察到了 P1 减少。此外，P1 异常与社会功能相关，但与症状、年龄、疾病持续时间和用药等因素不相关。这些研究结果表明，视觉 P1 成分可能是精神分裂症的性状标记。

## （二）N170 面孔识别在精神分裂疾病诊断中的应用

记录在枕颞的负电位的 ERP 研究结果表明，在健康被试中，N170 对于面孔比对于复杂对象的负的幅值的绝对值更大。然而，大量的研究表明，精神分裂症患者在面部和复杂对象之间的 N170 幅度上的差异小于正常对照组（Zheng et al., 2016）。虽然对面孔和复杂对象的感知都使用腹侧通路，但只有面孔通过在腹侧路径中独立的加工流才会被部分感知。基于 EEG 的证据表明，在面孔响应中，梭状回是 N170 的主要神经来源之一。已经有多个研究报告了精神分裂症患者在中性和情绪面孔响应中显示出 N170 幅度减小。

即使在健康被试中，面部表情对 N170 的影响仍然存在争议。有研究发现，在健康被试中，恐惧面部响应的 N170 幅值大于中性面孔响应的 N170 幅值，然而在健康被试中，N170 不受情绪表达的影响。N170 反映了面部识别的过程，而不是面部情绪表达。在面部表情实验中，健康被试的 N170 波幅在头表左右半球双侧都存在差异，而精神分裂症患者却没有这种差异。然而，不管是否使用空间过滤的面孔图像，其对正常人和精神分裂症的面孔表达都没有显著影响。这可能反映了两条视觉通路的功能障碍，表明了与精神分裂症患者的面部识别相关的缺陷基础。电生理研究也表明，精神分裂症患者在面孔和面孔情绪处理期间 N170 幅度的减小，可能反映了面部结构和面部结构编码的处理损伤。

Zheng 等（2016）通过参与者观察面孔和非面孔记录 N170 成分的波幅和潜伏期，以探究在精神分裂症中面部特异性加工和临床特征之间的相关性，结果提供了精神分裂症患者面部特异性 N170 潜伏期延迟的证据。当面孔图像以直立或倒立形式呈现时，精神分裂症患者的 N170 潜伏期显著长于健康对照组。重要的是，左侧颞枕电极（P7 和 PO7）的面部相关的 N170 潜伏期与精神分裂症患者的阴性（即精神功能的减退或消失）呈正相关。对于倒置的面孔或非面孔图像，精神分裂症患者的 N170 幅度比正常人的 N170 幅度更小，具有左半球优势。精神分裂症患者不存在指示正面和反面之间 N170 幅值的差异的面孔反转效应，这表明在精神分裂症中整体面部处理的异常。总之，这些结果揭示了与精神分裂症患者的面孔特异性处理相关的明显的神经延迟，为精神分裂症的脱髓鞘假说提供了额外的证据支持。

　　面部检测是指对面孔视觉刺激的识别能力，研究表明，精神分裂症患者的面部检测能力受损。Maher 等（2016）对精神分裂症的面孔加工受损的研究发现，在正常被试中，在 3 个视觉水平中检测面孔引起的 N170 幅值大于检测树引起的幅值（图 9-11）。然而，精神分裂症患者在面孔和树木之间检测中的 N170 振幅没有差异，这表明精神分裂症的面部选择性能力降低。这些结果表明，精神分裂症患者缺乏面孔选择性。这种神经成像研究表明，精神分裂症患者的面孔特异性加工能力受损。

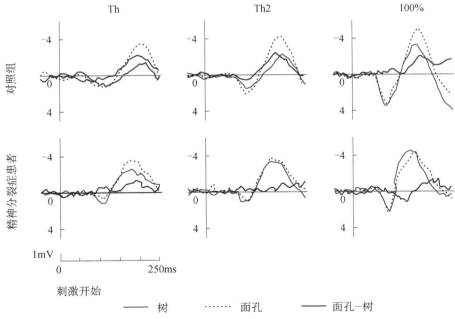

图 9-11　不同刺激下的 N170（Maher et al.，2016）
在面孔检测和树检测期间对平均 N170 波形的总结。Th 是指知觉阈值，
Th2 是指两倍知觉阈值，100% 是指 100% 对比度

在临床相关性方面，精神分裂症患者更严重的社会功能障碍与面孔响应的 N170 幅值减小呈显著相关，在精神分裂症早期患者中也发现了 N170 幅值减小，在面孔识别的效价中，未受影响的精神分裂症家庭成员显示 N170 调制失败。面部 N170 幅值减小的发现表明，精神分裂症患者的基本感知缺陷在他们不能正确解释他人的状态和意图方面发挥重要作用。复杂的视觉感知功能与社会功能之间的联系已被证明。这种联系可能是精神分裂症患者的复杂社会缺陷的一个主要原因，并且为补救感知缺陷的新干预措施的发展提供了机会。

### （三）N400 语义加工在精神分裂疾病诊断中的应用

在较短的 SOA 研究中，精神分裂症患者在语义上不相关的条件下显示出波幅较小的 N400，而在相关条件下则不显示。此外，健康对照组的结果显示，在相关条件下比非相关条件下的 N400 波幅更小，但精神分裂症患者没有显示这种效应，表明精神分裂症的异常与无效的早期抑制过程有关（图 9-12）。相反，在长 SOA 研究中，不管所呈现的句子是否是无意义的，精神分裂症患者的 N400 波幅都比健康对照组更大，这提供了精神分裂症患者的晚期过程使用效率低下的证据。

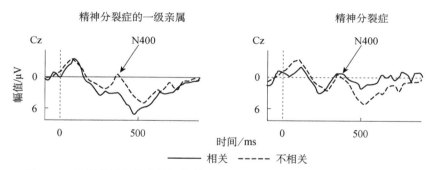

图 9-12　目标单词与基本单词相关和不相关所诱发的 ERP（Boyd et al.，2014）

在精神分裂症患者中，大量研究提供了他们对于与前述情境相关的目标刺激的响应大于正常的 N400，而小于正常人 N400 语义启动效应的证据（Boyd et al.，2014）。这些结果表明，精神分裂症患者在使用有意义的情境刺激激活相关概念时受损。此外，一些研究发现，这些 N400 语义启动缺陷与患者的精神病症状严重程度之间存在相关性，从而激活上下文相关概念的损伤增加，这可能是患者的妄想症状发展、维持的基础。

相比之下，关于精神分裂症患者的一些其他研究发现，与前置初始刺激相关的目标刺激在精神分裂症患者中的响应小于在正常人中的响应，并伴随增加的

N400 语义启动效应。重要的是，这种模式表现出短的主要目标刺激的 SOA 约小于 300ms，以及精神分裂症患者语言紊乱，这被认为反映了在紊乱患者的语义网络中激活的过度快速传播。鉴于 N400 语义启动缺陷（至少在 300ms 或更长的 SOA）已经在精神分裂症患者中被发现，这些缺陷或许可以作为精神分裂症中的语义处理异常和响应的潜在生物标志物，可用于临床实验中的治疗。

# 第三节 脑电在睡眠中的应用

测量睡眠微体系结构和神经振荡，是用于量化 EEG 睡眠活动的越来越流行的技术。已经有许多研究探究了睡眠紊乱成人的睡眠纺锤波，但是关于这些文献的综述很少。因此，我们的首要目标是利用脑电技术批判性地审察，在有和没有睡眠障碍的成人之间的睡眠纺锤活动的实验研究，重点研究类别是失眠。

## 一、睡眠

### （一）睡眠阶段

成人睡眠由非快速眼动（non-rapid eye movement，NREM）和快速眼动（rapid eye movement，REM）阶段组成，两个阶段大约每 90min 交替一次。NREM 又可分为三个阶段：NREM1、NREM2 和 NREM3，其中 NREM3 包括早期分离为 NREM 的阶段 4。这些睡眠阶段的比例在人的一生中会发生改变，这归因于多种神经化学物质和激素在睡眠调节过程中的变化（Boselli et al.，1998；Steiger，2007）。Landolt 等（1996）证明，与青少年或中年人相比，老年人在 NREM1 睡眠中花费更多的时间，在 NREM3 和 REM 中花费更少的时间，并且在睡眠阶段有更多的觉醒。这些结果得到了一项荟萃分析的证实（Ohayon et al.，2004），这项荟萃分析主要对儿童到老年人的 65 个睡眠研究进行了分析。

这些不同的睡眠阶段，是基于对在睡眠期间的节律和/或重复神经振荡的测量来划分的（Davis H，Davis P，& Loomis，1937），其提供了一种手段来检查不同的脑节律如何与不同唤醒状态的皮层活动模式相关联（Canolty & Knight，2010）。技术和统计学的发展使研究人员能够在睡眠期间对神经振荡进行更详细的检查，从而促进了对睡眠研究的相关指标的量化方式超越了传统的时间（例如，在每个睡眠阶段中花费的分钟）、比例（例如，REM 睡眠的百分比）或基于比例的睡眠变量（例如，觉醒指数和快速眼动密度）等量化方式。睡眠振荡的测量可以使用振荡事件的视觉检查、自动事件检测算法和频谱分析技术（下面将进一步介绍）来执行。

在放松清醒期间和过渡到睡眠期间，存在一个正弦 $\alpha$ 节律（8～13Hz；20～40μV）（Constant & Sabourdin，2012）。NREM1 或轻睡眠的特征是慢眼动、顶峰尖波（持续时间为 50～200ms，波幅高达 250μV）（Terzano et al.，2001）和低波幅的混合频率活动，且主要在 $\theta$ 范围内（频率为 4～7Hz，波幅为 50～100μV）（Iber et al.，2007）。NREM2 睡眠的特征在于存在 K 复合波和睡眠纺锤波。K 复合波是可以持续至少 0.5s 的、自发的或诱发的缓慢、大波幅的 $\delta$ 波（频率为 0.5～3Hz，波幅通常为 100～400μV，在额叶出现）（Iber et al.，2007；Silber et al.，2007）。睡眠纺锤波（频率为 11～15Hz 或 16Hz）是振荡的序列，其波幅的上升和下降持续 0.5～3s。NREM3 或慢波睡眠（slow wave sleep，SWS）的特征在于慢的（0.5～4Hz）、高波幅的（≥75μV）$\delta$ 波［也称为慢波活动（slow wave activity，SWA）］，在给定的时期中占 20%，反映皮层同步（Constant & Sabourdin，2012；Iber et al.，2007），并与睡眠稳态相关（Dijk et al.，1990）。REM 睡眠的特征是存在快速眼动，伴有偶尔短暂肌肉活动的肌肉松弛、锯齿波（三角形，通常是锯齿状，频率的最大值集中在 2～6Hz 的波）和低波幅的混合频率活动，并类似于 NREM1 或放松的觉醒状态（Iber et al.，2007）。REM 睡眠可以进一步分为强直阶段（无 REM）和相位阶段（REM）。

（二）睡眠纺锤波

睡眠纺锤波是睡眠的特征信号。纺锤活动是由丘脑、丘脑-皮层和皮层锥体网络之间的相互作用所产生的（Dang-Vu et al.，2011；Steriade，Mccormick，& Sejnowski，1993）。当 IPSP 的节律性爆发从氨基丁酸能的丘脑网状细胞，传递到谷氨酸能的丘脑皮层神经元时，会发生纺锤序列。这些 IPSP 足够大和长，将导致低阈值 $Ca^{2+}$ 电流的去活化。这反过来会产生由快速 $Na^+$ 调制的、动作电位组成的尖峰脉冲，其被转移到皮层神经元，其中 EPSP 导致动作电位，因此在 EEG 上可见到纺锤序列。然后皮层神经元提供兴奋性并反馈到氨基丁酸能丘脑网状神经元，重新启动纺锤序列（Lüthi，2013；Steriade，2003；Urakami，Ioannides，& Kostopoulos，2012）。

纺锤波在 NREM2 和 NREM3 睡眠期间发生（Iber et al.，2007），并且被视为锁时到慢波振荡的去极化（Andrillon et al.，2011）。纺锤频率可以是慢的（约 12～14Hz，先验分布）或快的（约 14～16Hz，后验分布），并且纺锤波密度在每个睡眠周期内，在高低之间波动，通常呈一个 U 形曲线，纺锤波在连续睡眠周期中，表现为初始下降和随后的线性增加（Dijk，Hayes，& Czeisler，1993；Himanen et al.，

2002)。纺锤波在整个生命周期中有着显著的变化（De Gennaro & Ferrara，2003）。在婴儿期、儿童期和青春期，纺锤波的发展特别值得注意，因为早期大脑发育对成年期神经振荡活动存在潜在影响。在成年人中，Peters 等（2014）指出，年轻人的心肌密度（平均年龄为 71.17 岁，心肌密度均值和方差为 3.84±1.43）显著地高于年长者（心肌密度均值和方差为 1.14±0.83），在连续睡眠阶段，针对不同年龄人群进行分析，都能观察到年轻人和老年人的差异。

### （三）睡眠振荡的测量方法

测量睡眠振荡通常是通过对 EEG 睡眠事件的目视检查，或是通过使用事件检测算法的自动分析，或是通过检查预先指定频率内的频谱功率来实现的。虽然睡眠波事件的目视检查通常被认为是一个金标准的方法，但这个概念面临着挑战（例如，在睡眠阶段转换期间的低评分协议）（Haustein et al.，1986；Schulz，2008）。视觉评分也是耗时的，并且可能会导致组间和组内的评分偏差（如主观判断和视力差异）（Silber et al.，2007）。自动检测算法通过增加可靠性和客观性来减少主观偏差，但是也存在区分不明确的振荡信号（如真实信号与伪影、$\alpha$ 波与纺锤波）等偶然问题，并且还受到研究者选择的算法和检测器设置的高度影响（如信号持续时间、频率和幅度特性）（Baker，Turlington，& Colrain，2012；Krakovsk & Mezeiov，2011）。

除了使用视觉或自动事件检测来识别睡眠阶段和微观结构振荡事件之外，频谱分析技术（如快速傅里叶变换）提供了在睡眠期间的特定频段中，连续测量大脑活动方差（或功率）的方法（Kido，2015）。研究者已经确立了睡眠 EEG 的标准频段[$\delta$（0.5～4Hz）、$\theta$（4～8Hz）、$\alpha$（8～12Hz）、$\sigma$（11～16Hz）和 $\beta$（>16Hz），主要反映纺锤波活动]，每个频段的功率都分布在 NREM、REM 周期内和周期间。每个频段的功率密度通常以绝对或相对/归一化的单位表示，并被认为反映了各种互连神经网络的激活，能协调大脑的不同功能（Jellinger，2005）。例如，已经观察到睡眠频谱的功率变化与年龄有关联，慢波功率的下降通常被归因于睡眠需求减少、睡眠碎片增加或睡眠效率降低（Landolt et al.，1996）。

EEG 的频谱分析刻画了睡眠期间的节律性神经活动，并且还可以帮助检查睡眠期间的大脑活动是如何有助于反映疾病的病理生理学的。这种技术有利于检查视觉上不能明显识别的睡眠频率，但是结果取决于几个技术规格（如采样率）和研究者定义的变量（如分析窗口）；同时，结果对 EEG 信号污染敏感，即使是被小的伪影侵入（如 EMG）。此外，研究报告的 EEG 频段，以及绝对（实际功率）和相对频谱（一个频段的功率比例），相对于所有其他频段都有很大的变异性

（St-Jean et al.，2013）。这些不一致可能使比较不同研究的结果变得具有挑战性。

使用频谱分析检测纺锤波活动，通常是测量 EEG 的 σ 密度，且将其量化为纺锤波频率活动（spindle frequency activity，SFA，12~15Hz 或 16Hz）。测量 SFA 的一个优点是，其阐明了在睡眠期间 σ 功率的连续变化（即纺锤活动的代理）（Knoblauch et al.，2002）。SFA 在睡眠周期中与 SWA 具有变化的（相互）关系，并且还与睡眠稳态相关。研究显示，在 NREM 周期的开始和结束时，SFA 和 SWA 之间呈正相关，但是在 NREM 中期，二者呈负相关（减小的 SFA，增加的 SWA），以及在连续睡眠周期表现为 SFA 的增加和 SWA 的减少（Knoblauch et al.，2002）。SFA 的增加也可能受到对 SWA 功率时序有影响的生理节奏因素的调节。类似于视觉判断的纺锤波，SFA 具有特定频率的拓扑结构（Peterderex et al.，2012），其可能反映了稳定的个体差异，并且 SFA 的生命周期变化证明了老年人（相对年轻人）的 SFA 功率总体上呈衰减趋势（Baker，Turlington，& Colrain，2012），在连续睡眠周期中，SFA 功率的变化是一个钝化的时间过程（Dijk，Beersma，& Van den Hoofdakler，1989）。SFA 的测量可用于表征睡眠相关病理（例如，SFA-SW 动力学/相互作用），且可以帮助提供证实睡眠不好的客观和主观证据。

有大量研究（主要是针对成年人）使用 EEG 和多导睡眠描记法（polysomnography，PSG）来检查具有各种睡眠障碍的临床被试的宏观（如睡眠结构）和微观水平（如 REM 密度）的睡眠变量。Baglioni 等（2014）利用 PSG 测量睡眠差异的一项荟萃分析比较了失眠和良好睡眠被试。越来越多的研究检查了更多神经振荡和睡眠微结构的调整措施，如纺锤波活动，但相对于临床研究，非临床研究似乎有更多的可用数据。随着更高级的 EEG 技术（如频谱分析）的普及，越来越多的研究者已经开展了在个体睡眠期间利用 EEG 技术研究脑活动等工作，通过获取功能性大脑差异以帮助临床诊断和治疗。尽管已有研究者研究了睡眠障碍患者的纺锤波活动，然而，大量关于睡眠频率的研究一般都针对各种睡眠障碍样本（Feige et al.，2013；Hughes，2007；Marzano et al.，2008），很少有文章针对各种睡眠障碍总结非临床组和临床组的纺锤波 σ 活动。因此，本节的主要目的和总体目标是为关于健康和睡眠障碍成年人的纺锤波和纺锤波活动的研究提供更新的研究成果。

## 二、失眠症

### （一）失眠混合研究

失眠是一种常见的睡眠障碍，其特征是即使有足够的睡眠机会也难以启动或维持睡眠，或者过早醒来（Ohayon，2005），伴随着白天在认知、情绪、社会和职业功能等方面的受损（Thorpy，2012）。失眠已被认为是一个 24 小时的过度病症，并与多种病理和更广泛的风险因素，包括与睡眠相关的呼吸和运动障碍、医学或神经疾病、精神疾病、心理社会压力和环境因素有关（Lockley & Foster，2012；Ohayon，2005；Rothenberg，1997）。失眠经常伴随着客观的（如 PSG 电极）和主观的睡眠数据（如自述的睡眠质量或数量）之间的差异（Perlis et al.，1997）。失眠可以是原发性（即没有与疾病发作持续相关的可识别的因素）或继发性疾病（即伴随心理社会压力、物质/酒精使用或医学状况发生的共病），并且在心理生理学（即习惯的睡眠困难和/或对于床的认知/生理过度反应）和矛盾的类别（即睡眠状态错觉/主观抱怨睡眠差，但是不存在客观的 PSG 异常）上可以进一步亚型化（Edinger et al.，2004；Merica，Blois，& Gaillard，1998）。虽然研究者已经定义了失眠亚型的研究诊断标准（Edinger et al.，2004），但是研究中的定义的变异性仍然存在。失眠亚型定义的这种广泛变异性反映了疾病的异质性，但也引起了流行病学研究中基于样本差异的研究（Ohayon，2005）。

　　Bastien 等（2009）提供了唯一的检索研究，使用视觉事件检测分析来检查失眠者的纺锤波。研究者最初招募了 16 名慢性原发性心理生理失眠患者和 14 名自觉良好的睡眠者（其中有 5 名男性）。临床组中的性别比例是未知的，因为在分析之前排除了两名失眠症患者，研究者没有提供更新的人口统计参数。研究者使用来自每组的 14 名被试的数据，在 NREM2 总期间和 NREM2 早晚期之间，分析 C3 通道纺锤波的数量和密度（频段范围为 12～14Hz，持续时间>0.5s，波幅范围为 20～40μV）。结果发现，失眠症患者（相比于自觉良好睡眠者）具有一个纺锤波数量更多和密度更高的趋势，但没有观察到显著的组间差异。研究者得出结论，两个研究组之间类似的纺锤波特征表明了失眠患者相比于正常被试，没有出现更大的唤醒迹象。Bastien 等承认研究的限制在于，仅在 NREM2 期间和 C3（相对于 Cz）处检查了一个纺锤波带宽。

　　使用频谱分析技术的其他研究显示，失眠症患者具有更大的 σ 相关激活，尽管有些不一致。Freedman（1986）招募了 12 例自发的入睡性失眠症和 12 例对照被试，并从 1～30Hz 频率范围内，每隔 1Hz 测量 C3 和 O2 的 EEG 活动。仅分析第三个夜间记录获得的每个睡眠阶段第一分钟的无伪迹数据。Freedman 报告了在 O2 的第一个 REM 期开始，失眠症患者中具有显著大于 16Hz 的频率。此外，虽然没有统计学意义，但对于 NREM1 期间和 C3、O1 上的 REM 期间的 σ 波段（11～16Hz）以及 C3 上的 REM 期间（14～16Hz），每隔 1 Hz 测量的脑电活动，失眠者都具有更高的功率。Freedman 的研究受到限制，他只分析了不同睡眠阶段第一分钟的数据，没有进行多重比较校正，并且在枕部及其周边，α 活动的潜在频谱存在遗漏，这解释了其研究为什么缺乏重要发现。此外，有研究者给出了在 EEG 频谱功率中发现的性别差异（Latta et al., 2005），值得注意的是，Freedman 的对照组中男性的比例是完全失眠组的 4 倍。

总体而言，自 Freedman 的研究以来，对失眠患者的 EEG 频谱研究得到了全面的发展，最近的研究检测了整夜的 $\sigma$ 活动，并且经常进一步比较 NREM1—NREM3 和 REM 两者的数据，以及比较个体间整晚 NREM-REM 睡眠周期的差异。Merica 等（1998）在四个 NREM 和四个 REM 睡眠周期，动态地对 F4～Cz 上的 $\sigma$（12.5～14.75Hz）进行了检查。对 $\delta$、$\theta$、$\alpha$ 和 $\beta$ 频段的功率做了类似的检查，尽管没有描述多重比较校正。参与者是 20 名有睡眠维持失眠症的成人，其中 17 人符合心理生理学失眠标准，其余 3 人为原发性失眠。根据国际睡眠障碍分类（international classification of sleep disorders，ICSD）标准[包括减少的总睡眠时间（total sleepy time，TST）、增加的入睡潜伏期（sleep onset latency，SOL），以及在睡眠中增加的清醒时间和 NREM1 睡眠、低睡眠效率]，将两个临床组分类。然而，原发性失眠被认为是始于童年的睡眠问题。重要的是，对所有失眠患者仍然统一进行分析。失眠组和对照组绝对 $\sigma$ 功率的时间过程是相似的，但是在 NREM 周期，$\sigma$ 的增长率和随后的下降率在失眠组中变化较慢，且失眠组在 NREM 期间的 $\sigma$ 峰值较低。然而，仅在最后两个 NREM 周期中观察到失眠组和对照组的 $\sigma$ 功率之间有显著差异。在睡眠的后半期，失眠组 $\sigma$ 功率的持续衰减（即当睡眠纺锤波幅值通常是最高，并且 $\delta$ 功率/SWA 最低时）将导致皮层唤醒（睡眠时间结束）的一个较低阈值，其可以促进差/分段睡眠和早晨疲劳。相反，失眠组与对照组相比，在所有四个 REM 周期显示出显著更高的 $\sigma$ 功率，研究者将其暂时解释为这反映了 NREM 和唤醒入侵了 REM 睡眠。

Bastien 等（2003）、Buysse 等（2009）和 Wu 等（2013）对原发性失眠患者和对照组被试在部分 NREM 睡眠期间检测了绝对 $\sigma$ 功率，所有三项研究均没有报告组间差异，尽管它们在研究方法上存在差异。Buysse 等（2009）使用保守的 $\alpha$ 值未能证明在纺锤波功率上存在总的组间差异（$p<0.01$），但报告了在总 NREM 睡眠期间有显著的组间和性别的交互效应（$p<0.05$），其中女性失眠症患者明显具有更大的绝对 $\sigma$（12～16 Hz）。研究者将这一发现与女性失眠症患者几个频段中的较高频谱功率一起进行了解释，作为反映该组 EEG 功率泛化增加的一个方面。

在那些针对 $\sigma$ 功率的研究中，在 NREM 睡眠期间的失眠组和对照组之间的无效发现是典型的结果。例如，五项研究[其中一项被试全为女性（Maes et al., 2013）]都报告了在不同的 NREM 睡眠周期，相对 $\sigma$ 功率（12～14 或 12～16Hz）之间没有组间差异（Buysse et al., 2009; Maes et al., 2013; Wu et al., 2013）。同样，Staner 等（2003）在第一个 NREM 周期（将睡眠开始到 REM 开始，分成 10 个相等的间隔）检查了睡眠纺锤波的频率活动（SFA，11.5～15Hz），并表示为整个（未划分的）NREM 周期的 SFA 百分比，同时，他们指出，年龄和性别匹配的原发性失眠症组、患有抑郁的失眠组和对照组这三组之间不存在差异。Isreal 等（2012）招募了 54 例原发性睡眠维持性失眠患者，并报告了三个夜晚记录的脑电数据，失眠组与对照组的相对 $\sigma$ 没有差异。他们没有呈现三个记录夜的每一个个体的均值，这使得我们不清楚每个组内连续记录的数据中相对 $\sigma$ 激活是否逐渐增加或减少。然而，使用组内相关系数（intraclass correlation coefficient，ICC）方法，研究者检查了组间 EEG 功率的短期稳定性，观察到在这三个晚上，相比于对照组（ICC=0.69），失眠组的相对 $\sigma$（ICC=0.83）有更大的稳定性。研究者还报告了失眠组有显著更高的 $\alpha$ 和 $\beta$ 激活，并且两种测量结果都比对照组更稳定。综上所述，这些发现与研究者的论点是一致的，即无论外来因素如何，失眠者可能有持续的、加重的皮层唤醒；而在良好睡眠者中，睡眠期间的皮层觉醒可能更多是环境因素的结果（Israel et al.，2012）。然而，由于缺乏 $\sigma$ 功率的组间差异，这一结论仍然是不能确定的，并且还需要使用持续更长时间的研究（如数周或数月）来进一步检查。

（二）失眠亚型研究

在上述研究中，大部分都表现出没有显著的 $\sigma$ 功率的组间差异，它们之间的一个共同点是，一般来说，失眠的参与者没有被仔细地细分为不同的诊断类别（客观的与主观的），这些因素在研究中显示有更多的组间差异。然而，这些研究结果的变异性仍然明显。Krystal 等（2002）研究了 30 名具有持续性原发睡眠维持失眠症的老年患者，并获取了在 NREM2 结合 NREM3 和 REM 睡眠期间的绝对和相对 $\sigma$ 功率。虽然在 REM 睡眠期间没有发现组间差异，但在 NREM2 结合 NREM3 睡眠期间，相对 $\sigma$ 功率在整体失眠症组中更大。然后，研究者基于是否获得"正常"的单晚 PSG 记录（正常 PSG 为 TST 最低 6h，睡眠效率>80%），将失眠分为主观和客观两种亚型。结果显示，在 NREM2 结合 NREM3 的总体期间，与客观失眠症组相比，主观性失眠症组（尽管是正常的 PSG，但具有慢性睡眠抑制）具有显著更高的绝对和相对 $\sigma$ 功率，其相比于对照组具有显著更高的 $\sigma$ 功率。接下来，研究者通过使用 10min 段（280～410min）中的 TST 和睡眠时间百分比低于 5%（−25%～25%）的截止分数，对 NREM 期间的 EEG 功率进行迭代重分析，来检查其结果是否对失眠亚型的不同划分标准是稳健的。在这里，客观失眠者是那些 TST 和睡眠时间百分比在每个截止分数之下的对象，主观失眠者是 TST 或睡眠时间百分比大于或等于每个截止分数的对象。在每种情况下，主观失眠者相比于对照组，具有显著更高的相对 $\sigma$ 功率（$p<0.05$）。相比于客观失眠者，主观失眠患者在几个，但不是所有的睡眠时间截断点上具有更高的 $\sigma$ 功率（$p<0.05$）。主观失

眠者(睡眠时间百分比的截断点设置在 5%)相比于客观失眠者具有较高的 $\sigma$ 功率,但 $p<0.10$。主观失眠者相对于对照组,只有当 NREM 睡眠时间 $\geqslant 330\text{min}$ 时,具有显著更高($p<0.05$)的相对 $\sigma$ 功率,但是在所有睡眠时间百分比截断点上都有着较高的 $\sigma$ 功率。研究者指出,需要对年龄和性别进行控制分析,并且使用初始多变量进行综合测试,可以在随后分析中帮助最小化 I 型误差,但没有描述多重比较之外的校正。在 NREM 睡眠期间增加的绝对 $\sigma$ 功率,可以反映相对 $\sigma$ 功率的降低,因而发生睡眠深度降低,这可能解释了在主观失眠症中非常轻或无睡眠的主观印象。事实上,Krystal 等也报告,主、客观失眠症之间和主观失眠症组与对照组之间有显著降低的相对 NREM $\sigma$ 功率,尽管在 SWS 花费的时间上没有组间差异,并且在控制年龄、性别、抑郁和焦虑评分之后,睡眠的主、客观测量的不匹配度与相对 $\sigma$ 功率两者呈负相关。

最近,Spiegelhalder 等(2012)招募了 25 例原发性失眠患者和 29 例睡眠良好的被试。样本的特征和 $\sigma$ 带宽($12\sim16\text{Hz}$)类似于 Krystal 等的研究。Spiegelhalder 等也将失眠分为主观($N=7$)和客观($N=18$)两种亚型,标准类似于 Krystal 等所用的标准,主观失眠者的分类标准还满足下面这几个要求中的一个:①TST$\geqslant 6.5$ 小时;②年龄$<60$ 岁,TST$=6\sim6.5$ 小时,睡眠效率$>85\%$;③年龄$\geqslant 60$ 岁,TST$=6\sim6.5$ 小时,睡眠效率$>80\%$。值得注意的是,根据所使用的标准,该研究中参与者的平均年龄小于 50 岁。研究表明,在 NREM2 期间,原发性失眠组的绝对 $\sigma$ 功率显著更高,但与 Krystal 等不同,该研究没有发现主观和客观失眠者之间的 $\sigma$ 活动的差异。Spiegelhalder 等也报告,在 REM 睡眠期间的 $\sigma$ 功率没有统计学显著差异。相似的研究也都使用其他 EEG 频段进行了类似的分析,尽管没有描述对 I 型潜在错误所用的校正方法。这些研究与早期研究的几个不同的因素,可以解释这些矛盾的结果。Krystal 等对睡眠维持性失眠患者在 NREM2 结合 NREM3 期间研究了相对 $\sigma$ 功率,而 Spiegelhalder 等在 NREM2 期间测量了绝对 $\sigma$ 功率时,没有只招募那些睡眠维持性失眠患者。Spiegelhalder 等承认存在只检查一个睡眠记录和只分析 NREM2、REM 的限制。然而,他们指出,未报告的、使用整体 NREM 睡眠期间进行分析与仅用 NREM2 分析,产生了类似的结果。考虑到 Krystal 等的研究结果,在 NREM3 睡眠期间,主观和客观失眠组之间的(相对)$\sigma$ 功率可能存在重要差异,而 Spiegelhalder 等却没有捕获到。

St-Jean 等(2013)的后续研究结果与 Spiegelhalder 等的不一致。在 NREM 期间,失眠亚型之间的差异,也与 Krystal 等在 REM 期间报告的失眠亚型之间的无效发现不一致。重要的是,在这项研究中,用于定义主观和客观失眠的标准也不同。St-Jean 等收集了四个夜晚的 EEG 数据,而前两个研究都收集了一个夜晚。

因此，基于 PSG 的分类，需要放置在主观失眠组中的两个连续 PSG 记录满足以下的准则：①TST>380min 或睡眠效率≥80%；②过度估计 SOL≥60min，最低估计 TST≥60min，或相对于 PSG 和睡眠日记，最低估计的睡眠效率≥15%。每周至少有三晚入眠或睡眠维持是困难的，不符合这些 PSG 标准的个体被置于客观失眠组。该研究通过从每个睡眠周期中手动选择 NREM 每个阶段（1～4）的分段，由此组成整个 NREM 以及选择 REM 的分段（如时间> 10min），去除掉最低觉醒（0.1～7s）、微量觉醒（7.1～14.9s）和觉醒（>15s）周期并排除运动伪影，以及阶段转换之前和之后 5min，并检查 NREM 和 REM 期间绝对和相对 $\sigma$ 功率（11～14Hz）。结果表明，矛盾的（主观的）失眠者在 NREM 期间，相比于具有客观 PSG 异常的原发性失眠者，具有更高的绝对 $\sigma$ 功率。在 REM 期间，主观失眠患者相比于对照组，在额叶和中央电极位置有较低的相对 $\sigma$ 功率，并且相对于客观失眠组，尤其是在 F3 和 F4 有较低的相对 $\sigma$ 功率。值得注意的是，在 REM 期间，主观失眠组与对照组相比，具有更大的相对 $\delta$（0.5～4Hz）功率，这可以为相对 $\sigma$ 功率降低做出解释，并且还表明在 REM 期间，由于增加的丘脑过极化，主观失眠者的睡眠纺锤波受到抑制（Andrillon et al.，2011）。最后，组间周期交互效应分析显示，在第四 NREM-REM 睡眠周期期间，在额叶电极部分，主观与客观失眠组相比以及客观失眠组与对照组相比，前者都呈现出相对 $\sigma$ 功率较低。总的来说，St-Jean 等对他们的结果做出解释，相比于客观失眠者，主观睡眠者的睡眠微观结构可能表现得更加协调，这符合 Krystal 等报告的研究 NREM 睡眠的结果。在整个 REM 期间和在最后的睡眠周期中，较低的相对 $\sigma$ 功率表明，在睡眠的最后几个小时期间，失眠患者对睡眠中断有更大的易感性。事实上，St-Jean 等（2013）假设，在睡眠时间结束时，出现的降低的相对 $\sigma$ 功率在 REM 期间通常是突出的，可以干扰睡眠的感知，并且可以为该组睡眠障碍的主观报告做出解释。此外，St-Jean 等报告在 REM 期间，失眠组有较低的相对 $\sigma$ 功率，但没有绝对 $\sigma$ 功率的组间差异，这与其他研究报告的 REM 期间更大的绝对 $\sigma$ 功率形成对比（Merica et al.，1998）。值得注意的是，这项研究在 NREM 和 REM 期间检查了来自额叶、中央沟和顶叶等多个电极的绝对和相对 $\sigma$ 功率。此外，Krystal 等、Spiegelhalder 等和 St-Jean 等对于纳入失眠亚型的标准，都是基于最小 TST 和睡眠效率评分的，St-Jean 等的标准还包括主观和客观睡眠测量之间的不匹配程度[类似于 Krystal 等（2002）的迭代再分析]，并且还要求在两个（相对于一个）PSG 记录上满足标准。这种差异也可以为失眠亚型研究结果之间的差异做出解释。结果的差异也可以解释为临床组样本大小的差异和选择用于分析的不一致睡眠周期（即 NREM2 相对于 NREM 和 REM 的部分）。重要的是，St-Jean 等指出，他们的探索性研究没有进行

Ⅰ型错误的校正来解释他们的许多分析，并且将显著性设定为 $p<0.05$；然而，他们对显著的组间效应所采用的事后检验和一阶交互效应都采用 Bonferonni 校正。

最后，Cervena 等（2013）在入眠之前和之后的 5min 内（定义为视觉上刻画的第一个睡眠纺锤波）对良好的睡眠者和原发性失眠个体检查绝对 $\sigma$ 功率（12～14.75Hz），原发性失眠者的标准是入眠障碍（定义为 3 个夜晚记录中的 2 个，其 PSG 的 NREM2 睡眠潜伏期>20min）或睡眠维持障碍（定义为 3 个夜晚记录中的 2 个，其 PSG 的 NREM2 睡眠潜伏期<20min，入眠后醒来的时间>45min 和睡眠效率<90%）。研究发现，在睡眠开始前或睡眠后 5min 内，各组之间的 $\sigma$ 功率没有显著差异。该研究使用客观失眠亚型的标准是很有说服力的，但研究受限于围绕睡眠开始的几分钟进行分析。此外，对照数据只从一个单一记录中获取，而失眠者有 3 个夜晚的记录。因此，如果所有参与者都经历相同的 3 个夜晚的研究，则结果可能不同。

（三）小结

总而言之，关于失眠症和良好睡眠者的纺锤波活动差异，研究结果通常是不一致的。显然，检查组合或混合失眠样本的研究，通常没有报告纺锤体活动的组间差异。一个值得注意的例外是，Buysse 等（2009）报告了组间和性别的交互效应，显示女性失眠者的绝对 $\sigma$ 功率更高。睡眠期间的 $\sigma$ 功率的时间过程似乎与对照组区别不大，尽管失眠者往往在睡眠期间 $\sigma$ 功率的增加/减少较慢。只有一项研究（Merica，Blois，& Gaillard，1998）发现，在第 3 个和第 4 个 NREM 周期，失眠患者的功率曲线显著降低，但在所有的 4 个 REM 周期中都有更高的功率曲线。然而，随后的研究未能重现 REM 期间的结果。Merica 等、St-Jean 等在 REM 期间报告较低的相对 $\sigma$ 功率，特别是在主观（与客观）失眠症之间。与这些结果相反的是，越来越多的证据表明，失眠亚型之间的 $\sigma$ 功率存在差异。事实上，在区分了失眠亚型的研究中，尽管结果仍然混杂，但纺锤波活动的差异会更加明显。例如，选择要分析的睡眠阶段以及选择绝对与相对的测量方式（Krystal et al.，2002；Spiegelhalder et al.，2012；St-Jean et al.，2013）。失眠者的相对 $\sigma$ 功率值得进一步研究，因为在一个带宽中，减少的相对功率意味着在其他（即更快或更慢）带宽中有更大的功率，这可能有助于揭示失眠隐藏的病理生理学的微妙机制。结合 Krystal 等的结果，考虑在 NREM3 睡眠时，失眠亚型之间可能存在潜在的显著差异，如相对 $\sigma$ 功率增加可能与相对慢的 EEG 功率的减少有关。然而，这仍有待确认。考虑到被试选择/招募（如失眠亚型的样本大小和标准）和方法[如 EEG 电极选择（如 F3 vs. C3）、睡眠阶段（如 NREM2 vs. NREM2+NREM3）、频段带宽和测量方式（绝对 vs.相对）]之间的差异，目前研究者难以做出关于失眠纺锤波振荡的坚定结论。因此，研究间缺乏一致的变化可能与以下事实有关：失眠是一种异质状态，其中只有某些确定的亚类个体会在睡眠结构中显示出客观的和微观的结构变化。因此，失眠的表征可能需要超出广泛临床范围的、更微妙的方式来区分亚型[如基于客观、微观结构（如纺锤波）的差异]。这种方法可以帮助我们更好地理解失眠亚型之间独特显微结构的频率的功能意义，也是检查干预策略如何动态地影响一组特定的脑电图参数的一种方法。最后一个值得注意的问题是，缺乏使用视觉或自动纺锤波检测方法来比较失眠症和对照组的研究。虽然从使用事件检测方法的研究中不能推断出组间差异（Bastien et al.，2009），但是在频谱测量中能注意到组间差异（尽管不一致）。因此，需要对更大的和亚型化失眠患者组进行更多的事件检测研究，以帮助澄清以往研究中的这种不一致性。

# 第四节　脑电对药效评估的预测作用

## 一、研究简介

大脑易感染不同形式的疾病（如肝性脑病、癫痫发作和肿瘤）。神经精神疾病是脑疾病的主要类型，神经精神病患者的数量正在增加。神经精神疾病被认为是由与神经化学、代谢和突触相关的缺陷引起的（Ceccarelli，Bakshi，& Neema，2012）。髓鞘异常被认为是神经和神经精神疾病的主要原因（Nave，2010）。神经学和精神病学的早期研究主要集中在通过特定脑区域的改变来研究疾病的病理生理模型。例如，研究人员使用体积磁共振成像进行脑区分析，研究不同阶段阿尔茨海默病脑萎缩区域（Scahill et al.，2002）。尽管随着疾病的进一步发展，区域性萎缩会发生变化，这种改变有助于脑区特异性治疗，但研究结果也表明全脑萎缩的速度在增加（Scahill et al.，2002）。类似地，对于调查神经精神药物的作用，通常使用基于 EEG 数据的 LORETA 技术来鉴定药物作用的特定脑区域（Pardridge，2007）。

大脑是一个复杂的网络，功能分离和功能整合是了解神经精神疾病运行规则的基础（Tononi，Sporns，& Edelman，1994）。脑疾病通常会同时影响多个脑区，且在整个大脑中都会出现异常。区域分析在任何时候只是对少数几个脑区进行简单的推论，而不是受该疾病影响的脑网络或轴突网络。此外，神经递质广泛地分布在所有脑区域，就作用于神经递质（如 AD 的胆碱酯酶抑制剂）的药物而言，区域分析（如特定节律、幅度、某些特定脑区的时间过程变化等 EEG 参数）强调药物作用于区域，不能在整个大脑充分地获取药物信息。因此，很难对疾病和药物作用的发展做出反思（Barkhof，2002）。此外，区域分析不能动态测量由神经精神疾病引起的脑的功能和结构变化。鉴于区域分析的这些缺点，需要一种新的方法（即连接组）来预测药物功效并反映疾病的发展。术语"连接组"用于在微观和宏观网络层面全面地描述组成大脑的神经元及其结构连接（Sporns，Tononi，& Kötter，2005）。连接组的宏观描述是通过连接分析提供的，其目的是绘制不同物种之间的脑神经通路，并分析空间拓扑组织（Stam，2014）。与将过程定位到特定脑区不同的是，连接组学集中于结构（如纤维通路）和功能（如连接）网络的连接和集成的病理学，网络分析更加全面和详细。一些特定的脑功能（如执行功能、情绪调节）与神经精神疾病密切相关，可以通过编码单个子网络内以及子网络间的交互来单独和系统地估计药物作用。由于一些神经精神疾病的病理生理学还不清楚（Jr Terry & Buccafusco，2003），连接组学可能有助于理解病理生理学的假设，并提供新的想法来测试药物作用。此外，从突触后电位放电产生的 EEG 可能有益于表示神经元反应。因此，EEG 连接组学有着巨大的潜力，作为新的生物标志物，有助于疾病发展的评估和开发更有效的药物。

在这一节中，我们的目标是简要概述 EEG 参数和 EEG 连接组学参与药物作用预测，特别强调在网络层面实时预测药物作用表现突出的 EEG 连接组学。我们首先讨论神经精神障碍和药物开发中的相关挑战。接下来，我们介绍近期使用 EEG 参数作为生物标志物来预测药物功效并测量疾病进展的研究。值得注意的是，EEG 是一种实时检测技术，可以使大脑连接组学合理化。为了进一步为网络层面的神经精神障碍病理学带来新的启示，我们总结了大脑连接组学的概念和近期与疾病有关的人类神经影像学作为生物标志物。最后，我们得出结论，EEG 连接组学可能是治疗神经精神障碍的药物作用的潜在突出预测因子。随着近年来神经精神病患者数量的增加，我们预计 EEG 连接组学可以为网络连接提供新的视角，以便更深入地了解神经精神疾病的病理生理机制，从而有助于开发最有效的治疗方法。

（一）药物开发面临挑战

我们专注于神经精神疾病（如阿尔茨海默病、精神分裂症、抑郁症和癫痫）的研究，因为这些疾病在所发现的治疗认知障碍的中枢神经系统药物中占主要方面（Wallace et al.，2011）。为了给实时预测神经精神障碍的疗效带来启发，我们强调在人类被试中 EEG 与麻醉药物作用之间的时间效力关系（Dodman et al.，2015；Tsekou et al.，2015）。

神经精神疾病的这些发病机制的进展有助于开发具有疾病修复潜力的新药候

选物。尽管目前在临床实验中评估了许多药物，但仍然没有得到有效的药物治疗（Bisogno & Marzo，2008）。同时，医药行业在开发新的有效的神经精神疾病药物治疗方面的临床成功率很低。

医药行业不能开发有效的神经精神疾病药物的原因可能有以下几点。首先，潜在的病理生理机制尚不清楚。调查神经精神障碍病理生理机制的最新指南，主要集中在特定脑区的神经生物学异常（Nestler & Hyman，2010；van der Schyf，Geldenhuys，& Youdim，2006）。区域方法可以被认为是神经精神障碍的一种静态调查过程。虽然这种方法获得了许多令人印象深刻的研究，但关于病理生理学的关键机制尚不清楚，因为缺乏明确的技术来研究疾病的动态进展（Insel，2010）。应该指出，神经精神障碍进一步发展所引起的认知障碍应该是时变动态过程，其可能涉及不同时段的多个脑区的相互作用（Braun et al.，2016）。此外，功能网络被推断为在毫微秒尺度上，由脑区内及其之间的通信动态所构建（Uhlhaas，2012）。因此，时间特性在发病机制的调查中应得到认真考虑。许多报告研究了使用 ERP 的时间特性来表征认知增强药物的功效。例如，在听觉处理期间，比哌立登延长了 ERP 早成分的潜伏期，而卡巴拉汀对延迟性产生了相反的影响（Klinkenberg et al.，2013）。当大鼠进行听觉任务时，P3 的潜伏期和振幅由胆碱能药物调节（Grupe et al.，2014）。很明显，时间特征对于寻求与认知缺陷有关的神经精神障碍机制很重要。

其次，动物模型的有效性是被怀疑的。研究动物模型对于了解临床前研究中神经精神障碍的潜在机制和进展至关重要。尽管不同种类的动物模型有多种，但神经精神障碍的药物功效从动物到人类的传递，受到不可逾越的物种障碍的阻碍。因此，动物实验是成功的，而药物开发期间的人体实验却经常发生失败（Cavanaugh，Pippin，& Barnard，2014；van Dam & De Deyn，2011）。幸运的是，在动物和人之间发现存在相似的 EEG 与某些认知功能或疾病的关系（Berendt et al.，1999；Boly et al.，2013），这些关系有助于弥合动物与人类之间的物种差异。因此，药物诱导的动物脑电图变化，在人类中可能会产生类似的变化，这可能预测人类对药物的反应。例如，使用 P50 听觉范式发现，烟碱药物在动物和人类之间的作用是相似的（Olincy et al.，2006；Radek et al.，2012）。

最后，需要强大的端点来使治疗结果合理化。药代动力学（pharmacokinetics，PK）和药效学（pharmacodynamics，PD）模型对于在不良反应的背景下获取剂量是必需的（Pupi et al.，2004）。PK 被描述为随时间、药物的吸收、分布、代谢和排泄而产生的变化，而 PD 被定义为药物浓度与作用部分反应之间的函数。在 PD 中需要检查时间过程、剂量强度和副作用（Tozer & Rowland，2006）。如上所述，我们可以发现，时间特性是正确 PK/PD 评估和有效药物测定中的一个非常关键的因素（Kang & Lee，2009）。在这里，EEG 可以作为一种时间工具来帮助直接研究药物的 PK/PD。此外，EEG 还可以帮助找到强大的替代端点来预测临床益处并间接评估治疗结果。

## （二）PD 生物标志物

当药物开发面临困难时，生物标志物成为解决一些问题的有力工具。生物标志物是生物或致病性过程中的一个客观衡量指标，可用于评估疾病风险或预后（Group，2001）。一项研究总结了生物标志物在四个方面的主要应用（Bazenet & Lovestone，2012）：①用作早期诊断工具，在认知缺陷症状出现之前可理想地定义患有疾病或异常的患者；②用作测量疾病程度和分期的工具；③用于测量被试对包括药物、医疗设备、手术、生物制剂和行为模式等其他治疗性干预手段的反应，即患者在临床实验的期间有怎样的感受和怎么存活（替代生物标志物）；④用作疾病的预后指标。在药物开发行业，生物标志物对于选择候选药物、检查作用机制、确定适当的剂量和缩短临床实验时间，以及减少样本量来说是至关重要的。生物标志物的使用可以解决一些药物挑战（Hampel et al.，2010）。其中，替代端点是生物标记的一个相当小的子集。在实际药物开发中，一个既定的概念是使用替代端点来预测和监测注册实验中候选药物的效应和安全性，并加速药物的营销批准（Fleming & Powers，2012）。总之，我们关注使用生物标志物来预测类似于替代标志物的药物效应并且反映疾病进展。

有各种潜在的药物疗效生物标志物，如神经成像、遗传和生化参数。包括 sMRI、fMRI 和 PET 在内的多模式成像技术在临床上被广泛作为神经成像生物标志物。以前的研究发现，与脑脊液（cerebro-spinal fluid，CSF）或血浆生物标志物相比，这些生物标志物可能与临床端点更为相关，并作为替代端点来描述临床结果（Coley et al.，2009）。

然而，神经影像学和生物化学预测因子仍然存在一些不足。神经影像学生物标志物和生物化学预测指标可能无法提供时间信息。此外，在药物开发中，生物化学预测因子的应用不普遍（Baskaran，Milev，& Mcintyre，2012）。神经影像生物标志物通常涉及昂贵的仪器，并且成本高，在响应干预治疗和疾病方面，其特异性不如其他临床端点高（Fox & Kennedy，2009）。最近，随着 EEG 信号处理和记录技术的发展，研究者的注意力已经从多模态成像生物标志物转移到 EEG 连接组学（Teng & Yong，2011）。在这一节中，我们专注于 EEG 和 EEG 连接组学在预测药物疗效和干预后方面的作用。图 9-13 显示了 EEG 和 EEG 连接组学整体概述的流程图，重点是预测药物疗效。

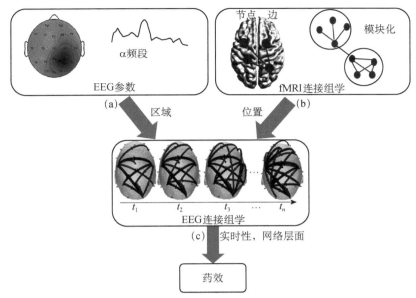

图 9-13　使用 EEG 连接组学预测药效的总体框架（Tian et al.，2017）

（a）脑区中的脑电参数；（b）在网络层面上的 fMRI 连接组学；（c）EEG 连接组学在网络层面的时变。此图显示了这一节的流程图，虽然 EEG 参数能够实时地预测药效，但是这种方法是区域和传统的，在（b）中，通过 fMRI 连接组学预测药效，然而它的时间特性是局限的，这里还列出了一些大脑属性，模块由许多高度互联的节点组成，与其他模块的节点连接较少，最后，我们的重点是 EEG 连接组学，其在网络层面实时捕获了药效

## 二、脑电生物标志物

在各种生物标志物中，尤其是在 CNS 药物开发中，EEG 是一匹勤奋的"马"。临床上，它可以作为潜在的通道，桥接动物和人类之间的药物功效数据翻译的鸿沟，并可以作为治疗效果和诊断疾病状态的一个有希望的预测因素。研究表明，在评估新型治疗药物时，动物脑模型中所记录 ECoG 与在人类中记录的 EEG 存在类似的变化。这为支持 EEG 作为典型的翻译生物标志物提供了坚实的基础（Leiser et al.，2011）。在另一项研究中，ERP 在认知功能障碍方面被认为是有希望的生物标志物。在这种情况下，ERP 估计的药物作用在物种之间是相似的（Blokland et al.，2015）。尽管有许多使用代谢组学生物标志物来研究药物作用的研究（Lindon et al.，2004；Scalbert et al.，2009），但是很少有研究将 EEG 作为药物作用的预测因子。与传统生物标志物相比，EEG 具有明显的优势。

1）在临床前和临床研究中，EEG 可实时检测各种药物的反应（Leiser et al.，2011）。

EEG 评估的脑神经活动直接响应药物的作用。EEG 和 MEG 都具有比 fMRI

更好的时间分辨率。MEG 主要测量神经元细胞内电流产生的弱生物磁场的源，并提供关于自发和诱发脑活动的重要信息（Stippich et al., 1998）。MEG 能提供更好的空间分辨率，并且表现出比 EEG 更小的体积效应，这可以提供关于从事认知任务的大脑区域更详细的信息。在费用、普及性和便携性方面，EEG 可能比 MEG 中使用的复杂、昂贵的磁隔离系统表现更好（Bianchi et al., 2010）。EEG 的采样率在临床或临床前研究中为 250～2000Hz。以前的研究结果（Ingo, Day, & Liley, 2013）表明，氯胺酮能诱导显著的 EEG 变化，在异丙酚存在下，$\beta$ 振荡发生偏移，而在氯胺酮单独作用时，可增加 $\theta$ 频率并降低 $\alpha$ 频率。在先前的研究中，对大鼠的大脑皮层进行 EcoG 的长期记录，以检查抗癫痫药物对睡眠模式的影响（Ishida & Kamei, 2009）。这些例子都意味着 EEG 节律实时地随着药物疗效的变化而变化。

2）有许多成熟和现成的工具来分析脑电数据，而不需要知道很多信号处理的知识。

大量证据表明，可以将基于 EEG（如相对频段功率、相干性、皮层源分析、格兰杰因果关系、自动互信息）的定量技术用作生物标志物。此外，研究人员研究了哪些定量脑电图（quantitative electroencephalography, qEEG）的生物标志物与 AD 严重程度最相关。显然，被选择的 EEG 标记（$\theta$ 功率）显示与 AD 严重程度有强相关性（Garn et al., 2015）。此外，qEEG 作为最常用的临床方法，能够将脑电信号转换为数字形式。因此，它可以揭示未观察到的模式以帮助临床麻醉治疗（Baskaran, Milev, & Mcintyre, 2012）。研究人员指出，丙泊酚可增加 qEEG 的 $\delta$ 功率百分比，表明 $\delta$ 功率百分比可能是监测麻醉深度的指标（Bergamasco et al., 2003）。

3）在动物模型和人类方面，EEG 可以非常可靠和有效地预测药物疗效。

生物标志物的有效性和可靠性，应同其他变量一样，在临床实验中进行谨慎评估。有效性是指测量的是什么，指实际测量和测量方法之间的关系。可靠性可被定义为重复实验中结果的可重复性（Mayeux, 2004）。

研究人员指出，在临床精神和心理障碍研究中，qEEG 功率谱分析更客观，且具有很高的可靠性和敏感性（Hughes & John, 1999）。例如，神经反馈（neural feedback, NF）EEG 训练 [$\theta/\beta$ 和慢皮层电位（slow cortical potential, SCP）] 被用于治疗注意缺陷多动障碍，在症状改善方面可以获得基于 EEG 的预测因子（Gevensleben et al., 2009）。EEG 与症状改善之间的可靠和有效的关系可能表明 EEG 有潜在的对药物作用的预测能力。此外，药物治疗诱发的变化可以通过疾病改善来反映，并通过 EEG 直接监测（Smith, 2005）。因此，可以通过疾病症状改善得出 EEG 能可靠和有效地预测药物疗效的结论。例如，氯胺酮诱导的 EEG 模式，可以作为预测难治性癫痫持续状态（refractory status epilepticus, RSE）患者的成功治疗的生物标志物（Basha，Alqallaf，& Shah，2015）。癫痫患者使用左乙拉西坦（levetiracetam，LEV）的认知效果也可以通过 EEG 频率变化进行预测（Cho et al.，2012）。

尽管简单的 EEG 参数可用于预测药物疗效，但就目前的研究来说，选择合适的电极位置也是一个挑战。此外，基于 EEG 参数的简单分析主要集中在局部区域上，忽略了整个脑区之间的连通性。另外，神经精神障碍的一些认知问题（如注意力、记忆缺陷）是不同脑区间的相互作用紊乱的结果。例如，电生理和神经成像的研究支持了 AD 的断连假说（Delbeuck，van der Linden，& Collette，2003）。这些研究提出，通过脑网络方法而不是特定脑区的变化，可以更好地捕获 AD 脑功能障碍。通过视听信息整合相关的实验任务，也对 AD 患者的功能障碍进行了探索，当执行任务时，患者显示受损的视听整合而不是单独的感觉加工（Delbeuck，Collette，& van der Linden，2007）。这些例子提供了潜在的证据，证明连接组学可用于探索疾病的病理生理机制和由神经精神障碍引起的网络层面的连通性变化。显然，这种方法更有利于探索对神经精神药物做出响应的脑电动态变化。

### 三、EEG 连接组学

由于高时间分辨率，脑电参数在研究药物开发和疾病进展方面有很大的前景。尽管 EEG 不高的空间分辨率可能成为一个问题，但 EEG 生物标志物可以实时地反映认知表现。EEG 相位或相干性与轴突传导速度以及远距离脑区之间的相互作用有关，已经被应用于创伤性脑损伤研究（Wilson et al.，2014）。

虽然很少研究在药物疗效中应用连接组学，但通过大脑连接组学来预测药物疗效和跟踪疾病进展是一种普遍的趋势（Contreras et al.，2015）。更重要的是，fMRI、DTI、MEG 和脑电数据都可以进行连接组学分析。因此，基于这些成像技术的研究进展的 EEG 连接组学，将显示出广阔的前景。EEG 连接组学具备以下优点。

### （一）EEG 连接组学是网络层面的生物标志物

影响突触功能的许多致病基因在整个脑区中都得到表达，而不是少数脑区（Gai et al.，2011）。此外，典型和非典型抗精神病药诱发的一氧化氮会扩散到各个脑区（Xiang et al.，2012）。

在 fMRI 研究中，许多脑区的任务相关去激活促进了静息态脑网络的发展，如默认模式网络（Raichle et al.，2001）。静息态脑网络被证明与认知功能（如注意网络、语言网络和执行控制网络）相关联（Calhoun，Kiehl，& Pearlson，2008；De Luca et al.，2006）。在这里，我们将回顾功能网络和结构网络如何帮助理解和表征神经精神疾病。

许多成像研究表明，精神分裂症是大脑连通性紊乱的结果（Nejad et al.，2012；Pettersson-Yeo et al.，2011）。此外，一些研究提出了连接障碍的假说，即在不同脑区之间存在异常解剖和功能连接（Zhou et al.，2015）。另一项研究从大脑连接组学的角度报告了选择性 5-羟色胺再摄取抑制剂（selective seratonin re-uptake inhibitor，SSRI）对强迫症（obsessive-compulsive disorder，OCD）的治疗效果。研究结果表明，拓扑变化可能是一个有价值的生物标志物，用来评估 SSRI 对 OCD 患者的作用（Shin et al.，2013）。这些代表性研究清楚地表明，连接组学有助于发展新的病理学理论和预测药物疗效的生物标志物。

总而言之，连接组学能够检测广泛分布的药物疗效而不是局部的，并且在网络水平上表征疾病对脑的神经生理学影响。

## （二）EEG 连接组学可以在行为表现上量化药物的作用

传统的遗传或生物化学生物标志物（如 CSF 和脑乙酰胆碱酯酶活性）的使用普遍性低，而且耗时，并且不能从认知表现上对药物效果做出实时的反应。相比之下，连接组学更常见，能够监测认知表现的动态变化（Gleichgerrcht，Kocher，& Bonilha，2015）。

一些研究表明，网络拓扑变化与认知表现之间存在很高的相关性（Douw et al.，2011；Harrington，2015；Meunier et al.，2008）。其他研究表明，认知表现的变化可反映药物的有效性（Eddy，Rickards，& Cavanna，2011；Husain & Mehta，2011）。这表明，预测药物疗效和药物诱导的拓扑变化可能具有一些潜在的关系。

最近通过使用电惊厥疗法（electroconvulsive therapy，ECT）治疗抑郁症的证据表明，治疗后，杏仁核与海马旁回的连接变化与抑郁症改善有关，右侧边缘网络中有明显的节点度变化。ECT 引起的拓扑变化与抑郁症状改善有关，为抑郁症患者使用 ECT 后的疗效开辟了新的见解（Zeng et al.，2015）。此外，作为神经标志物，连接组学相对于传统医学措施可以通过认知改善来辅助精准医疗，如可以对社会焦虑障碍人群预测认知行为疗法（cognitive behavior therapy，CBT）的治疗效果（Whitfieldgabrieli et al.，2016）。

## （三）EEG 连接组学可以在网络层面上实时预测药效

如上所述，EEG 是一种基于脑神经元反应（即突触后电位）来预测药物疗效的实时工具，而 EEG 的高时间分辨率对 PD/PK 有益。EEG 连接组学也是预测功效的伟大"新星"。首先，连接组学跟在网络层面与障碍或药物有关的大脑变化相关。因此，它有助于了解神经精神障碍的病理生理机制。其次，最新的研究证明，拓扑变化与疾病或药物相关，并可用于预测药物的影响。一些成像连接组学通常使用从以往研究中获取的具体实例来考虑网络分析对神经精神障碍的贡献。然而，成像连接组技术捕获药物功效的实时性能有限（Jr Engel et al.，2013）。因此，我们特别关注基于 EEG 数据的网络分析，即 EEG 连接组学。它不仅是实时检测，而且是在网络层面的高灵敏度检测方法之一。EEG 的差异机制有助于弥补成像连接组学的时间分辨率不足问题。例如，fMRI 连接组学是一种 BOLD 技术，目的是检测脑解剖组织的代谢活动，而 EEG 连接组学可用于在突触中间接检查作用于神经递质的药物的化学作用。此外，EEG 参数的区域分析，通过相当多的先进方法，更容易扩展为网络分析。EEG 源分析有助于提高空间分辨率，通过将头表的 EEG 分布转化成皮层源特征，克服了空间限制。此外，通过 EEG 源分析，Congedo（2013）构建了皮层脑域的功能网络。神经元之间的耦合也通过 EEG 优异的时间分辨率进行评估（Bathelt et al.，2013）。另外，在 fMRI 的帮助下，EEG 的空间分辨率也得到提高。由于 fMRI 的空间分辨率高，可以由 fMRI 提供网络的节点坐标，并进一步使用 EEG 进行网络分析（Henson et al.，2010）。一些先进的方法可用于皮层网络的构建，与 fMRI 相比，EEG 连接组学可以获得神经元中的隐藏信息（Bathelt et al.，2013）。综合考虑，由于优越的时间特性，EEG 连接组学在预测性能上可能比其他成像连接组学更为突出。

一些研究在 EEG 连接组学这个新兴的领域，检查了神经精神障碍的诊断和预后进展。通过交叉信息和替代数据，研究者探讨了 EEG 连接组学与阿普唑仑效应之间的关系。结果表明，阿普唑仑引起大脑线性连接性增加和非线性连接降低（Alonso et al.，2010）。另一个有趣的研究使用 MEG 来研究 AD，锁相值和网络分析适用于测量东莨菪碱诱导的大脑连接变化（Bajo et al.，2015）。此外，对精神分裂症使用 MEG 的相关研究表明，认知表现与全局成本效率呈正相关（Bassett et al.，2009）。对抑郁症，使用不对称测量和脑连接来评估深部脑刺激（deep brain stimulation，DBS）手术效果（Quraan et al.，2013）。此外，以前的研究在多模态神经成像技术的基础上，审查了大脑连接组学对 AD 的巨大贡献。Zippo 和 Castiglioni（2015）将 MEG 和 EEG 连接组学的优异时间分辨率与 18FDG-PET 的较高空间分辨率相结合，突出了 MEG 和 EEG 的时间特性，并为 AD 患者引入了 EEG 连接组学的分析。在异丙酚给药期间，在血液药物浓度相同的被试中，观察到反应迟缓的被试有较弱的静息态 $\alpha$ 频率网络。此外，$\alpha$ 网络对丙泊酚浓度敏感。最后，慢 $\alpha$ 波段的振幅相位与异丙酚浓度有关。这些发现可能隐含了与药物暴露意识有关的新型生物标记（$\alpha$ 网络）（Chennu et al.，2016）。研究人员调查了丙泊酚引起的三种意识状态下的脑电连接变化，结果表明，意识丧失的被试的额叶和顶叶之间的连通性降低（Boly et al.，2012）。以前的研究清楚地证明，EEG 连接组学能够实时监测药物浓度，对意识状态敏感。意识的神经动力学是高级认知功能（如感知、记忆）的本质（Perlovsky & Kozma，2007）。因此，EEG 连接组学可被应用于预测药物功效，并在网络层面动态地反映神经精神障碍的认知变化。

总而言之，虽然成像连接组学可以测量神经精神疾病和药物在网络层面的变化，但是更多汇聚的证据表明，EEG 连接组学在捕获神经元对药物的反应上比成像连接组学要好。很明显，EEG 连接组学可以被认为是一种反映疾病和预测药物功效的新的实时工具。

## 四、小结

在这一节中，我们试图探索脑电图参数和 EEG 连接组学作为神经精神障碍药物功效的预测因子。首先介绍神经精神障碍和神经精神药物开发面临的严峻挑战（如不清楚的病理生理机制、药效学）。显然，在药物发现过程中，需要具有时间特性的生物标志物来解决这些挑战。此外，用于预测功效和反映疾病进展的生物标志物（即 EEG 参数和脑连接物）通过 EEG 和成像连接组学的研究得到证实。与其他生物标志物相比，EEG 可以实时监测药效，而连接组学主要在网络层面提供更详细的信息。因此，作为本节的重点，EEG 连接组学生物标志物可以在脑网络层面提供实时的药效检测。

我们从两个方面证明了 EEG 连接组学对神经精神障碍的贡献：①由于神经精神障碍的潜在机制不清楚，连接组学可能为理解神经精神障碍的病理生理机制提供了新的视角。EEG（实时检测）和成像连接组学（网络级）的研究证明，神经精神障碍的认知缺陷是多个脑区在不同时间段扰乱的相互作用的结果。②EEG 连接组学对神经精神药物的发现非常有用。连接组学的拓扑变化和神经精神障碍/药物之间存在相关性，并且这种相关性可以实时地预测药效和疾病发展。此外，EEG 连接组学可以实时量化药物对行为表现的影响。因此，可以使用由药物引起的脑电连接的拓扑变化来预测治疗结果。此外，EEG 连接组学可能通过弥合人与动物之间的物种差异致力于开发动物模型。选择正确的生物标志物可以提高整个临床成功率。因此，EEG 连接组学可能为药物发现提供极大的帮助。

值得注意的是，一些关于麻醉的研究已经报告了 EEG 连接组学可潜在地作为药效的预测因子和疾病进展的监测器。本节中引用的这些例子可能会对神经精神药物的发展带来较大的启发。在这一节中，EEG 连接组学的药代动力学方面被排除在外，但这将是我们未来研究的主要发展方向。最后，我们期望 EEG 连接组学可以在微循环水平更深入地帮助了解药物功效，这有助于支持开发神经精神障碍新疗法。

# 参考文献

Acharya，U. R.，Fujita，H.，Sudarshan，V. K.，Bhat，S.，& Koh，J. E. W. （2015）. Application of entropies for automated diagnosis of epilepsy using EEG signals: A review. *Knowledge-Based Systems*，*88*，85-96.

Acharya，U. R.，Molinari，F.，Sree，S. V.，Chattopadhyay，S.，Ng，K. H.，& Suri，J. S.（2012a）. Automated diagnosis of epileptic EEG using entropies. *Biomedical Signal Processing & Control*，*7*，401-408.

Acharya，U. R.，Sree，S. V.，Alvin，A. P.，Yanti，R.，& Suri，J. S.（2012b）. Application of non-linear and wavelet based features for the automated identification of epileptic EEG signals. *International Journal of Neural Systems*，*22*，1-14.

Acharya，U. R.，Yanti，R.，Zheng，J. W.，Krishnan，M. M.，Tan，J. H.，Martis，R. J.，& Lim，C. M.（2013）. Automated diagnosis of epilepsy using CWT，HOS and texture parameters. *International Journal of Neural Systems*，*23*，1001-1007.

Alonso，J. F.，Mañanas，M. A.，Romero，S.，Hoyer，D.，Riba，J.，& Barbanoj，M. J.（2010）. Drug effect on EEG connectivity assessed by linear and nonlinear couplings. *Human Brain Mapping*，*31*，487-497.

Andrillon，T.，Nir，Y.，Staba，R. J.，Ferrarelli，F.，Cirelli，C.，Tononi，G.，& Fried，I.（2011）. Sleep spindles in humans: Insights from intracranial EEG and unit recordings. *Journal of Neuroscience*，*31*，17821-17834.

Bachiller，A.，Lubeiro，A.，Díez，Á.，Suazo，V.，Domínguez，C.，Blanco，J. A.，Ayuso，M.，Hornero，R.，Poza，J.，& Molina，V.（2015）. Decreased entropy modulation of EEG response to novelty and relevance in schizophrenia during a P300 task. *European Archives of Psychiatry and Clinical Neuroscience*，*265*，525-535.

Baglioni，C.，Regen，W.，Teghen，A.，Kai，S.，Feige，B.，Nissen，C.，& Riemann，D.（2014）. Sleep changes in the disorder of insomnia: A meta-analysis of polysomnographic studies. *Sleep Medicine Reviews*，*18*，195-213.

Bajo，R.，Pusil，S.，López，M.E.，Canuet，L.，Pereda，E.，Osipova，D.，Maestú，F.，& Pekkonen，E.（2015）. Scopolamine effects on functional brain connectivity: A pharmacological model of Alzheimer's disease. *Scientific Reports*，*5*，1-5.

Baker，F. C.，Turlington，S. R.，& Colrain，I.（2012）. Developmental changes in the sleep electroencephalogram of adolescent boys and girls. *Journal of Sleep Research*，*21*，59-67.

Ballaban-Gil, K., Tuchman, R. (2000). Epilepsy and epileptiform EEG: Association with autism and language disorders. *Mental Retardation and Developmental Disabilities Research Reviews*, 6 (4), 300-308.

Barkhof, F. (2002). The clinico-radiological paradox in multiple sclerosis revisited. *Current Opinion in Neurology*, 15, 239-245.

Basha, M. M., Alqallaf, A., & Shah, A. K. (2015). Drug-induced EEG pattern predicts effectiveness of ketamine in treating refractory status epilepticus. *Epilepsia*, 56, 44-48.

Baskaran, A., Milev, R., & Mcintyre, R.S. (2012). The neurobiology of the EEG biomarker as a predictor of treatment response in depression. *Neuropharmacology*, 63, 507-513.

Bassett, D. S., Bullmore, E. T., Meyerlindenberg, A., Apud, J. A., Weinberger, D. R., & Coppola, R. (2009). Cognitive fitness of cost-efficient brain functional networks. *Proceedings of the National Academy of Sciences of the United States of America*, 106, 11747-11752.

Bastien, C. H., Leblanc, M., Carrier, J., & Morin, C. M. (2003). Sleep EEG power spectra, insomnia, and chronic use of benzodiazepines. *Sleep*, 26, 313-317.

Bastien, C. H., Stjean, G., Turcotte, I., Morin, C. M., Lavallée, M., & Carrier, J. (2009). Sleep spindles in chronic psychophysiological insomnia. *Journal of Psychosomatic Research*, 66, 59-65.

Bathelt, J., O'Reilly, H., Clayden, J. D., Cross, J. H., & De, H. M. (2013). Functional brain network organisation of children between 2 and 5years derived from reconstructed activity of cortical sources of high-density EEG recordings. *Neuroimage*, 82, 595-604.

Bazenet, C., & Lovestone, S. (2012). Plasma biomarkers for Alzheimer's disease: Much needed but tough to find. *Biomarkers in Medicine*, 6, 441-454.

Berendt, M., Høgenhaven, H., Flagstad, A., & Dam, M. (1999). Electroencephalography in dogs with epilepsy: Similarities between human and canine findings. *Acta Neurologica Scandinavica*, 99, 276-283.

Bergamasco, L., Accatino, A., Priano, L., Neiger-Aeschbacher, G., Cizinauskas, S., & Jaggy, A. (2003). Quantitative electroencephalographic findings in beagles anaesthetized with propofol. *Veterinary Journal*, 166, 58-66.

Bianchi, L., Sami, S., Hillebrand, A., Fawcett, I. P., Quitadamo, L. R., & Seri, S. (2010). Which physiological components are more suitable for visual ERP based brain-computer interface? A preliminary MEG/EEG study. *Brain Topography*, 23, 180-185.

Bisogno, T., & Marzo, V. D. (2008). The role of the endocannabinoid system in Alzheimer's disease: Facts and hypotheses. *Current Pharmaceutical Design*, 14, 2299-3305.

Bjørnaes, H., Stabell, K., Henriksen, O., & Løyning, Y. (2001). The effects of refractory epilepsy on intellectual functioning in children and adults. A longitudinal study. *Seizure*，*10*，250-259.

Blokland，A.，Prickaerts，J.，Duinen，M. V.，& Sambeth，A.（2015）. The use of EEG parameters as predictors of drug effects on cognition. *European Journal of Pharmacology*，*759*，163-168.

Boly，M.，Moran，R.，Murphy，M.，Boveroux，P.，Bruno，M. A.，Noirhomme，Q.，Ledoux，D.，Bonhomme，V.，Brichant，J. F.，& Tononi，G.（2012）. Connectivity changes underlying spectral EEG changes during propofol-induced loss of consciousness. *Journal of Neuroscience*，*32*，7082-7090.

Boly，M.，Seth，A. K.，Wilke，M.，Ingmundson，P.，Baars，B.，Laureys，S.，Edelman，D. B.，& Tsuchiya，N.（2013）. Consciousness in humans and non-human animals: Recent advances and future directions. *Frontiers in Psychology*，*4*，625.

Boselli，M.，Parrino，L.，Smerieri，A.，& Terzano，M. G.（1998）. Effect of age on EEG arousals in normal sleep. *Sleep*，*21*，351-357.

Boutros，N. N.，Gjini，K.，Urbach，H.，& Pflieger，M. E.（2011）. Mapping repetition suppression of the N100 evoked response to the human cerebral cortex. *Biological Psychiatry*，*69*，883-889.

Boyd，J. E.，Mckinnon，M. C.，Patriciu，I.，& Kiang，M.（2014）. Test-retest reliability of N400 event-related brain potential measures in a word-pair semantic priming paradigm in patients with schizophrenia. *Schizophrenia Research*，*158*，195-203.

Braun，U.，Schäfer，A.，Bassett，D. S.，Rausch，F.，Schweiger，J. I.，Bilek，E.，Erk，S.，Romanczukseiferth，N.，Grimm，O.，& Geiger，L. S.（2016）. Dynamic brain network reconfiguration as a potential schizophrenia genetic risk mechanism modulated by NMDA receptor function. *Proceedings of the National Academy of Sciences of the United States of America*，*113*，12568.

Brunner，J. F.，Hansen，T. I.，Olsen，A.，Skandsen，T.，Håberg，A.，& Kropotov，J.（2013）. Long-term test-retest reliability of the P3 NoGo wave and two independent components decomposed from the P3 NoGo wave in a visual Go/NoGo task. *International Journal of Psychophysiology*，*89*，106-114.

Buysse，D. J.，Germain，A.，Hall，M. L.，Moul，D. E.，Nofzinger，E. A.，Begley，A.，Ehlers，C. L.，Thompson，W.，& Kupfer，D. J.（2009）. EEG spectral analysis in primary insomnia: NREM period effects and sex differences. *Sleep*，*31*，1673-1682.

Calhoun，V. D.，Kiehl，K. A.，& Pearlson，G. D.（2008）. Modulation of temporally coherent brain networks estimated using ICA at rest and during cognitive tasks. *Human Brain Mapping*，*29*，828-838.

Canolty，R. T.，& Knight，R. T.（2010）. The functional role of cross-frequency coupling. *Trends in Cognitive Sciences*，*14*，506-515.

Capurro，A.，Diambra，L.，Lorenzo，D.，Macadar，O.，Martin，M. T.，Mostaccio，C.，Plastino，

A., Pérez, J., Rofman, E., & Torres, M. E.（1999）. Human brain dynamics: The analysis of EEG signals with Tsallis information measure. *Physica A Statistical Mechanics & Its Applications*, *265*, 235-254.

Cavanaugh, S. E., Pippin, J. J., & Barnard, N. D.（2014）. Animal models of Alzheimer disease: Historical pitfalls and a path forward. *ALTEX*, *31*, 279-302.

Ceccarelli, A., Bakshi, R., & Neema, M.（2012）. MRI in multiple sclerosis: A review of the current literature. *Current Opinion in Neurology*, *25*, 402-409.

Cervena, K., Espa, F., Perogamvros, L., Perrig, S., Merica, H., & Ibanez, V.（2013）. Spectral analysis of the sleep onset period in primary insomnia. *Clinical Neurophysiology*, *125*, 979-987.

Chang, W. P., Arfken, C. L., Sangal, M. P., & Boutros, N. N.（2011）. Probing the relative contribution of the first and second responses to sensory gating indices: A meta-analysis. *Psychophysiology*, *48*, 980-992.

Chennu, S., O'Connor, S., Adapa, R., Menon, D. K., & Bekinschtein, T. A.（2016）. Brain connectivity dissociates responsiveness from drug exposure during propofol-induced transitions of consciousness. *Plos Computational Biology*, *12*, e1004669.

Cho, J. R., Koo, D. L., Joo, E. Y., Yoon, S. M., Ju, E., Lee, J., Kim, D. Y., & Hong, S. B.（2012）. Effect of levetiracetam monotherapy on background EEG activity and cognition in drug-naïve epilepsy patients. *Clinical neurophysiology*, *123*, 883-891.

Chua, K. C., Chandran, V., Acharya, R., & Lim, C. M.（2008）. *Automatic Identification of Epilepsy by HOS and Power Spectrum Parameters Using EEG Signals: A Comparative Study.* 30th Annual International Conference of the IEEE Engineering in Medicine and Biology Society, Vancouver, 3824-3827.

Chua, K. C., Chandran, V., Acharya, U. R., & Lim, C. M.（2011）. Application of higher order spectra to identify epileptic EEG. *Journal of Medical Systems*, *35*, 1563-1571.

Coley, N., Andrieu, S., Delrieu, J., Voisin, T., & Vellas, B.（2009）. Biomarkers in Alzheimer's disease: Not yet surrogate endpoints. *Annals of the New York Academy of Sciences*, *1180*, 119-124, 116.

Congedo, M. 2013. *EEG Source Analysis*. Université De Grenoble.

Constant, I., & Sabourdin, N.（2012）. The EEG signal: A window on the cortical brain activity. *Pediatric Anesthesia*, *22*, 539-552.

Contreras, J. A., Goñi, J., Risacher, S. L., Sporns, O., & Saykin, A. J.（2015）. The structural and functional connectome and prediction of risk for cognitive impairment in older adults. *Current Behavioral Neuroscience Reports*, *2*, 234-245.

Dalecki, A., Green, A. E., Johnstone, S. J., & Croft, R. J.（2016）. The relevance of attention in schizophrenia P50 paired stimulus studies. *Clinical Neurophysiology*，*127*，2448-2454.

Dalecki，A.，Johnstone，S. J.，& Croft，R. J.（2015）. Clarifying the functional process represented by P50 suppression. *International Journal of Psychophysiology*，*96*，149-154.

Dang-Vu，T. T.，Bonjean，M.，Schabus，M.，Boly，M.，Darsaud，A.，Desseilles，M.，Degueldre，C.，Balteau，E.，Phillips，C.，& Luxen，A.（2011）. Interplay between spontaneous and induced brain activity during human non-rapid eye movement sleep. *Proceedings of the National Academy of Sciences of the United States of America*，*108*，15438-15443.

Davis，H.，Davis，P. A.，& Loomis，A. L.（1937）. Changes in human brain potentials during the onset of sleep. *Science*，*86*，448-450.

De Gennaro，L.，& Ferrara，M.（2003）. Sleep spindles：An overview. *Sleep Medicine Reviews*，*7*，423-440.

De Luca，M.，Beckmann，C. F.，De Stefano，N.，Matthews，P. M.，& Smith，S. M.（2006）. fMRI resting state networks define distinct modes of long-distance interactions in the human brain. *Neuroimage*，*29*，1359-1367.

Delbeuck，X.，Collette，F.，& Van der Linden，M.（2007）. Is Alzheimer's disease a disconnection syndrome? Evidence from a crossmodal audio-visual illusory experiment. *Neuropsychologia*，*45*，3315-3323.

Delbeuck，X.，Van der Linden，M.，& Collette，F.（2003）. Alzheimer's disease as a disconnection syndrome? *Neuropsychology Review*，*13*，79-92.

Dijk，D. J.，Beersma，D. G.，Van den Hoofdakler，R.（1989）. All night spectral analysis of EEG sleep in young adult and middle-aged male subjects. *Neurobiology of Aging*，*10*，677-682.

Dijk，D. J.，Brunner，D. P.，Beersma，D. G.，& Borbély，A. A.（1990）. Electroencephalogram power density and slow wave sleep as a function of prior waking and circadian phase. *Sleep*，*13*，430-440.

Dijk，D. J.，Hayes，B.，& Czeisler，C. A.（1993）. Dynamics of electroencephalographic sleep spindles and slow wave activity in men：Effect of sleep deprivation. *Brain Research*，*626*，190-199.

Dodman，K.，Featherstone，R. E.，Bang，J.，Liang，Y.，& Siegel，S. J.（2015）. Ceftriaxone reverses ketamine-induced lasting EEG and astrocyte alterations in juvenile mice. *Drug & Alcohol Dependence*，*156*，14-20.

Douw，L.，Schoonheim，M. M.，Landi，D.，van dor Meer，M. L.，Geurts，J. J.，Reijneveld，J. C.，Klein，M.，& Stam，C. J.（2011）. Cognition is related to resting-state small-world network topology：An magnetoencephalographic study. *Neuroscience*，*175*，169-177.

Eddy，C. M.，Rickards，H. E.，& Cavanna，A. E.（2011）. The cognitive impact of antiepileptic drugs. *Therapeutic Advances in Neurological Disorders*，*4*，385-407.

Edinger, J. D., Bonnet, M. H., Bootzin, R. R., Doghramji, K., Dorsey, C. M., Espie, C. A., Jamieson, A. O., Mccall, W. V., Morin, C. M., & Stepanski, E. J. (2004). Derivation of research diagnostic criteria for insomnia: Report of an American Academy of Sleep Medicine Work Group. *Sleep*, *27*, 1567-1596.

Faust, O., Acharya, U. R., & Adeli, H., et al. (2015). Wavelet-based EEG processing for computer-aided seizure detection and epilepsy diagnosis. *Seizure*, *26*, 56-64.

Feige, B., Baglioni, C., Spiegelhalder, K., Hirscher, V., Nissen, C., & Riemann, D. (2013). The microstructure of sleep in primary insomnia: An overview and extension. *International Journal of Psychophysiology*, *89*, 171-180.

Fleming, T. R., & Powers, J. H. (2012). Biomarkers and surrogate endpoints in clinical trials. *Statistics in Medicine*, *31*, 2973-2984.

Fox, N. C., & Kennedy, J. (2009). Structural imaging markers for therapeutic trials in Alzheimer's disease. *Journal of Nutrition Health & Aging*, *13*, 350-352.

Freedman, R. R. (1986). EEG power spectra in sleep-onset insomnia. *Electroencephalography & Clinical Neurophysiology*, *63*, 408-413.

Gai, X., Xie, H. M., Perin, J. C., Takahashi, N., Murphy, K., Wenocur, A. S., D'Arcy, M., O'Hara, R. J., Goldmuntz, E., & Grice, D. E. (2011). Rare structural variation of synapse and neurotransmission genes in autism. *Molecular Psychiatry*, *17*, 402-411.

Garn, H., Waser, M., Deistler, M., Benke, T., Dal-Bianco, P., Ransmayr, G., H., Sanin, G., Santer, P., & Caravias, G. (2015). Quantitative EEG markers relate to Alzheimer's disease severity in the Prospective Dementia Registry Austria (PRODEM). *Clinical Neurophysiology*, *126*, 505-513.

Gevensleben, H., Holl, B., Albrecht, B., Schlamp, D., Kratz, O., Studer, P., S., Rothenberger, A., Moll, G. H., & Heinrich, H. (2009). Distinct EEG effects related to neurofeedback training in children with ADHD: A randomized controlled trial. *International Journal of Psychophysiology*, *74*, 149-157.

Gibbs, F. A., Gibbs, E. L., & Lennox, W. G. (1938). Cerebral dysrhythmias of epilepsy: Measures for their control. *Archives of Neurology and Psychiatry*, *39* (2), 298-314.

Gleichgerrcht, E., Kocher, M., & Bonilha, L. (2015). Connectomics and graph theory analyses: Novel insights into network abnormalities in epilepsy. *Epilepsia*, *56*, 1660-1668.

Gonzalez-Heydrich, J., Bosquet, E. M., D'Angelo, E., Seidman, L. J., Gumlak, S., Kim, A., Woodberry, K. A., Rober, A., Tembulkar, S., & O'Donnell, K. (2016). N100 repetition suppression indexes neuroplastic defects in clinical high risk and psychotic youth. *Neural Plasticity*, *2016*, 1-11.

Gowers, W. R. （1885）. *Epilepsy and Other Chronic Convulsive Diseases: Their Causes, Symptoms, and Treatment.* New York: William Wood.

Group, B. D. W. （2001）. Biomarkers and surrogate endpoints: Preferred definitions and conceptual framework. *Clinical Pharmacology & Therapeutics, 69,* 89-95.

Grupe, M., Grunnet, M., Laursen, B., & Bastlund, J. F. （2014）. Neuropharmacological modulation of the P3-like event-related potential in a rat two-tone auditory discrimination task with modafinil and NS9283, a positive allosteric modulator of α4β2 nAChRs. *Neuropharmacology, 79,* 444-455.

Guo, L., Rivero, D., & Pazos, A. （2010）. Epileptic seizure detection using multiwavelet transform based approximate entropy and artificial neural networks. *Journal of Neuroscience Methods, 193,* 156-163.

Hampel, H., Frank, R., Broich, K., Teipel, S. J., Katz, R. G., Hardy, J., Herholz, K., Bokde, A. L. W., Jessen, F., & Hoessler, Y. C. （2010）. Biomarkers for Alzheimer's disease: Academic, industry and regulatory perspectives. *Nature Reviews Drug Discovery, 9,* 560-574.

Harrington, D. L. （2015）. Network topology and functional connectivity disturbances precede the onset of Huntington's disease. *Brain, 138,* 2332-2346.

Haustein, W., Pilcher, J., Klink, J., & Schulz, H. （1986）. Automatic analysis overcomes limitations of sleep stage scoring. *Electroencephalography & Clinical Neurophysiology, 64,* 364-374.

Heinrichs, R. W. （2004）. Meta-analysis and the science of schizophrenia: Variant evidence or evidence of variants? *Neuroscience & Biobehavioral Reviews, 28,* 379-394.

Helmstaedter, C., Kurthen, M., & Lux, S., et al. （2003）. Chronic epilepsy and cognition: A longitudinal study in temporal lobe epilepsy. *Annals of Neurology, 54*（4）, 425-432.

Henson, R. N., Flandin, G., Friston, K. J., & Mattout, J. （2010）. A parametric empirical Bayesian framework for fMRI-constrained MEG/EEG source reconstruction. *Human Brain Mapping, 31,* 1512-1531.

Hernandez, M. T., Sauerwein, H. C., & Jambaqué, I., et al. （2003）. Attention, memory, and behavioral adjustment in children with frontal lobe epilepsy. *Epilepsy & Behavior, 4*（5）, 522-536.

Himanen, S. L., Virkkala, J., Huhtala, H., & Hasan, J. （2002）. Spindle frequencies in sleep EEG show U-shape within first four NREM sleep episodes. *Journal of Sleep Research, 11,* 35-42.

Hughes, J. R. （2007）. A review of sleepwalking （somnambulism）: The enigma of neurophysiology and polysomnography with differential diagnosis of complex partial seizures. *Epilepsy & Behavior, 11,* 483-491.

Hughes, J. R., & John, E. R. （1999）. Conventional and quantitative electroencephalography in psychiatry. *Journal of Neuropsychiatry & Clinical Neurosciences*，*11*，190-208.

Husain，M.，& Mehta，M. A.（2011）. Cognitive enhancement by drugs in health and disease. *Trends in Cognitive Sciences*，*15*，28-36.

Iber，C.，Ancoli-Israel，S.，Chesson，A. L.，& Quan，S. F.（2007）. *The AASM Manual for the Scoring of Sleep and Associated Events*：*Rules，Terminology and Technical Specifications*. Westchester：American Academy of Sleep Medicine.

Ingo，B.，Day，H. C.，& Liley，D. T. J.（2013）. Ketamine，propofol，and the EEG：A neural field analysis of HCN1-mediated interactions. *Frontiers in Computational Neuroscience*，*7*，1-14.

Insel，T. R.（2010）. Rethinking schizophrenia. *Nature*，*468*，187-193.

Ishida，T.，& Kamei，C.（2009）. Characteristic effects of anti-dementia drugs on rat sleep patterns. *Journal of Pharmacological Sciences*，*109*，449-455.

Israel，B.，Buysse，D. J.，Krafty，R. T.，Begley，A.，Miewald，J.，& Hall，M.（2012）. Short-term stability of sleep and heart rate variability in good sleepers and patients with insomnia：For some measures，one night is enough. *Sleep*，*35*，1285-1291.

James，C. J.（1997）. *Detection of Epileptiform Activity in the Electroencephalogram Using Artificial Neural Networks*. University of Canterbury Electrical & Electronic Engineering.

Javitt，D. C.（2015）. Neurophysiological models for new treatment development in schizophrenia：Early sensory approaches. *Annals of the New York Academy of Sciences*，*1344*，92-104.

Jellinger，K. A.（2005）. Memory and brain dynamics oscillations integrating attention，perception，learning，and memory. *European Journal of Neurology*，*12*，491-492.

Jr Engel，J.，Thompson，P. M.，Stern，J. M.，Staba，R. J.，Bragin，A.，& Mody，I.（2013）. Connectomics and epilepsy. *Current Opinion in Neurology*，*26*，186-194.

Jr Terry，A.，& Buccafusco，J. J.（2003）. The cholinergic hypothesis of age and Alzheimer's disease-related cognitive deficits：Recent challenges and their implications for novel drug development. *Journal of Pharmacology and Experimental Therapeutics*，*306*，821-827.

Kang，J. S.，& Lee，M. H.（2009）. Overview of therapeutic drug monitoring. *Korean Journal of Internal Medicine*，*24*，1-10.

Kannathal，N.，Choo，M. L.，Acharya，U. R.，& Sadasivan，P. K.（2005）. Entropies for detection of epilepsy in EEG. *Computet Methods and Programs in Biomedicine*，*80*，187-194.

Kido，K. I.（2015）. *Digital Fourier Analysis*：*Fundamentals*. New York：Springer.

Klinkenberg，I.，Blokland，A.，Riedel，W. J.，& Sambeth，A.（2013）. Cholinergic modulation of auditory processing，sensory gating and novelty detection in human participants. *Psychopharmacology*，*225*，903-921.

Knoblauch，V.，Kräuchi，K.，Renz，C.，Wirz-Justice，A.，& Cajochen，C.（2002）. Homeostatic control of slow-wave and spindle frequency activity during human sleep: Effect of differential sleep pressure and brain topography. *Cerebral Cortex*, *12*, 1092-1100.

Koles, Z. J., Lind, J. C., & Flor-Henry, P. (1994). Spatial patterns in the background EEG underlying mental disease in man. *Electroencephalography & Clinical Neurophysiology*, *91*, 319-328.

Krakovsk, A., & Mezeiov, K. (2011). Automatic sleep scoring: A search for an optimal combination of measures. *Artificial Intelligence in Medicine*, *53*, 25-33.

Krystal, A. D., Edinger, J. D., Wohlgemuth, W. K., & Marsh, G. R. (2002). NREM sleep EEG frequency spectral correlates of sleep complaints in primary insomnia subtypes. *Sleep*, *25*, 630-640.

Kumar, Y., Dewal, M. L., & Anand, R. S. (2014a). Epileptic seizure detection using DWT based fuzzy approximate entropy and support vector machine. *Neurocomputing*, *133*, 271-279.

Kumar, Y., Dewal, M. L., & Anand, R. S. (2014b). Epileptic seizures detection in EEG using DWT-based ApEn and artificial neural network. *Signal, Image and Video Processing*, *8*, 1323-1334.

Lüthi, A. (2013). Sleep spindles: Where they come from, what they do. *Neuroscientist*, *20*, 243-256.

Landolt, H. P., Dijk, D. J., Achermann, P., & Borbély, A. A. (1996). Effect of age on the sleep EEG: Slow-wave activity and spindle frequency activity in young and middle-aged men. *Brain Research*, *738*, 205-212.

Latta, F., Leproult, R., Tasali, E., Hofmann, E., & van Cauter, E. (2005). Sex differences in delta and alpha EEG activities in healthy older adults. *Sleep*, *28*, 1525-1534.

Lee, J. S., Park, G., Song, M. J., Choi, K. H., & Lee, S. H. (2015). Early visual processing for low spatial frequency fearful face is correlated with cortical volume in patients with schizophrenia. *Neuropsychiatric Disease & Treatment*, *12*, 1-14.

Leiser, S. C., Dunlop, J., Bowlby, M. R., & Devilbiss, D. M. (2011). Aligning strategies for using EEG as a surrogate biomarker: A review of preclinical and clinical research. *Biochemical Pharmacology*, *81*, 1408-1421.

Lemons, D. S. (2013). *A Student's Guide to Entropy*. New York: Cambridge University Press.

Li, J., Yan, J., Liu, X., & Ouyang, G. (2014). Using permutation entropy to measure the changes in EEG signals during absence seizures. *Entropy*, *16*, 3049-3061.

Liu, Li., Zeng, L. L., Li, Y., Ma, Q., Li, B., Shen, H., Hu, D. (2012). Altered cerebellar functional connectivity with intrinsic connectivity networks in adults with major depressive disorder. *PLoS One*, *7*, e39516.

Liang, S. F., Wang, H. C., & Chang, W. L. (2010). Combination of EEG complexity and spectral analysis for epilepsy diagnosis and seizure detection. *EURASIP Journal on Advances in Signal*

*Processing*, *2010*, 1-15.

Light, G. A., & Swerdlow, N. R. (2015). Future clinical uses of neurophysiological biomarkers to predict and monitor treatment response for schizophrenia. *Annuals of the New York Academy of Sciences*, *1344*, 105-119.

Light, G. A., Swerdlow, N. R., Thomas, M. L., Calkins, M. E., Green, M. F., Greenwood, T. A., Gur, R. E., Gur, R. C., Lazzeroni, L. C., & Nuechterlein, K. H. (2015). Validation of mismatch negativity and P3a for use in multi-site studies of schizophrenia: Characterization of demographic, clinical, cognitive, and functional correlates in COGS-2. *Schizophrenia Research*, *163*, 63-72.

Lindon, J. C., Holmes, E., Bollard, M. E., Stanley, E. G., & Nicholson, J. K.(2004). Metabonomics technologies and their applications in physiological monitoring, drug safety assessment and disease diagnosis. *Biomarkers*, *9*, 1-31.

Lockley, S. W., & Foster, R. G. (2012). *Sleep: A very Short Introduction*. New York: Oxford University Press.

Maes, J., Verbraecken, J., Willemen, M., De Volder, I., Van Gastel, A., Michiels, N., Verbeek, I., Vandekerckhove, M., Wuyts, J., & Haex, B.(2013). Sleep misperception, EEG characteristics and autonomic nervous system activity in primary insomnia: A retrospective study on polysomnographic data. *International Journal of Psychophysiology*, *91*, 163-171.

Maher, S., Mashhoon, Y., Ekstrom, T., Lukas, S., & Chen, Y.(2016). Deficient cortical face-sensitive N170 responses and basic visual processing in schizophrenia. *Schizophrenia Research*, *170*, 87-94.

Martis, R. J., Acharya, U.R., Tan, J. H., Petznick, A., Yanti, R., Chua, C. K., Ng, E. Y., & Tong, L. (2012). Application of empirical mode decomposition (EMD) for automated detection of epilepsy using EEG signals. *International Journal of Neural Systems*, *22*, 809-827.

Marzano, C., Ferrara, M., Sforza, E., & De Gennaro, L.(2008). Quantitative electroencephalogram (EEG) in insomnia: A new window on pathophysiological mechanisms. *Current Pharmaceutical Design*, *14*, 3446-3455.

Mayeux, R. (2004). Biomarkers: Potential uses and limitations. *NeuroRX*, *1*, 182-188.

Mcgrath, J., Saha, S., Chant, D., & Welham, J. (2008). Schizophrenia: A concise overview of incidence, prevalence, and mortality. *Epidemiologic Reviews*, *30*, 67-76.

Mcgrogan, N. (1999). *Neural Network Detection of Epileptic Seizures in the Electroencephalogram*. Oxford University.

Merica, H., Blois, R., & Gaillard, J. M. (1998). Spectral characteristics of sleep EEG in chronic insomnia. *European Journal of Neuroscience*, *10*, 1826-1834.

Meunier, D., Achard, S., Morcom, A., & Bullmore, E. (2008). Age-related changes in modular organization of human brain functional networks. *Neuroimage*, *44*, 715-723.

Micoulaudfranchi, J. A., Aramaki, M., Geoffroy, P. A., Richieri, R., Cermolacce, M., Faget, C., Ystad, S., Kronlandmartinet, R., Lancon, C., & Viondury, J. (2015). Effects of clozapine on perceptual abnormalities and sensory gating: A preliminary cross-sectional study in schizophrenia. *Journal of Clinical Psychopharmacology*, *35*, 184-187.

Monk, T. H., Buysse, D. J., Rose, L. R., et al. (2000). The sleep of healthy people—A diary study. *Chronobiology International*, *17*(1), 49-60.

Nave, K. A. (2010). Myelination and support of axonal integrity by glia. *Nature*, *468*, 244-252.

Nejad, A. B., Ebdrup, B. H., Glenthøj, B. Y., & Siebner, H. R. (2012). Brain connectivity studies in schizophrenia: Unravelling the effects of antipsychotics. *Current Neuropharmacology*, *10*, 219-230.

Nestler, E. J., & Hyman, S. E. (2010). Animal models of neuropsychiatric disorders. *Nature Neuroscience*, *13*, 1161-1169.

Ocak, H. (2009). Automatic detection of epileptic seizures in EEG using discrete wavelet transform and approximate entropy. *Expert Systems with Applications*, *36*(2), 2027-2036.

Ohayon, M. M. (2005). Epidemiology of sleep disorders in the general population. In Daube, J. R., & Mauguiere, F. (Eds.). *Handbook of Clinical Neurophysiology*(Vol. 6, pp. 139-154). Amsterdam: Elsevier.

Ohayon, M. M., Carskadon, M. A., Guilleminault, C., & Vitiello, M. V. (2004). Meta-analysis of quantitative sleep parameters from childhood to old age in healthy individuals: Developing normative sleep values across the human lifespan. *Sleep*, *27*, 1255-1273.

Olincy, A., Harris, J. G., Johnson, L. L., Pender, V., Kongs, S., Allensworth, D., Ellis, J., Zerbe, G. O., Leonard, S., & Stevens, K. E. (2006). Proof-of-concept trial of an alpha7 nicotinic agonist in schizophrenia. *Archives of General Psychiatry*, *63*, 630-638.

Oostrom, K. J., Smeetsschouten, A., Kruitwagen, C. L., Peters, A. C., & Jennekensschinkel, A. (2004). Not only a matter of epilepsy: Early problems of cognition and behavior in children with "epilepsy only"—A prospective, longitudinal, controlled study starting at diagnosis. *Pediatrics*, *112*, 1338-1344.

Oranje, B., & Glenthøj, B. Y. (2014). Clonidine normalizes levels of P50 gating in patients with schizophrenia on stable medication. *Schizophrenia Bulletin*, *40*, 1022-1029.

Owens, E. M., Bachman, P., Glahn, D. C., & Bearden, C. E. (2016). Electrophysiological endophenotypes for schizophrenia. *Harvard Review of Psychiatry*, *24*, 129-147.

Pavone, P., Bianchini, R., Trifiletti, R. R., Incorpora, G., Pavone, A., & Parano, E. (2001).

Neuropsychological assessment in children with absence epilepsy. *Neurology，56*（8），1047-1051.

Pardridge，W. M.（2007）. Drug targeting to the brain. *Pharmaceutical Research，24*，1733-1744.

Perlis，M. L.，Giles，D. E.，Mendelson，W. B.，Bootzin，R. R.，& Wyatt，J. K.（1997）. Psychophysiological insomnia：The behavioural model and a neurocognitive perspective. *Journal of Sleep Research，6*，179-188.

Perlovsky，L. I.，& Kozma，R.（2007）. *Neurodynamics of Cognition and Consciousness*. Berlin：Springer.

Peterderex，L.，Comte，J. C.，Mauguière，F.，& Salin，P. A.（2012）. Density and frequency caudo-rostral gradients of sleep spindles recorded in the human cortex. *Sleep，35*，69-79.

Peters，K. R.，Ray，L. B.，Fogel，S.，Smith，V.，& Smith，C. T.（2014）. Age differences in the variability and distribution of sleep spindle and rapid eye movement densities. *PLoS One，9*（3），e91047.

Pettersson-Yeo，W.，Allen，P.，Benetti，S.，Mcguire，P.，& Mechelli，A.（2011）. Dysconnectivity in schizophrenia：Where are we now? *Neuroscience & Biobehavioral Reviews，35*，1110-1124.

Pupi，A.，Mosconi，L.，Nobili，F. M.，& Sorbi，S.（2004）. Toward the validation of functional neuroimaging as a potential biomarker for Alzheimer's disease：Implications for drug development. *Molecular Imaging & Biology，7*，59-68.

Quraan，M. A.，Protzner，A. B.，Daskalakis，Z. J.，Giacobbe，P.，Tang，C. W.，Kennedy，S. H.，Lozano，A. M.，& Mcandrews，M. P.（2013）. EEG power asymmetry and functional connectivity as a marker of treatment effectiveness in DBS surgery for depression. *Neuropsychopharmacology，39*，1270-1281.

Radek，R. J.，Robb，H. M.，Stevens，K. E.，Gopalakrishnan，M.，& Bitner，R. S.（2012）. Effects of the novel α7 nicotinic acetylcholine receptor agonist ABT-107 on sensory gating in DBA/2 mice：Pharmacodynamic characterization. *Journal of Pharmacology & Experimental Therapeutics，343*，736-745.

Ragland，J. D.，Moelter，S. T.，Mcgrath，C.，Hill，S. K.，Gur，R. E.，Bilker，W. B.，Siegel，S. J.，& Gur，R. C.（2003）. Levels-of-processing effect on word recognition in schizophrenia. *Biological Psychiatry，54*，1154-1161.

Raichle，M. E.，Macleod，A. M.，Snyder，A. Z.，Powers，W. J.，Gusnard，D. A.，& Shulman，G. L.（2001）. A default mode of brain function. *Proceedings of the National Academy of Sciences of the United States of America，98*，676-682.

Rothenberg，S. A.（1997）. Introduction to sleep disorders. In Pressman，M. R.，& Orr，W. C.（Eds.）. *Understanding Sleep：The Evaluation and Treatment of Sleep Disorders*（pp. 57-72）.

Washington: American Psychological Association.

Sahoo, S., Malhotra, S., Basu, D., & Modi, M. (2016). Auditory P300 event related potentials in acute and transient psychosis—Comparison with schizophrenia. *Asian Journal of Psychiatry*, *23*, 8-16.

Scahill, R. I., Schott, J. M., Stevens, J. M., Rossor, M. N., & Fox, N. C. (2002). Mapping the evolution of regional atrophy in Alzheimer's disease: Unbiased analysis of fluid-registered serial MRI. *Proceedings of the National Academy of Sciences of the United States of America*, *99*, 4703-4707.

Scalbert, A., Brennan, L., Fiehn, O., Hankemeier, T., Kristal, B. S., Ommen, B. V., Pujos-Guillot, E., Verheij, E., Wishart, D., & Wopereis, S. (2009). Mass-spectrometry-based metabolomics: Limitations and recommendations for future progress with particular focus on nutrition research. *Metabolomics*, *5*, 435-458.

Schulz, H. (2008). Rethinking sleep analysis. *Journal of Clinical Sleep Medicine*, *4*, 99-103.

Shen, C. P., Liu, S. T., Zhou, W. Z., Lin, F. S., Lam, A. Y., Sung, H. Y., Chen, W., Lin, J. W., Chiu, M. J., & Pan, M. K. (2013). A physiology-based seizure detection system for multichannel EEG. *PLoS One*, *8*, e65862.

Shin, D. J., Jung, W. H., He, Y., Wang, J., Shim, G., Min, S. B., Jang, J. H., Kim, S. N., Lee, T. Y., & Park, H. Y. (2013). The effects of pharmacological treatment on functional brain connectome in obsessive-compulsive disorder. *Biological Psychiatry*, *75*, 606-614.

Silber, M. H., Ancoliisrael, S., Bonnet, M. H., Chokroverty, S., Griggdamberger, M. M., Hirshkowitz, M., Kapen, S., Keenan, S. A., Kryger, M. H., & Penzel, T. (2007). The visual scoring of sleep in adults. *Journal of Clinical Sleep Medicine*, *3*, 121-131.

Sinha, A. (2005). Probability, random processes, and statistical analysis—Applications to communications, signal processing, queueing theory and mathematical finance. *Aquaculture*, *244*, 63-75.

Smith, S. (2005). EEG in neurological conditions other than epilepsy: When does it help, what does it add? *Journal of Neurology, Neurosurgery & Psychiatry*, *76*, 8-12.

Song, Y., Crowcroft, J., & Zhang, J. (2012). Automatic epileptic seizure detection in EEGs based on optimized sample entropy and extreme learning machine. *Journal of Neuroscience Methods*, *210*, 132-146.

Spiegelhalder, K., Regen, W., Feige, B., Holz, J., Piosczyk, H., Baglioni, C., Riemann, D., & Nissen, C. (2012). Increased EEG sigma and beta power during NREM sleep in primary insomnia. *Biological Psychology*, *91*, 329-333.

Sporns, O., Tononi, G., & Kötter, R. (2005). The human connectome: A structural description of the human brain. *Plos Computational Biology*, *1*, e42.

Srinivasan, V., Eswaran, C., & Sriraam, N. (2007). Approximate entropy-based epileptic EEG detection using artificial neural networks. *IEEE Transactions on Information Technology in Biomedicine*, *11*, 288-295.

St-Jean, G., Turcotte, I., Pérusse, A. D., & Bastien, C. H. (2013). REM and NREM power spectral analysis on two consecutive nights in psychophysiological and paradoxical insomnia sufferers. *International Journal of Psychophysiology*, *89*, 181-194.

Stam, C. J. (2014). Modern network science of neurological disorders. *Nature Reviews Neuroscience*, *15*, 683-695.

Stam, C. J., & van Straaten, E. C. (2012). The organization of physiological brain networks. *Clinical Neurophysiology*, *123*, 1067-1087.

Staner, L., Cornette, F., Maurice, D., Viardot, G., Le, B. O., Haba, J., Staner, C., Luthringer, R., Muzet, A., & Macher, J. P. (2003). Sleep microstructure around sleep onset differentiates major depressive insomnia from primary insomnia. *Journal of Sleep Research*, *12*, 319-330.

Steiger, A. (2007). Neurochemical regulation of sleep. *Journal of Psychiatric Research*, *41*, 537-552.

Steriade, M. (2003). The corticothalamic system in sleep. *Frontiers in Bioscience A Journal & Virtual Library*, *8*, 878-899.

Steriade, M., Mccormick, D. A., & Sejnowski, T. J. (1993). Thalamocortical oscillations in the sleeping and aroused brain. *Science*, *262*, 679-685.

Stippich, C., Freitag, P., Kassubek, J., Sörös, P., Kamada, K., Kober, H., Scheffler, K., Hopfengärtner, R., Bilecen, D., & Radü, E. W. (1998). Motor, somatosensory and auditory cortex localization by fMRI and MEG. *Neuroreport*, *9*, 1953-1957.

Teng, X., & Yong, H. (2011). Mapping the Alzheimer's brain with connectomics. *Frontiers in Psychiatry*, *2*, 77.

Terzano, M. G., Parrino, L., Sherieri, A., Chervin, R., Chokroverty, S., Guilleminault, C., Hirshkowitz, M., Mahowald, M., Moldofsky, H., & Rosa, A. (2001). Atlas, rules, and recording techniques for the scoring of cyclic alternating pattern (CAP) in human sleep. *Sleep Medicine*, *2*, 537-553.

Thorpy, M. J. (2012). Classification of sleep disorders. *Neurotherapeutics*, *7*, 67-81.

Tian, Y., Yang, L., Xu, W., Zhang, H., Wang, Z., et al. (2017). Predictors for drug effects with brain disease: Shed new light from EEG parameters to brain connectomics. *European Journal of Pharmaceutical Sciences*, *110*, 26-36.

Tononi, G., Sporns, O., & Edelman, G. M. (1994). A measure for brain complexity: Relating functional segregation and integration in the nervous system. *Proceedings of the National*

*Academy of Sciences*，*91*，5033-5037.

Tozer，T.，& Rowland，M.（2006）. *Introduction to Pharmacokinetics and Pharmacodynamics: The Quantitative Basis of Drug Therapy*. New York：Lippincott Williams & Wilkins.

Tsekou，H.，Angelopoulos，E.，Paparrigopoulos，T.，Golemati，S.，Soldatos，C. R.，Papadimitriou，G. N.，& Ktonas，P. Y.(2015). Sleep EEG and spindle characteristics after combination treatment with clozapine in drug-resistant schizophrenia：A pilot study. *Journal of Clinical Neurophysiology*，*32*，159-163.

Tzallas，A. T.，Tsipouras，M. G.，& Fotiadis，D. I.（2007）. Automatic seizure detection based on time-frequency analysis and artificial neural networks. *Computational Intelligence & Neuroscience*，*2007*，80510.

Uhlhaas，P. J（2012）. Dysconnectivity，large-scale networks and neuronal dynamics in schizophrenia. *Current Opinion in Neurobiology*，*23*，283-290.

Urakami，Y.，Ioannides，A. A.，& Kostopoulos，G. K.（2012）. Sleep spindles—As a biomarker of brain function and plasticity. In Ajeena，I. M.（Ed.）. *Advances in Clinical Neurophysiology*（pp. 73-108）. San Francisco：Elsevier.

van Dam，D.，& De Deyn，P. P.(2011). Animal models in the drug discovery pipeline for Alzheimer's disease. *British Journal of Pharmacology*，*164*，1285-1300.

van der Schyf，C. J.，Geldenhuys，W. J.，& Youdim，M. B.（2006）. Multifunctional drugs with different CNS targets for neuropsychiatric disorders. *Journal of Neurochemistry*，*99*，1033-1048.

Wallace，T. L.，Ballard，T. M.，Pouzet，B.，Riedel，W. J.，& Wettstein，J. G.（2011）. Drug targets for cognitive enhancement in neuropsychiatric disorders. *Pharmacology Biochemistry & Behavior*，*99*，130-145.

Whitfieldgabrieli，S.，Ghosh，S. S.，Nietocastanon，A.，Saygin，Z.，Doehrmann，O.，Chai，X. J.，Reynolds，G. O.，Hofmann，S. G.，Pollack，M. H.，& Gabrieli，J. D. E.（2016）. Brain connectomics predict response to treatment in social anxiety disorder. *Molecular Psychiatry*，*21*，680-685.

Wilson，F. J.，Leiser，S. C.，Ivarsson，M.，Christensen，S. R.，& Bastlund，J. F.（2014）. Can pharmaco-electroencephalography help improve survival of central nervous system drugs in early clinical development? *Drug Discovery Today*，*19*，282-288.

World Health Organization. (2012). Epilepsy. Fact sheet number 999. Geneva: World Health Organization. http://www.who.int/mediacentre/factsheets/fs999/en/.

Wu，Y. M.，Pietrone，R.，Cashmere，J. D.，Begley，A.，Miewald，J. M.，Germain，A.，& Buysse，D. J.（2013）. EEG power during waking and NREM sleep in primary insomnia. *Journal of Clinical Sleep Medicine*，*9*，1031-1037.

Xiang, J., Li, C., Li, H., Cao, R., Wang, B., Han, X., & Chen, J.（2015）. The detection of epileptic seizure signals based on fuzzy entropy. *Journal of Neuroscience Methods*，*243*，18-25.

Xiang, Y. Z., Dong, F. Z., Yu, C. S., Pei, Y. Z., Wu, F. Z., Liang, J., Da, C. C., Mei, H. X., Kosten, T. A., & Kosten, T. R.（2012）. Effects of risperidone and haloperidol on superoxide dismutase and nitric oxide in schizophrenia. *Neuropharmacology*，*62*，1928-1934.

Xu, P., Xiong, X., Xue, Q., Li, P., Zhang, R., Wang, Z., Valdessosa, P. A., Wang, Y., & Yao, D.（2014）. Differentiating between psychogenic nonepileptic seizures and epilepsy based on common spatial pattern of weighted EEG resting networks. *IEEE Transactions on Bio-Medical Engineering*，*61*，1747-1755.

Yuan, Q., Zhou, W., Li, S., Cai, D.（2011）. Epileptic EEG classification based on extreme learning machine and nonlinear features. *Epilepsy Research*，*96*，29-38.

Zeng, J., Luo, Q., Lian, D., Wei, L., Li, Y., Liu, H., Dan, L., Fu, Y., Qiu, H., & Li, X.（2015）. Reorganization of anatomical connectome following electroconvulsive therapy in major depressive disorder. *Neural Plasticity*，*2015*，1-8.

Zhang, Z., Zhou, Y., Chen, Z., Tian, X., Du, S., & Huang, R.（2013）. Approximate entropy and support vector machines for electroencephalogram signal classification. *Neural Regeneration Research*，*8*，1844-1852.

Zheng, Y., Li, H., Ning, Y., Ren, J., Wu., Huang, R., et al.（2016）. Sluggishness of early-stage face processing（N170）is correlated with negative and general psychiatric symptoms in schizophrenia. *Frontiers in Human Neuroscience*，*10*，615.

Zhou, Y., Fan, L., Qiu, C., & Jiang, T.（2015）. Prefrontal cortex and the dysconnectivity hypothesis of schizophrenia. *Neuroscience Bulletin*，*31*，207-219.

Zippo, A. G., & Castiglioni, I.（2015）. Integration of 18FDG-PET metabolic and functional connectomes in the early diagnosis and prognosis of the Alzheimer's disease. *Current Alzheimer Research*，*13*，487-497.

# 第十章

# 脑电在运动辅助和运动
# 康复中的应用

　　由于脑电具有较高时间分辨率、相对较低的价格、便携性强、对用户风险小等优点，其被广泛应用于 BCI 中，已被成功地应用于帮助严重或者部分瘫痪患者实现与外部世界的基本交流，如控制神经假体、轮椅等设备（Cincotti et al.，2008；Müllerputz & Pfurtscheller，2008；Sellers，Vaughan，& Wolpaw，2010），以及实现运动康复（Pichiorri et al.，2015）。BCI 通过将自发的或者诱发的大脑活动转化为控制信号，控制外部设备，使瘫痪患者与外部世界进行交流，提供运动辅助以改善生活质量甚至能助其实现运动康复。比如，大脑在想象肢体运动和执行肢体运动时，在大脑特定脑区会产生运动相关的皮层电位，并且激活的脑区具有很大的重叠。通过运动想象训练，可以提高或者修复调制感觉运动节律（sensorimotor rathym，SMR）的能力，是改善运动技能、进行运动障碍康复治疗的有效认知工具。使用 BCI 技术提供实时反馈，可以改善运动想象训练效果。在基于脑电的运动康复中，相关人员多采用运动想象 BCI 进行运动康复治疗。采用运动想象进行运动康复的神经基础是大脑具有可塑性。下面主要介绍非侵入式的运动想象 BCI 在运动辅助和运动康复中的应用。

## 第一节　用于运动辅助和康复的脑电特征

### 一、P3

　　P3 电位通过经典的 Oddball 范式产生，在中央或顶部位置的 EEG 测量具有稳定的差异，一组项目显示在屏幕上，并以随机顺序逐个闪烁，其中只有一个（目标）与被试相关，要求被试将注意集中在这个目标上。一个简单的注意方法就是计算目标闪烁的次数。一个正电位通常发生在稀有事件出现后 300ms 左右，由此可以确定目标。基于 P3 的 BCI 的优点是，只需要几分钟的时间来训练 P3 检测系统。

## 二、SSVEP

SSVEP 是当一个人将视觉注意集中在频率高于 4Hz 的闪烁光源时，主要出现在视觉皮层上的共振现象。在脑电信号中，SSVEP 是周期性信号，是具有稳定差异的频谱，显示出随时间稳定的典型 SSVEP 峰值（Vialatte et al., 2010）。与基于 P3 的 BCI 一样，基于 SSVEP 的 BCI 仅需很少的训练时间。此外，基于 SSVEP 的 BCI 具有很好的信息传输率，比感觉运动节律更稳定，更容易控制。一般来说，SSVEP 在低频范围具有更大的振幅响应，更容易被检测到。

## 三、感觉运动节律

在运动想象 BCI 中，其大多基于感觉运动节律。当人类进行运动或想象运动时，在感觉运动皮层产生的 $\mu$ 节律和 $\beta$ 节律的能量会降低，称为 ERD，它反映了相应脑区神经元群同步性的下降；而在大脑处于闲置状态时，$\mu$ 节律和 $\beta$ 节律的能量会升高，称为 ERS，它反映了神经元同步性的上升。通常将 $\mu$ 节律和 $\beta$ 节律称为感觉运动节律。想象不同的动作，在大脑中会激活不同的神经元组合。ERD 的空间分布存在差异，如在执行左手或者右手的运动想象时，具有明显的对侧 ERD；在进行双手的运动想象时，会产生双边 ERD。在运动想象任务期间引起的皮层兴奋性变化与实际运动产生的兴奋性变化相似（Takemi et al., 2013），由于大脑的可塑性，以及运动与相关脑区激活的关系，对于由脑损伤导致运动障碍的患者，可以通过运动想象来重新建立受损伤的运动传导通路，增强和重建相应脑区的神经元活动，实现神经元群的重新组合，最终达到运动康复的目的，这具有重要的临床意义。

## 四、BCI 技术

BCI 系统记录和解码神经生理信号，并将其转化为特定的行为。通过运动想象来调节感觉运动节律，一般采用 BCI 技术。因为 BCI 输出可以为用户提供多感知反馈，这使他们能够更好地调整他们的大脑活动。反馈包括感觉刺激，如视觉、听觉或触觉刺激，以及机器人的运动。因此，BCI 装置可以将意图与动作相结合，并使运动障碍患者实现预期的运动（Birbaumer，Murguialay，& Cohen，2008；Silvoni et al.，2011）。由于 BCI 技术是基于反馈和学习的机制，BCI 技术可被用于为中风患者设计特定的神经康复治疗，BCI 系统也被应用于严重的中风患者，因为它们提供了通过机器人装置执行运动辅助的替代方法（Silvoni et al.，2011）。

# 第二节　脑电在运动康复中的应用

## 一、运动想象用于中风康复的原理

中风会使神经功能受到损害，许多中风幸存者可能会遭受永久性的上肢麻痹，这会严重影响他们的生活质量。其中最常见的是中风会损伤对侧的运动障碍（Hankey et al.，2002）。中风后的运动恢复与神经可塑性有关，包括发展新的神经元连接、新功能、补偿功能损伤。因此，运动康复治疗可以通过促进神经可塑性来补偿功能损伤（Takeuchi & Izumi，2013）。目前，已经发展了许多基于运动训练范式的康复技术，以促进中风患者的运动康复（Brewer et al.，2013）。

大量证据表明，运动想象（motor imagery，MI）训练（通常称为心理训练）的康复方案与目标导向的物理训练（实际运动）康复相结合，可以使中风患者瘫痪肢体的功能增强，进而实现恢复上肢运动的目标（Crosbie et al.，2004；Page，Levine，& Leonard，2007）。基于 EEG 的 BCI 可以对 MI 活动进行在线测量并为患者提供神经反馈，有助于患者更好地专注于 MI 任务。

Mohapp 等（2006）的初步结果表明，单试次分析是检测卒中患者任务相关 EEG 模式的适当方法。在执行实际运动以及 MI 期间，对于健康手和局部瘫痪的手，主要是低频 $\beta$（16～22Hz）和 $\mu$（9～14Hz）频率成分在发挥重要作用。基于 EEG 的 BCI 的功能性电刺激（functional electrical stimulation，FES）平台，目的是训练慢性中风患者的上肢功能（Meng et al.，2008）。

Buch 等（2008）使用基于 MEG 的 BCI 来控制慢性中风患者瘫痪手的手部矫形器。Prasad 等（2010）将 MI 产生的 10～15Hz 感觉运动节律调制作为 BCI 的分类特征。患者接受了大脑活动的视觉和感觉反馈，在 20h 的训练后，90%的患者能够自主控制 70%～90%的实验中的矫形器。在训练过程中，患者的健侧脑活动增加，痉挛症状显著减少。然而，没有矫正的手部运动却没有得到改善，即没有观察到功能恢复。大多数情况下，MI-BCI 已被用作启动康复训练的开关，然后通过外部机器人的支持进行涉及执行的实际运动。

## 二、基于 BCI 的中风患者上肢康复

（一）实验设计

Prasad 等使用基于 EEG 的 BCI 产生神经反馈来帮助患者的 MI 训练，对中风患者进行上肢运动康复。他们将基于 EEG 的 BCI 与基于 MI 的康复方案相结合，以评估 MI 训练对患者康复的影响。他们训练了 5 名慢性偏瘫中风患者，患者每周接受 2 天的 MI 训练，共 6 周。实验治疗任务包括物理训练和 MI 训练方案。在每个治疗期间，患者首先进行一系列物理训练，然后进行 MI 训练。首先，患者未受损伤（或受较少影响）的上肢重复 10 次物理训练和 MI 训练，随后受损伤（或受较多影响）的肢体重复 10 次。2~3 个系列后，患者在 MI 训练期间通过基于 EEG 的 BCI 提供神经反馈。神经反馈为计算机游戏，其中球以预定义的 4s（即 3~7s）间隔从屏幕顶部以恒定速度运动到底部，在该时间段内，患者持续进行左手/臂或右手/臂想象任务，将球移动到窗口底部的左侧或右侧的绿色目标篮中，实验的总长度为 8~10s。在每个实验开始时，窗口底部显示红色（非目标）和绿色（目标）矩形（或篮）。实验开始 2s 后，窗口顶部出现一个球，并发出蜂鸣声，通知患者开始尝试通过左手/臂或右手/臂运动想象控制球相对于绿色目标篮的水平位置运动（即左和右）。游戏的目标是将球放在目标篮（绿色矩形）中。实验之间有 1~3s 的随机间隔，其间屏幕保持空白，患者进行放松。在实验期间，持续记录头皮脑电数据。基于 10-20 国际导联系统，从 C3 和 C4 电极记录数据，采样率为 500Hz。此外还记录了肱二头肌的 EMG 信号，以监测 MI 训练期间是否有实际的身体动作。在预处理阶段，对 EEG 信号进行 0.5~30Hz 的带通滤波处理（Prasad et al.，2010）。

（二）特征分类

在进行上肢运动想象时，大脑的感觉运动区域激活，经常发生 $\mu$ 节律对侧衰减和中央 $\beta$ 节律的同侧增强。这些过程是由于所谓的 ERD 和 ERS 的神经生理机制而产生的。个体实际的 ERS 和 ERD 频段有差异，因此，从特征的记录实验中获得患者的特异性 ERD 和 ERS 模式，利用频率响应自回归模型（任意阶数 $n$）对功率谱密度进行参数估计。

从长度为 1s 的滑动窗口中提取的 EEG 特征，被用作两类模糊逻辑系统分类器的输入以解码 MI 相关意图。分类器的输出直接用于游戏中的反馈信号，允许控制球水平运动分量的幅度（与分类器的输出信号成正比）。运动的垂直分量为恒定的值，使得球可以在 4s（即 3~7s）的预定时间内从窗口顶部运动到底部。分

类器根据上一次实验记录的数据集中提取的 EEG 特征进行离线设计。采用二型模糊逻辑分类器解码患者的左右运动意图。

对在多个系列中记录的脑电数据和分类器输出进行离线分析，以研究 BCI 支持的 MI 训练的神经生理学效应，并确定其与训练效果的相关性。为此，在每个系列（包括第一个没有反馈的系列）中分析了在线索开始前（参考时间段）和 MI 任务期间对侧和同侧半球记录的 EEG 实验的频谱变化。在 $\mu$ 和 $\beta$ 频带内进行功率谱密度分析（与在线计算中使用的方法类似）。在这里，ERD/ERS 被定义为在 MI 任务 $\left(E_{\mathrm{MI}}^{(f)}\right)$ 期间测量的特定频带 $f$（$\mu$ 和 $\beta$）内的信号能量与参考阶段 $\left(E_{\mathrm{ref}}^{(f)}\right)$ 期间能量的比值

$$\mathrm{ERD/ERS}_f = \frac{E_{\mathrm{MI}}^{(f)}}{E_{\mathrm{ref}}^{(f)}} \tag{10-1}$$

如果比值小于 1，则发生 ERD；如果比值大于 1，则发生 ERS。ERD/ERS 通常在实验期间使用滑动窗口作为时间的函数进行评估。窗口长度为 2s，参考时间为 0.5～2.5s。为了估计整体效应，首先对每个实验评估 ERD/ERS，然后在一次系列期间进行平均（左侧和右侧 MI 实验分别进行平均），最后得到 $\mu$ 和 $\beta$ 节律量化的平均 ERD/ERS 时间过程。

### （三）BCI 神经反馈性能及康复效果

评估患者上肢运动和运动控制效果的常用参数有动力指数（motion clarity index，McI）、手臂动作调查测试（action research arm test，ARAT）、九柱孔测试（nine-hole peg test，NHPT）和握力（grip strength，GS）。将 ERD/ERS 比值与分类正确率采用 Pearson 相关分析进行相关性比较，并将 ERD/ERS 与康复效果参数进行相关分析。

使用基于模糊规则的 BCI 分类器实时地向患者提供神经反馈，利用在线系统获得的 MI 任务分类正确率来评估 BCI 神经反馈性能。对于 5 名患者 P1、P2、P3、P4、P5，MI 引起 SMR 节律的 ERD 和 ERS 在线平均分类正确率为 60%～75%。$\mu$ 频段的 EEG 去同步（ERD$\mu$）主要发生在对侧。MI 任务（即右手 MI 实验 C3 电极，左手 MI 实验 C4 电极）$\beta$ 节律的同步（ERS$\beta$）主要发生在同侧。在 MI 训练中，单侧 ERD/ERS 的强度与分类正确率相关性的变化具有高度的个体特异性。在 P5 中发现，同侧 $\beta$ 节律 ERD/ERS 现象一直有助于 MI 实验的分类。分类正确率和 ERD/ERS 比值之间存在很高的相关性，表明 $\mu$ 和 $\beta$ 频带的半球不对称性有助于提高 BCI 正确率。然而，只有 2 名患者的 ERD 变化在 MI 训练之前和之后具有统计显著性。

在进行康复治疗期间，所有参与者测量的一些功能结果得分均得到改善。2 名

患者（P1 和 P5）显示出 McI 评分的良好改善。在所有参与者中，相比于干预开始前一周的基线记录的平均得分（53 分），平均变化为 6.2 分（11.7%）。在完成 ARAT 测试的 3 名参与者（P2、P3 和 P4）中，所有分数均得到改善，2 名患者（P3 和 P4）超过了最小临床重要差异（minimal clinically important difference，MICD）的 5.7 分。ARAT 和 GS 的得分与患者的 ERD/ERS 比值具有很大的相关性，P2、P3 和 P4 的 ARAT 评分分别提高了 4.0、10.0 和 6.0。在 MI 训练期间，所有患者在某些时间显示出 GS 的改善，相对于基线记录的平均得分（22.2 分），平均变化为 4.4 分（20.0%）。这表明 BCI 干预期间，患者的运动功能得到改善。这些结果表明，结合物理训练康复方法和 MI 康复训练，基于 BCI 的 MI 对中风后的运动康复训练是一种可行的干预方法。

## 三、BCI 运动想象训练促进亚急性期中风患者运动康复

BCI 可以提供 MI 调制的脑功能瞬时和定量测量，Pichiorri 等（2015）在亚急性期中风患者中进行随机对照实验研究，评估了由 BCI 监测的 MI 训练作为常规康复护理的辅助干预的功效。一共将 28 例重度运动障碍的亚急性期中风患者随机分为两个干预组：其中一组进行 1 个月 BCI 辅助的 MI 训练（BCI 组，$n=14$）；另一组进行 1 个月同样强度的没有 BCI 辅助的 MI 训练（控制组，$n=14$）。MI 训练为想象手的抓取和延展动作，在训练前后进行了功能和神经生理学评估，记录了训练前后静息态的脑电，进行了网络连接分析，通过 Fugl-Meyer 评估量表（Fugl-Meyer assessment，FMA）评估上肢的康复效果，分析患者静息态时的振荡活动和连通性。

结果发现，在 BCI 组中观察到更好的功能输出，具有显著更高的 FMA 评分（$p<0.05$）。对于 BCI 组，在 MI 训练前后观察到在静息态 $\beta$ 和 $\gamma$ 振荡中的健侧连通性和功能改善之间的正相关性增大，且临床评估得到改善，其中 FMA 的改善（FMA 的有效性）与在静息态同一频带的健侧大脑半球内连通性的变化（训练后增加）相关（$p<0.05$）。这表明，BCI 训练干预有效地利用了受影响半球中的感觉运动节律。通过 BCI 干预，BCI 组在训练后的静息态 $\beta$ 节律下的半球间连接增加，反映了训练过程中中风半球的选择性参与。经过 BCI 训练后，在对瘫痪手训练的反应中，发生在健侧半球脑电感觉运动功率谱变化有更多的参与，即在 BCI 组中，$\alpha$ 和 $\beta$ 节律有更强的去同步。这些结果表明，BCI 辅助的 MI 训练有助于改善严重运动障碍的亚急性期中风患者的运动功能。

## 四、肌萎缩侧索硬化患者调制 SMR 控制 BCI

患有肌萎缩侧索硬化（amyotrophic lateral sclerosis，ALS）的严重运动障碍患

者具有很少或根本没有自主的肌肉控制，这使得他们几乎没有任何交流方式。其与家庭成员和看护者沟通的能力是维持其生活质量的重要组成部分。因此，这些患者需要在神经肌肉功能损失的情况下与他人进行交流。可以利用 BCI 提供交流来保持生活质量，BCI 可以通过脑电将用户意图传达到简单的文字处理程序、轮椅等设备。ALS 患者可以学习产生正或负的偏移的 SCP 来选择字母或图标。然而，有些患者无法控制 SCP，可以使用 SMR BCI 为 ALS 患者提供交流工具并评估患者表现（Kübler et al.，2005）。

4 名患有 ALS 并严重残疾的成年人参加了实验，初步评估每个人的自发 $\mu$ 和 $\beta$ 节律的频率和头表位置，并让其学习光标控制 3～7 个月（每周 1～2 次）。患者距离屏幕 43cm（躺在床上、坐在轮椅或正常的椅子上），头皮电极记录了 16 个 EEG 通道（Fp1、Fp2、F3、Fz、F4、T7、T8、C3、Cz、C4、Cp3、Cp4、P3、Pz、P4、Oz9）（右耳参考；带通为 0.01～70Hz；采样率为 160Hz）。在每次实验期间，给患者呈现一个由红色垂直条组成的目标，该垂直条占据了屏幕右边缘的上半部分或下半部分，左边缘处有一个光标。光标在屏幕上稳定地移动，其垂直运动由感觉运动节律的振幅控制。运动想象节律幅度降低，从而光标向下移动，而没有想象时则相反。患者的任务是将光标移动到目标中。使用自回归算法确定 3Hz 宽度的 $\mu$ 节律和 6Hz 宽度的 $\beta$ 节律的振幅，该幅度用于指定垂直光标移动的线性方程，控制光标垂直移动，使其每秒移动 20 次。每个患者的表现通过正确率（即目标被击中实验的百分比）和 $r^2$（即目标位置与感觉运动节律幅度总方差的比例）进行评估。通过训练准确性的线性回归来评估训练的改善。

在 20 次训练中，所有 4 名患者都获得了感觉运动节律控制。每个患者的准确率远远超过了 50% 的随机水平。此外，线性回归显示，每名患者的正确率均得到了显著改善（图 10-1）。

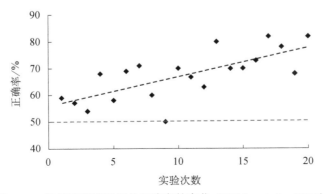

图 10-1　患者随训练进行的正确率的变化（Kübler et al.，2005）

所有 4 名患者均学会了利用运动皮层记录的 EEG 感觉运动节律来控制 BCI。回归分析表明，训练过程中，患者的表现得到持续改善。这项研究表明，基于感觉运动节律的 BCI 可以帮助 ALS 患者保持生活质量。对于非侵入式的 EEG-BCI，特别是其在瘫痪患者中的应用，有很多方面值得进一步研究，如提高实用性并降低临床使用成本、提高运行速度和准确性等。它有助于减少 BCI 训练和长期使用对专家监督的依赖，可以显著改善严重运动障碍患者的生活。

# 第三节　脑电运动辅助中的应用

## 一、基于 SMR 的机械臂控制

Meng 等（2016）使用无创 EEG 信号控制机械臂在三维空间内运动，实现了对物体的抓取，发现 13 名被试可以调制大脑活动来控制机械臂，通过联合两个连续的低维控制来实现三维空间多自由度的控制。他们将抓取任务分为两个阶段，被试首先引导二维平面内的光标或者机械臂到达三维空间的目标上方区域后悬停，如果被试选择了正确的目标，然后引导机械臂在第三维下降抓取目标。

通过运动想象（包括左手运动想象、右手运动想象、双手运动想象和双手放松，对应于光标向左、向右、向上和向下移动），被试学习调制 $\mu$ 频段（10～14Hz）的感觉运动节律幅度，然后线性映射 $\mu$ 节律控制光标和机械臂速度。通过追踪光标的位置来控制机械臂的移动。在线控制采用 C3 和 C4 及其周围的电极（左右运动皮层），利用自回归模型提取功率谱特征，估计感觉运动节律的幅度，将左右半球的 $\mu$ 频段功率活动线性映射到虚拟光标的速度和机械臂的位置。Meng 等（2016）主要分析 $\mu$ 节律的 ERD 和 ERS 脑振荡活动，采用 Bootstrap 自举法计算特定电极的显著 ERD/ERS 活动变化过程，得到 ERD/ERS 的时间过程。计算机对人脑的状态（意图）进行分类，并将控制信号发送至机械臂，致使机械臂产生实际的运动。

被试在执行左手或者右手运动想象时，具有明显的对侧 ERD；当光标移动时，伴随着显著的同侧 ERS。当被试对向上的目标进行双手运动想象时，具有双边的 ERD。当被试对向下的目标进行双手放松想象时，具有明显的双边 ERS。通过训练后，被试可以通过调制他们的大脑节律来有效地控制机械臂，正确率达到 80% 以上，而且控制机械臂的能力可以维持几个月。他们的研究使中风或者瘫痪患者使用无创 EEG 设备在三维空间中控制假肢运动成为可能，在人脑控制机器人和无创性脑控制神经假体方面拥有巨大的应用潜力。

## 二、基于 P3 的脑控轮椅

目前可以在特定办公室或医院环境中通过大脑 P3 信号来控制轮椅（Rebsamen et al.，2006）。为了避免 EEG 信号低信息率引起的问题，Rebsamen 等提出了路径引导策略可以在无需复杂的传感器或轨迹计算情况下实现安全有效的控制。路径引导策略通过预先定义引导路径来简化轮椅的运动控制，被试通过 P3 范式选择路径后自动执行动作，遇到障碍物后，由被试来选择下一步的动作。健康被试可以在没有任何训练的情况下，在像办公室一样的环境中安全地控制轮椅。

## 三、基于 SSVEP 的脑控轮椅

在 SSVEP 刺激范式中，高频刺激可以大大减少由闪烁引起的视觉疲劳，允许用户实现长期操作 BCI，因此可以使用高频刺激来开发更舒适的基于 SSVEP 的 BCI。已经有人采用了基于 SSVEP 的 BCI 来控制轮椅，且在高频下执行闪烁刺激，实现了对轮椅的有效控制（Diez et al.，2013）。

电极采用 O1、O2、Oz，采用的刺激频率为 37Hz、38Hz、39Hz 和 40Hz，分别对应于向前走、向右转、停止和向左转。对采集的数据进行功率谱密度分析以分类被试意图，检测到命令后，将控制命令发送到轮椅（每秒发送一次），控制轮椅运动。其中 2 名被试报告为 SSVEP-BCI 盲（即无法使用 BCI），13 名被试（其中有 12 名健康被试）可以在 4 个具有不同障碍的房间内控制轮椅，传输速率高达 72.5bit/min，在 4 个实验中的平均传输速率为 44.6bit/min。被试没有由于闪烁刺激表现出不舒服和疲劳。这些结果表明，人们可以使用基于 SSVEP 的 BCI 高效闪烁刺激来有效地导航机器人轮椅。

# 参考文献

Birbaumer，N.，Murguialday，A. R.，& Cohen，L.（2008）. Brain-computer interface in paralysis. *Current Opinion in Neurology*，*21*，634-638.

Brewer，L.，Horgan，F.，Hickey，A.，& Williams，D.（2013）. Stroke rehabilitation：Recent advances and future therapies. *QJM：Monthly Journal of the Association of Physicians*，*106*，11-25.

Buch，E.，Weber，C.，Cohen，L. G.，Braun，C.，Dimyan，M. A.，Ard，T.，Mellinger，J.，Caria，A.，Soekadar，S.，& Fourkas，A.（2008）. Think to move：A neuromagnetic brain-computer interface（BCI）system for chronic stroke. *Stroke*，*39*，910-917.

Cincotti, F., Mattia, D., Aloise, F., Bufalari, S., Schalk, G., Oriolo, G., Cherubini, A., Marciani, M. G., & Babiloni, F.(2008). Non-invasive brain-computer interface system: Towards its application as assistive technology. *Brain Research Bulletin, 75,* 796-803.

Crosbie, J. H., Mcdonough, S. M., Gilmore, D. H., & Wiggam, M. I.（2004）. The adjunctive role of mental practice in the rehabilitation of the upper limb after hemiplegic stroke: A pilot study. *Clinical Rehabilitation, 18,* 60-68.

Diez, P. F., Müller, S. M. T., Mut, V. A., Laciar, E., Avila, E., Bastos-Filho, T.F., & Sarcinelli-Filho, M.（2013）. Commanding a robotic wheelchair with a high-frequency steady-state visual evoked potential based brain-computer interface. *Medical Engineering & Physics, 35,* 1155-1164.

Hankey, G.J., Jamrozik, K., Broadhurst, R.J., Forbes, S., & Anderson, C. S.（2002）. Long-term disability after first-ever stroke and related prognostic factors in the Perth community stroke study, 1989-1990. *Stroke, 33,* 1034-1040.

Kübler, A., Nijboer, F., Mellinger, J., Vaughan, T. M., Pawelzik, H., Schalk, G., Mcfarland, D. J., Birbaumer, N., & Wolpaw, J. R.（2005）. Patients with ALS can use sensorimotor rhythms to operate a brain-computer interface. *Neurology, 64,* 1775-1777.

Meng, F., Tong, K. Y., Chan, S. T., Wong, W. W., Lui, K. H., Tang, K. W., Gao, X., & Gao, S.（2008）. *BCI-FES Training System Design and Implementation for Rehabilitation of Stroke Patients.* IEEE International Joint Conference on Neural Networks, Hong Kong, China.

Meng, J., Zhang, S., Bekyo, A., Olsoe, J., Baxter, B., & He, B.（2016）. Noninvasive electroencephalogram based control of a robotic arm for reach and grasp tasks. *Scientific Reports, 6,* 38565.

Mohapp, A., Scherer, R., Keinrath, C., Grieshofer, P., Pfurtscheller, Neuper, C.（2006）. *Single-trial EEG Classification of Executed and Imagined Hand Movements in Hemiparetic Stroke Patients.* 3rd International BCI Workshop & Training Course, Graz, 80-81.

Müllerputz, G.R., Pfurtscheller, G.（2008）. Control of an electrical prosthesis with an SSVEP-based BCI. *IEEE Transactions on Biomedical Engineering, 55,* 361-364.

Page, S.J., Levine, P., & Leonard, A.（2007）. Mental practice in chronic stroke: Results of a randomized, placebo-controlled trial. *Stroke, 38,* 1293-1297.

Pichiorri, F., Morone, G., Petti, M., Toppi, J., Pisotta, I., Molinari, M., Paolucci, S., Inghilleri, M., Astolfi, L., & Cincotti, F.（2015）. Brain-computer interface boosts motor imagery practice during stroke recovery. *Annals of Neurology, 77,* 851-865.

Prasad, G., Herman, P., Coyle, D., Mcdonough, S., & Crosbie, J.（2010）. Applying a brain-computer interface to support motor imagery practice in people with stroke for upper limb recovery: A feasibility study. *Journal of NeuroEngineering and Rehabilitation, 7,* 60.

Rebsamen，B.，Burdet，E.，Guan，C.，& Zhang，H.（2006）. *A Brain-Controlled Wheelchair Based on P300 and Path Guidance.* International Conference on Biomedical Robotics and Biomechatronics，Pisa，Italy.

Sellers，E. W.，Vaughan，T. M.，& Wolpaw，J.R.（2010）. A brain-computer interface for long-term independent home use. *Amyotrophic Lateral Sclerosis*，*11*，449-455.

Silvoni，S.，Ramos-Murguialday，A.，Cavinato，M.，Volpato，C.，Cisotto，G.，Turolla，A.，Piccione，F.，& Birbaumer，N.（2011）. Brain-computer interface in stroke：A review of progress. *Clinical EEG & Neuroscience*，*42*，245-252.

Takemi，M.，Masakado，Y.，Liu，M.，& Ushiba，J.（2013）. Event-related desynchronization reflects downregulation of intracortical inhibition in human primary motor cortex. *Journal of Neurophysiology*，*110*，1158-1166.

Takeuchi，N.，& Izumi，S. I.（2013）. Rehabilitation with poststroke motor recovery：A review with a focus on neural plasticity. *Stroke Research and Treatment*，*2013*，128641.

Vialatte，F.B.，Maurice，M.，Dauwels，J.，& Cichocki，A.（2010）. Steady-state visually evoked potentials：Focus on essential paradigms and future perspectives. *Progress in Neurobiology*，*90*，418-438.

# 第十一章

# 脑功能成像技术方法

　　人类大脑皮层是由各种神经元、神经胶质及大量出入皮层的神经纤维所组成的。大脑皮层在调节人体机能上起着非常重要的作用，大脑皮层的神经细胞约有 140 亿个，面积约为 2200cm²，皮层神经元之间的联系十分广泛和复杂，根据皮层的不同特点和功能，大脑皮层可以分为不同的功能区域，如语言区、视觉区、听觉区、感觉区、运动区、信息处理区等（虞颂庭和翁铭庆，1989；朱翠玲，1992）。

　　大脑作为人体最重要的功能器官，其功能状态决定着人类的生存质量。脑功能研究是对大脑复杂活动的工作机制进行研究，其中大脑灰质皮层是脑功能研究的重中之中。早期的脑科学研究主要通过行为学分析、尸体解剖等手段来研究大脑的功能和结构。伴随科学技术的高速发展，医学成像技术逐步被应用到脑科学的研究中。脑功能成像技术是对脑神经功能活动进行无创检测的一类方法，这类方法主要是基于大脑神经活动所产生的血流、代谢、电信号或者磁信号变化，运用医学成像技术将大脑活动直观表现出来。

　　目前，对脑功能的研究方法主要包括 fMRI、PET、EEG、MEG、超声成像（ultrasonic imaging，UI）和光学成像（optical imaging，OI）等。但是各种研究方法在时间分辨率和空间分辨率方面也存在着各自的问题，例如，fMRI 的空间分辨率可达 3mm，但是时间分辨率只有 1~2s。MEG 和 EEG 的时间分辨率可以达到近 1ms，但空间分辨率只能达到厘米量级。随着研究的深入，多模态融合的方式应运而生，这使得各种方法可以相互辅助和印证。

# 第一节　多模态融合分析技术

## 一、fMRI

### （一）基本原理

fMRI 是通过刺激特定感官，引起大脑皮层相应部位的神经活动（功能区激活），并通过磁共振图像来显示的一种研究方法。它可检测被试接受刺激（视觉、听觉、触觉等）后的脑部皮层信号变化，用于皮层中枢功能区的定位及其他脑功能的深入研究。它不但包含解剖学信息，而且具有神经系统的反应机制，作为一种无创、活体的研究方法，为进一步了解人类中枢神经系统的作用机制，以及临床研究提供了一种重要的途径（图 11-1）。

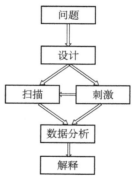

图 11-1　fMRI 实验流程图（汪红志，张学龙，武杰，2008）

fMRI 最初是采用静脉注射增强剂等方法来实现的。20 世纪 90 年代，美国贝尔实验室的学者 Ogawa 等（1990）首次报告了血氧的 T2*效应。在给定的任务刺激后，血流量增加，即氧合血红蛋白增加，而脑的局部耗氧量增加不明显，即脱氧血红蛋白含量相对降低，脱氧血红蛋白具有比氧合血红蛋白 T2*短的特性。脱氧血红蛋白较强的顺磁性破坏了局部主磁场的均匀性，使得局部脑组织的 T2*缩短，这两种效应的共同结果就是，降低局部磁共振信号强度。激活区脱氧血红蛋白相对含量的降低，作用份额的减小，使得脑局部的信号强度增加，即获得激活区的功能图像。这种成像方法取决于局部血氧含量，所以将其称为血氧水平依赖功能成像。由于神经元本身并没有储存能量所需的葡萄糖与氧气，神经活化所消耗的能量必须得到快速补充。经由血液动力反应的过程，血液带来了比神经活化所需更多的氧气，由于带氧血红素与去氧血红素之间的磁导率不同，含氧血量跟缺氧血量的变化使磁场产生扰动，并能被磁振造影侦测出来。借由重复进行某种思考、动作或经历，可以用统计方法判断哪些脑区在这个过程中有信号的变化，因而可以找出执行这些思考、动作或经历的相关脑区。

fMRI 用于检测大脑皮层中的功能变化，以其无创性、高空间分辨率的特点极大地推动了脑功能的相关研究。几乎大部分的 fMRI 都是用 BOLD 的方法来侦测脑中的反应区域的，但因为这个方法得到的信号是相对且非定量的，所以人们质疑它的可靠性。因此，还有其他能更直接侦测神经活化的方法被提出来，如氧抽取率（oxygen extraction fraction，OEF）是一种估算有多少带氧血红素被转变成去氧血红素的方法，但由于神经活化所造成的电磁场变化非常微弱，过低的信噪比使得至今仍无法可靠地对其进行统计定量。随着脑科学研究的深入、分析方法的完善，fMRI 已由单一的 BOLD 对比度形成机制发展到灌注成像、扩散成像、化学位移成像等多种对比度形成机制，并从大脑活动分区功能方面的研究延伸到动态神经网络探索以及临床神经科学的应用研究上（Kumar et al.，2014）。

（二）应用

fMRI 主要被用于脑功能的基础研究与临床应用，目前涉及的主要方面是神经生理学和神经心理学。

fMRI 最早被应用于神经生理活动的研究，主要是视觉和功能皮层的研究。后来，随着刺激方案的精确、实验技术的进步，fMRI 的研究逐渐扩展到听觉、语言、认知与情绪等功能皮层以及记忆等心理活动的研究。

大量研究报告，对于脑神经病变的 fMRI 研究已涉及癫痫、帕金森病、阿尔茨海默病、多发性脑硬化（multiple sclerosis，MS）及脑梗死等方面。由于其空间分辨率高，其对疾病的早期诊断、鉴别、治疗和愈后跟踪具有重要的意义。在精神疾病方面，其也被应用在对精神分裂症患者、抑郁症患者的研究中。

对于神经疾病的研究、诊断、进展估计及实验性干预治疗效果的评价，fMRI 能提供敏感、客观、精确的信息，并且对于肿瘤病变手术及放疗计划的制订、预后估计、减少手术损伤和并发症、提高术后生活质量具有重要意义。

fMRI 的实验设计主要采用"基线–任务刺激 OFF-ON 减法模式"来实现。通过外在有规律的任务与静止状态的交互刺激，得到激活条件与控制条件下同一区域的信号，经过傅里叶转换后获得一系列随时间推移的动态原始图像。处理图像时，通过设定阈值使两种状态下的原始图像进行匹配减影，减影图像经过像素平均化处理后，使用统计方法重建可信的功能激发图像。目前常用的统计方法主要是相关分析、$t$ 检验。通过这些处理，我们不但可以提高实验结果的可信度，并且可有效地消除部分图像伪影。

在技术方面，鉴于小血管 BOLD 效应与场强的平方成正比，所以 fMRI 研究更适合于在高场强的系统中进行。研究表明，场强在 1.5T 以下的系统不适于进行脑功能研究。对成像序列的要求，一般使用 T2*效应敏感的快速成像序列，如梯度回波（gradient recalled echo，GRE）序列、梯度回波序列–平面回波成像（echo planar imaging，EPI）序列、自旋回波（spin echo，SE）序列–平面回波成像序列等。

目前大多数 fMRI 成像需要 1.5～2.0T 以上高场强的 MRI 设备，一般使用对 T2*效应敏感的序列和快速成像 EPI 序列。单纯 GRE 序列成像的缺点是图像采集时间较长，成像层面数量有限，图像容易受运动影响而产生伪影。EPI 是由 Mansfield 在 1997 年首次阐述的，该技术把经典成像中的多次扫描简化为一次扫描，使成像速度得到巨大提高，目前大多数高场强磁共振（magnetic resonance，MR）机都采用 GRE 与 EPI 相结合的序列 EPI。该种技术的梯度场切换速度快，单次或少于一次激发便可完成整个 K 空间的数据采集，成像时间可缩短至 30～100ms，这样大大降低了运动伪影。

## 二、PET

### （一）基本原理

PET 技术利用正电子同位素衰变产生出的正电子与人体内负电子发生湮灭效应这一现象，通过向人体内注射带有正电子同位素标记的化合物，探测湮灭效应所产生的 $\gamma$ 光子，得到人体内同位素的分布信息，由计算机进行重建组合运算，从而得到人体内标记化合物分布的三维断层图像（Muehllehner & Karp，2006）。

PET 是直接对脑功能造影的技术，其基本原理是：给被试注射含放射性同位素的示踪物，同位素放出的正电子与脑内的负电子发生湮灭，从而释放出 $\gamma$ 射线。通过记录 $\gamma$ 射线在大脑中的位置分布，可以测量局部脑代谢率（regional cerebral metabolism rate，rCMR）和 rCBF 的改变，以此反映大脑的功能活动变化。具体表述为：PET 示踪剂（分子探针）→引入活体组织细胞内→PET 分子探针与特定靶分子作用→发生湮没辐射，产生能量同为 0.511MeV 但方向相反且互成 180°的两个 $\gamma$ 光子→PET 测定信号→显示活体组织分子图像、功能代谢图像、基因转变图像。

（二）成像条件

PET 的成像条件主要包括以下几条。

1）具有高亲和力和合适药代动力学的 PET 分子探针。PET 分子探针是 PET 分子影像学研究的先决条件。PET 分子探针为正电子核素（如 C 和 F）标记分子（PET 显像剂），既可为小分子（如受体配体、酶底物），也可为大分子（如单克隆抗体），应易被正电子核素标记。PET 分子探针应与靶有高度亲和力，而与非靶组织亲和力低，靶/非靶放射性比值高，易穿过细胞膜与靶较长时间作用，不易被机体迅速代谢，并可快速从血液或非特异性组织中清除，以便获得清晰图像。

2）PET 分子探针应能克服各种生物传输屏障，如血管、细胞间隙、细胞膜等。

3）有效的化学或生物学放大技术，如 PET 报告基因表达显像。

4）具有快速、高空间分辨率和高灵敏度的成像系统，如高分辨率微型 PET（micro PET）扫描仪，已成为连接实验科学和临床科学的重要桥梁。

（三）成像方法

PET 的成像方法主要包括：直接成像、间接成像和替代成像（吉强，2007）。

1. 直接成像

直接成像是基于特异性 PET 分子探针与靶分子直接作用而对靶进行成像，PET 影像质量与 PET 分子探针和靶（如酶、受体及抗原决定簇）的相互作用直接相关。用正电子核素标记抗体对细胞表面抗原或抗原决定簇进行 PET 成像、用正电子核素标记小分子探针对受体密度或占位进行 PET 成像、用 2-18F-2-脱氧-D-葡萄糖（fluoro-2-deoxy-D-glucose，FDG）对糖代谢酶活性进行 PET 成像、用 O-（2-18F-氟代乙基）-L-酪氨酸对转运体（如 L-型转运蛋白）进行 PET 成像以及用正电子核素标记寡核苷酸对靶信使核糖核酸或脱氧核糖核酸进行 PET 成像，均属于直接成像范畴。由于直接成像采用靶特异性探针直接对靶进行成像，方法简便，其被广泛应用于成像特异性分子-遗传学靶的高特异性正电子核素标记分子探针的研究。但是，直接成像需要针对各种靶分子研制特异性的分子探针，不仅耗资，而且耗时。

2. 间接成像

间接成像是基于特异性PET报告探针与相应靶分子报告基因产物作用而间接对感兴趣目标报告基因表达进行成像，因涉及多种因素，故较为复杂。报告基因表达 PET 成像是目前最常用的一种间接成像方法，必须具备报告基因和报告探针两个因素，且报告探针与报告基因表达产物间应具有特异性相互作用。报告基因表达 PET 成像主要有酶报告基因表达 PET 成像和受体（或转运蛋白）报告基因表达 PET 成像两种方法。由于一种报告基因的特异性报告探针用于该报告基因偶合的各种感兴趣目标基因（如治疗基因）的测定，能对多种不同的生物和分子–遗传学过程进行 PET 成像，不需要针对不同报告基因–报告探针系统研制不同特异性 PET 分子探针；另外，研究报告基因的构建远比研制新的 PET 分子探针简便，而且报告基因表达成像比新的 PET 分子探针应用于临床更快，所以，间接成像比直接成像耗时少、耗资低，这是目前导致报告基因表达 PET 成像被广泛应用于分子成像研究的主要原因。

### 3. 替代成像

替代成像不是利用 PET 分子探针和靶的特异性相互作用，而是利用现已使用的 PET 成像剂和 PET 成像方法对特异的内源性分子–遗传学过程进行成像，用于对诸如癌症等疾病发生特异的内源性分子–遗传学过程变化所产生的下游生理生化效应进行监测，因而主要用于疾病治疗效果的监测。由于替代成像可应用现已研制成功并已用于人体的 PET 分子探针进行分子成像，它是三种成像方法中最为简便的一种，且耗时最少，耗资最低。另外，因直接成像和间接成像只是用于起始临床研究，而替代成像可直接应用于近期临床研究，从而备受人们重视。然而，替代成像具有特异性差的缺点。例如，多巴胺 D2 受体（dopamine D2 receptor, D2R）显像剂氟乙基螺环酮（F-fluoroethylspiperone, F-FESP）应用于分子成像研究就是一个典型的例子。最初，F-FESP 是作为对 D2R 受体进行直接成像的标记配体而研制的，经过数年研究后才被认证为 D2R 显像剂，用于帕金森病的鉴别诊断。目前，F-FESP 正作为 D2R 报告基因 PET 分子探针，用于 D2R 报告基因表达 PET 成像实验研究，但进一步用于临床 D2R 报告基因表达间接成像，尚需进一步认证。但是，F-FESP 却很快被用作替代成像分子探针，用于帕金森病疗效监测和新药研究评价。另一个例子就是 FDG，FDG 是一种针对糖代谢酶活性进行直接成像的 PET 成像剂，经过数十年认证后才被广泛用于肿瘤、心脏疾病及脑部疾病的鉴别诊断。FDG 也可作为替代成像分子探针，用于肿瘤基因治疗效果的监测，但它对基因表达成像缺乏特异性，因而不能用于肿瘤基因治疗时基因表达的监测。

### （四）应用

PET 可用于精神分裂症、抑郁症、毒品成瘾症等的鉴别诊断（图 11-2），了解患者脑代谢情况及功能状态，如精神分裂症患者额叶、颞叶、海马基底神经节功能异常等。应用 PET 成像，可以测定脑内多巴胺等多种受体，从分子的水平揭示疾病的本质，这是其他方法所不能比拟的。PET 也可用于癫痫灶定位、阿尔茨海默病的早期诊断与鉴别、帕金森病的病情评价以及脑梗塞后组织受损和存活情况的判断。PET 检查在精神病的病理诊断和治疗效果评价方面已经显示出独特的优势，并有望在不久的将来取得突破性进展。此外，PET 在艾滋病性脑病的治疗和戒毒治疗等方面的新药开发中也有重要的指导作用。

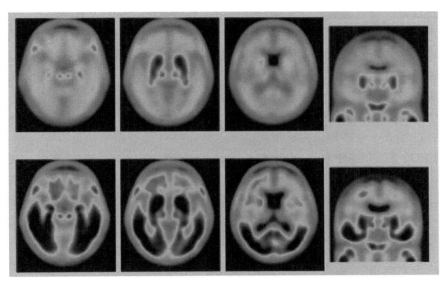

图 11-2　PET 结果（常苏中，2002）

健康人大脑成像图（上），早期 AD 患者大脑成像图（下）

PET 是目前惟一可在活体上显示生物分子代谢、受体及神经介质活动的新型影像技术，现已被广泛用于多种疾病的诊断与鉴别诊断、病情判断、疗效评价、脏器功能研究和新药开发等方面。PET 具有以下优点。

1）灵敏度高。PET 是一种反映分子代谢的成像，当疾病早期处于分子水平变化阶段，病变区的形态结构尚未呈现异常，MRI、CT 检查还不能明确诊断时，PET 检查即可发现病灶所在，并可获得三维影像，还能进行定量分析，达到早期诊断，这是目前其他影像检查所无法比拟的。

2）特异性高。MRI、CT 检查发现脏器有肿瘤时，对其是良性还是恶性很难做出判断，但 PET 检查可以根据恶性肿瘤高代谢的特点而做出诊断。

3）全身成像。PET 一次性全身成像检查便可获得全身各个区域的图像。

4）安全性好。PET 检查需要的核素有一定的放射性，但所用核素量很少，而且半衰期很短（短的在 12min 左右，长的在 120min 左右），经过物理衰减和生物代谢两方面作用，在受检者体内存留时间很短。一次 PET 全身检查的放射线照射剂量远远小于一个部位的常规 CT 检查用量，因而安全可靠。

## 三、EEG

### （一）基本原理

EEG 是一种对大脑功能变化进行检查的有效方法，由于大脑功能的变化是动态多变的，对一些临床上有大脑功能障碍表现的患者在做一次 EEG 检查没有发现异常时，不能完全排除大脑疾病的存在，而应定期进行 EEG 复查，才能准确地发现疾病。它通过精密的电子仪器，从头皮上将脑部的自发性生物电位加以放大记录而获得图形，是通过电极记录下来的脑细胞群的自发性、节律性电活动。在癫痫发作时，可以准确地记录出散在性慢波、棘波或不规则棘波，因此对于诊断癫痫，EEG 检查十分准确。需要说明的一点是，EEG 检查选项常见的有清醒 EEG、睡眠 EEG、视频 EEG（video electroencephalograph，VEEG）和 24 小时 EEG。清醒 EEG 即描记 EEG 时患者处于清醒状态。现在国内一般要求描记半小时左右。描记过程中，患者要做睁眼、闭眼、过度换气（大喘气）等动作配合。有时还要加上闪光刺激、蝶骨电极（小儿少用）等措施来提高捕捉异常脑电波的能力。一般情况下，若怀疑患者有癫痫病，都要做清醒 EEG。

### （二）脑电类型

脑电的类型分为常规 EEG、动态 EEG 和视频 EEG。

#### 1. 常规 EEG

由于癫痫样放电随机性很大，常规 EEG 一般记录时间为 20～40min，但由于其常常难以捕捉到癫痫样放电，所以目前它的使用率呈逐年下降趋势（Barry，Johnstone，& Clarke，2003）。

#### 2. 动态 EEG

动态 EEG（ambulatory electroencephalography，AEEG）或称便携式 EEG，通常可连续记录 24h 左右，因此又称 24 小时 EEG。由于没有录像设备，所以主要适用于发作频率相对稀少、短程 EEG 记录不易捕捉到发作，或癫痫发作已经控制，准备减停抗癫痫药物前，或完全减停药物后复查 EEG（监测时间长且不需要剥夺睡眠）。

#### 3. 视频 EEG

视频 EEG 又称录像 EEG，是在 EEG 设备基础上增加了同步视频设备，从而同步拍摄患者的临床情况。监测时间可以根据设备条件和病情需要灵活掌握，从数小时至数天不等，但鉴于监测时间延长导致费用增多、有限的资源使患者预约等候时间长等情况，如 EEG 监测目的是用于癫痫诊断和药物治疗而不涉及外科手术，一般监测数小时且记录到一个较为完整的清醒—睡眠—觉醒过程的 EEG 大多能满足临床诊治的需要。目前各个医院根据实际情况设定的 EEG 监测时间长短均相对固定，北京大学第一医院 VEEG 监测时间为 4h 左右，在此时间段内能对绝大多数患者记录到一个完整的清醒—睡眠—觉醒周期（监测前常需剥夺睡眠，仍不能入睡者必要时给予水合氯醛诱导睡眠），其阳性率与 24 小时动态 EEG 相似，且同期录像监测提供了临床信息，是目前诊断癫痫最可靠的检查方法（Nielsen & Kristensen，2010）。

（三）应用

EEG 是记录和评估引起癫痫发作的大脑神经元爆发性放电的最重要的检测工具（图 11-3）。癫痫发作和癫痫综合征分类的确定主要依靠临床 EEG 表现，特别是癫痫综合征的诊断常由于特定的 EEG 表现而确定。如果没有 EEG，即使是很有经验的癫痫学家，也常常面临难以区别局灶性和全面性癫痫的困境。同样，EEG 的作用也不能被过度的高估：在少数癫痫发作的发作期，EEG 可能是正常的或是被伪差遮盖的，如累及辅助运动区的额叶癫痫中有相当比例的患者在发作期，头皮 EEG 仅记录到大量肌电和运动伪差。局灶性癫痫头皮 EEG 定位常与颅内的记录不一致，过分地依赖头皮 EEG 进行定位有时会造成误判。癫痫发作频率与 EEG 发作间期放电有时不成比例，EEG 放电的多少有时不能反应癫痫的严重性，如良

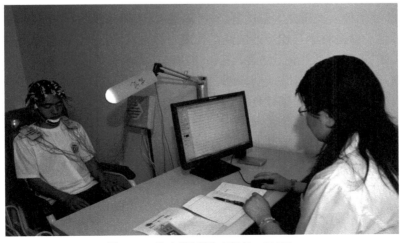

图 11-3　脑电测试图（李玄，2007）

性中央沟区癫痫患者在睡眠中常有大量的中央-中颞区放电,但癫痫发作频率常较低,而 Dravet 综合征（Dravet syndrome，DS）在没有明显肌阵挛发作出现前,虽然有频繁热敏感性的局灶性及全面性癫痫发作乃至持续状态,但发作间期却常常无放电。10%正常人可有非特异性 EEG 异常,1%的正常人可检测到癫痫样放电,2%～4%的正常儿童可有功能性棘波,对于有神经系统异常而无癫痫发作的儿童,其癫痫样放电的检出率会更高,因此不能因为 EEG 异常而诊断癫痫,更不能因此而过于积极地给予抗癫痫治疗（马玉平，2014）。

综上所述,我们应该充分认识到 EEG 在癫痫诊断和治疗中的重要作用,EEG 有一定的敏感性和特异性,选择合适的 EEG 监测类型,并对 EEG 数据进行精确的判读,既不夸大也不低估 EEG 在癫痫中的作用,第一次无热癫痫发作后尽早完成 EEG 监测以对临床进行指导,根据 EEG 变化来评判治疗效果及指导抗癫痫药物的减停。

## 四、MEG

### （一）基本原理

MEG 是指将被测者的头部置于特别敏感的超冷电磁测定器中,通过接收装置可测出颅脑的极微弱的脑磁波,再用记录装置把这种脑磁波记录下来,形成图形。它集低温超导、生物工程、电子工程、医学工程等 21 世纪尖端科学技术于一体,是无创伤性地探测大脑电磁生理信号的一种脑功能检测技术。MEG 对脑部损伤的定位诊断比 EEG 更为准确,同时 MEG 不受颅骨的影响,图像更为清晰易辨,对脑部疾病的诊断更准确。

MEG 技术使人类研究大脑的复杂功能、治疗脑部疾病的能力达到了前所未有的境界。这一前沿科学互相渗透的结晶代表了目前医学仪器发展的最高水准和新的方向。MEG 是一种完全无侵袭、无损伤的脑功能检测技术,可被广泛地用于大脑功能的开发研究和临床脑疾病诊断。MEG 的检测过程是对脑内神经电流发出的极其微弱的生物磁场信号进行直接测量,同时,测量系统本身不会释放任何对人体有害的射线、能量或机器噪声。在检测过程中,MEG 探测仪不需要固定在患者头部,测量前患者无须作特殊准备,所以准备时间短,检测过程安全、简便,对人体无任何副作用。目前 MEG 检测过程只需要经过一次测量就可采集到全头的脑磁场信号,且具备抗外磁场干扰系统,可同时高速采集整个大脑的瞬态数据。通过计算机综合影像信息处理,将获得的信号转换成脑磁曲线图,并通过相应数学模型的拟合得到信号源定位。进一步,MEG 确定的神经信号源可与 MRI、CT 等解剖影像信息叠加整合,形成脑功能解剖学定位,能准确地反映出脑功能的瞬时变化状态。目前，MEG 已被用于如思维、情感等高级脑功能的研究，并被广泛用于神经外科手术前脑功能定位、癫痫灶手术定位、帕金森病、精神病和戒毒等功能性疾病的外科治疗，也在脑血管病以及小儿胎儿神经疾病等临床科学中得以应用。在神经外科领域，以最小的损伤得到最佳的治疗效果、并最大限度地保全神经功能的微创手术理念，是目前国际和国内神经外科临床研究和实践的热点，也是 21 世纪神经外科的发展方向。MEG 能够确定身体各个部位的体感中枢的地形图，精确地辨别体感反应的前、后中央成分的位置；还可以对大脑皮层中和感觉信息处理相关的数个区域进行定位；能够用于辨别大脑皮层中进行语言处理的区域，从而在手术前即可达到的脑功能解剖精确定位，对于提高微创神经外科的水平具有重要价值。除临床医学以外，MEG 还被广泛用于脑神经科学、精神医学和心理学等各个领域的基础研究，如皮层下神经元活动、同步神经元分析、语言学习研究、学习记忆研究以及传统的医学研究等，目前也有人将其用于特殊人群（如宇航员、飞行员等）的体检中。

（二）成像条件

MEG 的成像条件有以下几点：①可靠的磁场屏蔽系统：对周围环境产生噪声的干扰可用磁屏蔽室进行屏蔽，磁屏蔽室是由一层或多层高磁导率的合金组成的，与电屏蔽不同，磁屏蔽不需接地。检查时，屏蔽室完全封闭，声、光、电等刺激均由刺激器在室外产生后，由室壁上的小孔送入屏蔽室内。为监测患者，室内装有经过特殊消磁处理的照明和摄像设备。②灵敏的磁场测量系统：MEG 的磁场测量系统必须非常灵敏，目前使用的主要由超导环组成，经液氦冷却到−270℃，使其呈超导状态，加之磁通量转换器的使用，进一步提高了磁通量敏感度。③信息综合处理系统：记录到的 MEG 必须经过一系列的后期处理，才能利用 MEG 推断信号源的位置，用以指导临床诊断。MEG 的信号必须与其他检测手段相结合，如通过计算机获得的 MEG 信号与超薄 MRI 扫描等技术配合应用，进行脑解剖功能定位。

（三）检测步骤

以人的左右两耳以及鼻梁所在的空间位置设定标记，在若干个标记处分别放置维生素 E 胶囊或其他 MRI 对比物质（能够在 MRI 图像中被清楚辨识的物质），于是在 MRI 图像中，就可建立以这若干个点为基准点的坐标系。对大脑进行常规的 MRI 检测以得到脑组织的结构信息，在若干个标记处分别用小线圈来代替 MRI 对比物质，以便在 MEG 图像中建立起与在 MRI 图像中所使用坐标系相同的坐标系（小线圈可以在 MEG 图像中被清楚辨识）。最后进行 MEG 测量，使用相应的软件对采集到的脑磁信号进行分析与处理，得到脑内磁信号源的空间位置信息，通过计算机图像处理，把此脑内磁信号源直接显示在相应位置处的 MRI 图像上。这个最终的 MEG 图像提供了脑结构、脑功能和脑病理三者在空间上的联系。

（四）应用

MEG 与脑功能区的定位在颅脑手术中常面临切除肿瘤或其他病变时，因判断不清肿瘤周围健康脑组织的确切位置而可能损害脑的重要功能区的问题，而通过 MEG 脑诱发磁场技术，可获得脑功能区的准确定位，以减少对较重要的脑功能区的损害，为手术提供参考。目前使用 MEG 可以对大脑皮层中和感觉信息处理相关的数个区域进行定位，包括通过体感诱发磁场，检测中央沟区的功能状态；通过听觉诱发磁场，检测听觉中枢；通过视觉诱发磁场，了解枕叶病变对视觉中枢的影响；等等。

随着 MEG 在脑功能区定位中的发展及研究，MEG 已成为神经精神疾病的早期诊断和指导治疗的一种重要手段（图 11-4）。目前通过 MEG 的变化对某些神经精神疾病，如对阿尔茨海默病进行早期诊断，及早进行治疗可减缓病情进一步的发展。MEG 非侵入性的特点使其还可被应用于小儿神经病学的研究，在儿童期脑发育障碍方面的潜在应用特别受到重视，特别适合于对小儿的神经精神疾病的早期诊断和鉴别诊断，如视听功能障碍、学习障碍、朗读障碍、注意力障碍、智力障碍、孤独症等，有利于早期预防及实现这些病症的早期治疗和症状的改善。胎儿疾病，如小儿麻痹、癫痫、失明、耳聋/听力丧失及智能发育迟缓等先天性脑神经疾患的发病率相当高。MEG 具有无创性，即重复多次的无损害性，因此可被用于胎儿发育的监测，以便在胎儿出生前即可明确是否存在脑瘫、原发性癫痫、先天性失明、先天性聋哑以及其他神经精神发育障碍。目前，随着 MEG 在设计制作及使用技术的不断完善，MEG 已成为现代医学从事基础研究和临床诊断、治疗的一项重要手段。

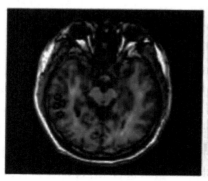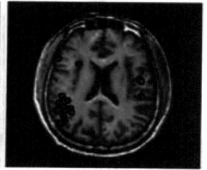

图 11-4　原发性癫痫灶定位 MEG 图（孙吉林等，2002）

## 五、超声成像

### （一）基本原理

人体结构对于超声而言是一个复杂的介质，各种器官与组织，包括病理组织都有它特定的声阻抗和衰减特性，由此构成声阻抗上的差别和衰减上的差异。超声波射入体内，由表面到深部，将经过不同声阻抗和不同衰减特性的器官与组织，从而产生不同的反射与衰减。这种不同的反射与衰减是构成超声图像的基础。将接收到的回声，根据回声强弱，用明暗不同的光点依次显示在屏幕上，则可显示出人体的断面超声图像，又称超声图像。人体器官表面被膜包围，膜及其下方组织的声阻抗差大，形成良好的界面反射。超声图像上可出现完整而清晰的周边回声，从而显示出器官的轮廓，根据周边回声能判断器官的形状与大小。

超声穿颅特性已被证实，并在超声穿颅脑疾病破坏性治疗等方面发展迅速。超声可靠的穿透能力和无创的聚焦特性，使得聚焦超声在无创诱导脑刺激方面具有潜在优势。本书提及的超声脑刺激系统以聚焦超声换能器为探针，利用脑立体定位机械手，通过对脑区进行精确定位并进行脑电诱导来进行脑功能的探索，是一种无创的脑功能研究新方法，可以用于研究脑功能及超声脑效应的新领域，对于探索新的跨学科脑功能研究方法，有着极其重要的意义。

国外对超声脑刺激的研究主要集中在病灶破坏性治疗、血脑屏障的改变等方面。自从 1944 年 Lynn 等最早将聚焦超声用于局部脑组织的破坏，国外对超声穿透颅骨的研究已经取得了很大的进展，目前研究者在利用超声穿透颅骨进行脑疾病破坏性治疗方面已经进行了不少探索，且已有研究提示，超声可作为一种可逆的刺激方式被用于脑功能的调节等。但总体来说，在超声无创诱导脑刺激方面的研究还很少见。国内对超声诱导脑刺激方面的研究较少，仅有为数不多的文章讨论了超声经颅刺激运动皮层后进行神经调节并诱发运动电位。目前，利用超声机器人无创地进行深脑定位刺激诱导的脑电信息特征的研究已经出现，这在该领域具有一定的创新性。

### （二）超声成像类型

#### 1. A 型超声成像

A 型超声采用幅度调制，是国内早期最普及、最基本的一类超声成像方式，目前已基本淘汰。

#### 2. M 型超声成像

M 型超声是采用辉度调制，以亮度反映回声强弱，显示体内各层组织对于体表（探头）的距离随时间变化的曲线，能够反映一维的空间结构，因 M 型超声多用来探测心脏，故常被称为 M 型超声心动图，目前一般作为二维彩色多普勒超声心动图的一种显示模式设置于仪器上。

**3. B 型超声成像**

B 型超声是利用 A 型和 M 型成像技术发展起来的，它将 A 型的幅度调制显示改为辉度调制显示，亮度随着回声信号大小而变化，反映人体组织二维切面断层图像。B 型超声的实时切面图像，真实性强，直观性好，容易掌握。它虽然只有 20 多年的历史，但发展十分迅速，仪器不断更新换代，每年都有改进的新型 B 型超声出现，B 型已成为超声诊断最基本、最重要的设备。目前较常用的 B 型超声成像方式有：扫查方式，即线型（直线）扫查、扇形扫查、梯形扫查、弧形扫查、径向扫查、圆周扫查、复合扫查；驱动方式，即手动扫查、机械扫查、电子扫查、复合扫查。

**4. D 型超声成像**

D 型超声成像简称超声多普勒成像，这类成像是利用多普勒效应原理，对运动的脏器和血流进行探测。它在心血管疾病诊断中必不可少，目前用于心血管诊断的超声仪均配有多普勒，分为脉冲式多普勒和连续式多普勒。近年来，许多新课题都离不开多普勒超声成像，如外周血管、人体内部器官的血管以及新生肿瘤内部的血供探查等，所以现在的彩超基本上均配备多普勒成像模式。

**（三）应用**

超声在脑科学领域的探索主要集中在有创的电极预埋探测、刺激、局部组织破坏、血脑屏障、基因传递等领域，但是有创手段并不是脑功能研究的最佳方法，且会在一定程度上影响脑功能的研究，如干扰原本微弱的脑电生理信息，不能准确、有效地对信号特征进行提取，不能进行功能信息特征的动态研究。目前应用较广的电刺激研究方法需要进行电极植入，是一种有创的研究方法。光学手段主要用于与成像和视觉相关的脑电诱发研究、大脑皮层神经元电位调节以及有创的局部光刺激，不能无创地针对特定脑区进行脑功能探索。经颅磁刺激方法虽然是一种无创的研究手段，但是其在空间分辨率及穿透深度上均有所局限。利用超声深脑定位诱导刺激探究脑效应、脑功能的研究十分新颖，利用超声深脑定位刺激、功能弱信号提取与识别等方法进行超声脑效应无创探索具有十分重要的理论和现实意义。

超声成像具有机械效应、热效应、理化效应、空化效应等超声生物效应，研究者在超声穿透颅骨进行脑疾病破坏性治疗方面获得了很多可喜的成果。超声作为研究脑效应的重要手段，主要被用于局部脑组织破坏或者超声促血脑屏障开放等方面的研究中。最新报告显示，北卡罗来纳州立大学研究团队设计了一个准二维补充声波奇异介质，这种材料可以抵消致像差层损耗，使声波穿越致像差层的同时增强声波的传导性并且降低声场的失真。这种方法使声波可以通过颅骨得以正常传导，且可以观察到颅内的感兴趣区域。头颅不同区域的声学性质和颅骨厚度的差异高达 20%。这种材料可以被设计成各种不同的厚度和构形以适应现实使用需求。事实上，这种补充奇异介质材料有能力通过非侵入的方法来消除 aberrating 层对超声波能量的损耗。因此，它在很大程度上促进了无损评价的超声成像以及治疗。

随着未来技术的不断发展，这项技术可以使人们获得经颅骨的超声成像（图 11-5），进而有助于中风患者血液流动的监测和脑肿瘤的诊断。

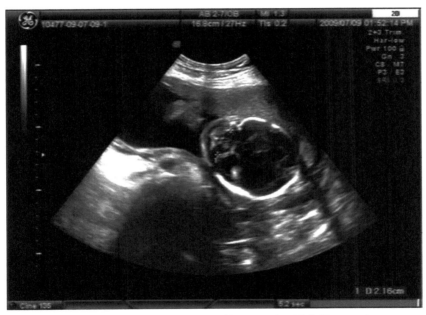

图 11-5　胎儿的超声颅骨图（王学廷，石珍，潘为领，2013）

# 第二节　高空间分辨率分析技术

光学检测方法由于具有体积小、成本低、重量轻、空间和时间分辨率高等优点，从 20 世纪 70 年代开始，运用光进行人体生理过程和脑功能的无创伤检测受到越来越多研究者的关注（Hillman，2007）。发展至今，已经有多种光学成像方法被用于从不同时间和空间尺度上进行的脑功能研究中，这些方法主要包括双光子激光扫描荧光显微成像、激光扫描共聚焦显微成像、内源信号光学成像、激光散斑衬比成像、荧光成像和近红外脑功能成像等。

双光子激光扫描荧光显微成像技术和激光扫描共聚焦显微成像技术均基于光学共聚焦成像理论，结合光扫描技术对被测体进行扫描，从而得到被测体的三维动态图像。两种方法由于其分辨率高，所以在临床研究中多被用于神经活动的研究。内源信号光学成像属于有损伤型光学成像技术，并且该方法基于脑部神经元的电活动引起的各种变化，对神经元的次级活动进行成像，因此在时间和空间分辨率上所受到的制约因素较多。激光散斑衬比成像即激光散斑成像，该技术是通过电荷耦合器件（charge coupled device，CCD）对散斑图像进行成像，并分析时间积分散斑的空间统计特性来获得定量的血流速度信息，具有高空间分辨率和高时间分辨率的特性。荧光成像基于荧光探针对被标记物进行特性标记，运用探针的亮度对获取的荧光图像进行荧光强度的定量和定性分析，观察细胞内荧光物质的分布情况，从而进行如蛋白质功能、细胞结构、基因表达或者神经活动中离子浓度变化、脑部能量代谢等方面的研究。近红外脑功能成像是基于脑部血液动力学变化进行脑功能的检测，该方法的时间分辨率和空间分辨率适中，并且测量系统便携，性价比高，测量方便、快捷，无电离和无辐射，在普通诊断环境下可以正常使用。

## 一、双光子激光扫描荧光显微成像

### （一）原理

在高光子密度的情况下，荧光分子可以同时吸收两个长波长的光子，在经过一个很短的激发态寿命后，发射出一个波长较短的光子，其效果和使用一个 1/2 长波长的单光子的激发相同。因为双光子激发需要很高的光子密度，所以为了不损伤细胞，双光子激光扫描荧光显微成像使用高能量锁模脉冲激光器。这种激光器发出的激光具有很高的峰值能量和很低的平均能量，其脉冲宽度只有100fs，而其周期可以达到 $80\sim100MHz$。使用高数值孔径的物镜将脉冲激光的光子聚焦时，双光子激发只发生在物镜的焦点上，所以双光子显微镜不需要共聚焦针孔，提高了荧光检测效率。激光扫描共聚焦显微镜是在荧光显微镜成像的基础上加装了激光扫描和共扼聚焦装置，光路中设置了两个针孔（照明针孔和检测针孔），消除了焦平面以外杂散光的干扰，分辨率和成像质量都有了很大提高，使荧光物质在亚细胞水平的定位、较厚样品经逐层连续扫描后重构其组织或细胞的三维结构成为现实（Shih et al.，2012）。

（二）主要应用

双光子激光扫描荧光显微成像可以对神经回路中多个位点的活动进行同步监测。神经元的钙信号受噪声、慢动力学和非线性变化的影响，难以被直接用于构造神经元回路，所以为了确定神经元之间的功能连接，观测神经回路的动态变化模式，需要精确的重建方法以从钙信号中重建出对应的神经元电活动。双光子激光扫描荧光显微成像为大脑微回路神经信息处理的研究提供了一种全新的手段，通过精确的峰电位重建方法，可以有效地解析神经元群落的钙信号，有助于构建神经回路的功能连接。未来的发展趋势可以概括为以下几个方面：①实现更大的视场范围；②三维随机扫描双光子显微成像；③光纤化的随机扫描系统；④以单个峰电位精度解析低信噪比的非线性钙信号。

## 二、内源信号光学成像

（一）原理

内源信号光学成像技术中所指的内源信号是指那些由神经元活动所引起的有关物质成分、运动状态的改变，而导致其光学特性的变化在与某些特定波长的光量子相互作用后得到的包含了这些特性的光信号。内源信号至少包含三种成分：①局部血流量的变化；②血红蛋白氧饱和水平的变化；③散射光的变化。

（二）分类

### 1. 开窗型内源信号光学成像

开窗型内源信号光学成像技术是目前空间分辨率最高的一种脑成像技术。由于不用毒性染料，这种技术很适合于活体在位记录和长期记录，甚至可以在神经外科手术时对人进行实验。在国内，复旦大学脑科学研究院自行研制了国内第一套基于内源信号的脑功能光学成像系统，成功地在活体上显示了猫视觉皮层的方位功能柱，并发现相差 90°的不同光栅刺激引起的方位图在空间上大体呈镶嵌互补关系。他们用脑光学成像术研究了不同空间拓扑位置对应的皮层区的对光栅刺激空间频率的反应特性，实验结果表明，猫的初级视觉皮层方位功能图的空间频率反应除了具有柱状分布特点外，还随皮层对应的视网膜空间拓扑位置而变化，进而推断空间频率柱的分布可能有赖于其空间拓扑位置。另外，他们还对猫初级视觉皮层较大范围内的水平、垂直方位光栅刺激敏感区和倾斜方位光栅刺激敏感区的大小及其反应强度进行了定量分析，结果澄清了以往一些电生理研究结果的不同，并为方位倾斜这一心理效应提供了更为可靠的生理学解释。开窗型内源信号光学成像技术提供了相对来说比较高的空间分辨率，在目前已达到约 0.1mm 的高空间分辨率和每秒 25 帧以上的视频速度，具有可连续长时间记录、使用简便、费用较低等特点。这使得它很适合皮层区内的组织功能映射，从而成为在各种脑功能研究中的有力工具。

2. 无损伤型内源信号光学成像

除了开窗型内源信号光学成像外，通过薄的颅骨和硬脑膜获得皮层图的工作可以实现无损伤型内源信号光学成像。国外已有不开颅就可进行内源信号光学成像的记录。Bonhoeffer 和 Grinvald 采用了贯穿组织深度更好的红外光进行研究，在保留猫的不透明的硬脑膜的情况下，所观察的视觉皮层的"方位柱"与直接剥露皮层成像所得到的结果一样（Bonhoeffer & Grinvald，1996）。这类方法除用于薄颅骨的实验动物（图 11-6）外，还可用于婴儿的脑功能研究。无损伤型内源信号光学成像因适用于人脑的研究，以后还需大大加强这方面的研究工作。随着光电技术的发展，这种通过无损伤的手段来进行脑研究的技术将日趋成熟，因而它将会成为一种非常具有挑战性的功能成像方法。

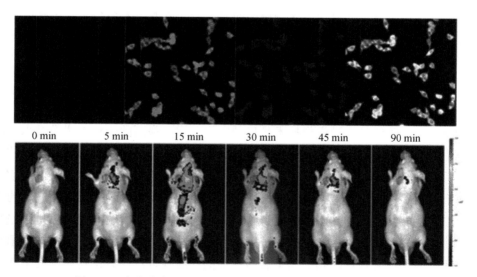

图 11-6　老鼠的内源光学成像图（Vanzetta & Grinvald，1999）

### 三、激光散斑衬比成像

（一）原理

当一束相干光均匀地照射在粗糙物体表面上时，到达接收面的后向散射光之间由于存在光程差而形成随机分布的干涉图案，即散斑。当散射粒子运动时，干涉图案会随时间发生变化，在一定的曝光时间内，CCD 相机采集到的散斑图像就会由于时间积分效应而发生模糊，这种模糊程度由散斑衬比反映出来。因此，散斑衬比包含了散射粒子的运动信息。激光散斑衬比成像是一种无创的血流成像技术，具有全场成像、实时监测、无需扫描、结构简单、非接触、高分辨、成本低等优点。使用 CCD 采集散斑图像，通过处理数字图像得到衬比的伪彩图，这种方法被称为激光散斑衬比分析。通过对散斑图像空间和时间变化的统计分析，就可以得到二维血流分布图。目前常用的激光散斑衬比分析方法主要有空间衬比分析法、时间衬比分析法和时空联合衬比分析法。

（二）主要应用

激光散斑衬比成像技术已成为正常或病理状态下在小动物模型脑血流成像中使用最广泛的一种研究手段。Boas 和 Dunn（2010）将激光散斑成像技术应用于大鼠脑缺血和皮层扩散性抑制过程中的脑血流成像，获得了大鼠脑皮层血流图。他们整合了激光散斑衬比成像技术和内源信号光学成像技术，能够同时监测脑皮层血氧、血容、血氧代谢率和流速等多个血液动力学参数的变化。刘谦等（2005）使用激光散斑衬比成像技术，分别对光动力治疗过程和脑缺血及再灌注过程中的血流动态变化进行了监测。Luo 等（2009）发展了双波长的激光散斑衬比成像技术，可以同时对脑皮层血流速度和氧合血红蛋白进行高时空分辨的监测。Hecht（2009）首次将其用于术中血流监测，但由于他们使用商业化激光散斑仪器，未能与手术显微镜整合，在测量时需要打断手术过程以进行额外的调整，所以图像采集和处理速度都很低。Parthasarathy 等（2010）改进了现有的神经外科手术显微镜以方便获得激光散斑图像，并在体内测量了人脑神经外科手术过程中的血流变化。初步临床研究验证了使用激光散斑衬比成像技术进行术中脑血流成像的可行性以及去除脑血管中脉搏波影响的重要性（Boas & Dunn，2010）。

### 四、近红外脑功能成像

（一）原理

近红外脑功能成像使用 650～900nm 的两个及两个以上波长的光，将源点和探测点在头皮的预定区域内布成网格而获得漫反射光的空间分布（图 11-7）。由于生物组织在该近红外光波段的吸收较少，近红外光可以穿透头皮、头骨而达到脑皮层，而反映脑组织代谢和血液动力学的氧合血红蛋白和还原血红蛋白（hemoglobin，Hb）正是近红外光波段内的主要吸收体，因此由探测点测量的近红外光可给出脑皮层的 HbO2 和 Hb 浓度变化的空间分布图，从而实现脑功能的研究。目前该技术已经在脑认知神经科学、心理学和运动医学等的脑功能研究中被采用，特别是在婴幼儿和特殊人群的脑研究领域有着光明前景。

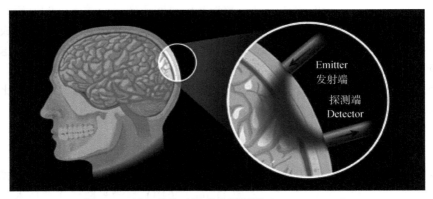

图 11-7　近红外脑功能成像原理图（Jobsis，1977）

（二）应用

基于稳态测量模式的近红外扩散光层析成像（diffuse optical tomography，DOT）系统由于其提供了简单的系统、快速的数据获取方式和较高的信噪比，非常适用于实际医疗诊断环境，基于稳态扩散层析成像的脑功能系统和相应算法得到越来越多的关注。Villringer 等（1993）采用扩散光方法进行了脑活动下血氧变化的研究，成功区分了不同区域的大脑活动。基于扩散光成像方式的脑活动研究首先由 Maki 等（1995）发表。此后，基于扩散光成像方式的脑功能研究得到了广泛关注，对视觉、听觉、感觉、运动和语言等区域的研究报告相继发表。随着研究的深入，研究者不再满足于单纯定位脑功能变化的区域，提高脑功能扩散光成像空间分辨率和量化度的研究逐渐成为热点。Zeff 等（2007）证明了高密度源扩散光层析成像（high density DOT，HD-DOT）能够有效地提高空间分辨率和降低表层组织的影响。为了提取与大脑活动相关的功能近红外光学信号，数理统计学方法被引入测量数据分析过程，包括主成分分析、独立分量分析、t 检验、F 检验、方差分析等。在正问题模型计算过程中，Tarvainen 等（2011）采用辐射传输方程（radiative trounsfer equation，RTE），Qian 等（2010）采用基于图形处理器的移动立方体快速算法来提高计算精度。在重建过程中，Niu 等（2008）采用深度补偿算法，Shimokawa 等（2012）采用高阶贝叶斯估计来提高深度方向重建准确性。Su 等（2010）应用多模态技术脑地图集和 HD-DOT 方法对视觉皮层脑功能变化进行量化评估。Ferradal 和 Gómez（2006）将 HD-DOT 引入功能连接核磁共振成像（functional connectivity fMRI，fc-MRI）对儿童大脑发育进行了研究。

由以上分析可知，脑功能光学成像技术是一个很有发展潜力的前沿课题，尤其是利用内源光学信号的成像技术更为研究脑的高级认知功能提供了强有力的工具，由于具有空间的高分辨和快速性、可连续长时间记录、费用较低、设备成本不高、使用简便等特点，显然其还将继续在动物和幼儿的脑研究以及某些特定场合中发挥作用，并成为很有前景的脑功能光学成像技术。今后将会大力加强无损伤的人脑成像以及光谱方法学和仪器的研究。由于近红外光有高穿透组织的能力，并且一定强度的近红外光对人体组织不会造成伤害，基于近红外内源光学信号的层析功能成像或定域谱方法将会大大增加脑功能方面的研究。

以上所谈到的多种脑功能光学成像方法各有千秋。虽然光学成像方法能够得到高的时间分辨率和空间分辨率，但是其穿透脑壳的能力毕竟有限。此外，所有无损伤探测方法都不能满足全部要求，但可能在现有的观察设备基础上使研究工作深入一步。值得一提的是，脑的光学成像方法与其他方法有很强的互补性，如果将以上光学成像方法和传统的神经解剖学及神经生理学技术相结合，并运用单个神经元记录方法，将会使直接观察神经元集合更加容易。另外，在不断改进和完善脑功能成像技术的同时，如果能够注意与其他脑研究手段结合起来是非常重要的。例如，在用脑成像技术研究脑的功能区及其相互关系时，采用分子生物学、生理学等多种手段结合的方式对功能区的构造和特点进行细致的研究，将会大大有助于我们对脑功能本质的理解。

# 参考文献

常苏中.（2002）.PET/CT 诊断原理和临床应用. *实用医技杂志, 9*（6），448-449.

吉强.（2007）. 医学成像技术的发展. *中华现代影像学杂志, 4*（6），7714.

李玄. （2007）. *长程视频脑电图与术中皮层脑电图在癫痫外科中的应用*. 北京中医药大学.

刘谦，周斯博，张智红，骆清铭.（2005）.利用激光散斑成像监测光动力治疗的血管损伤效应. *中国激光, 32*（6），869-872.

马玉平. （2014）. *87 例不明原因早期癫痫性脑病患儿临床特点及全基因组拷贝数变异分析*. 中南大学.

孙吉林，吴杰，吴育锦，刘连祥.（2002）. 脑磁图研究进展及临床应用. *中华放射学杂志，36*（4），375-379.

汪红志，张学龙，武杰.（2008）. *核磁共振成像技术实验教程*. 北京：科学出版社.

王学廷，石珍，潘为领.（2013）. *现代医学影像鉴别诊断学*. 广州（上海、西安、北京）：中国出版集团，世界图书出版公司.

虞颂庭，翁铭庆.（1989）. *生物医学工程的基础与临床*. 天津：天津科学技术出版社.

朱翠玲.（1992）. *现代生物医学工程*. 北京：中国科学技术出版社.

Barry，R. J.，Johnstone，S. J.，& Clarke，A. R.（2003）. A review of electrophysiology in attention-deficit/hyperactivity disorder：II. Event-related potentials. *Clinical Neurophysiology，114*（2），171-183.

Boas，D. A.，& Dunn，A. K.（2010）. Laser speckle contrast imaging in biomedical optics. *Journal of Biomedical Optics，15*（1），011109.

Bonhoeffer，T.，& Grinvald，A.（1996）. Optical imaging based on intrinsic signals：The methodology. In Toga，A. W.，Mazziotta，J. C.（Eds.）. *Brain Mapping：The Methods*（pp.55-97）. London：Academic Press.

Ferradal，S.，& Gómez，J. C.（2006）. *Twin Faces：Seamless Textures for Rendering Head Models*. IEEE Workshop on Multimedia Signal Processing，Victoria，Canada.

Hecht，N.，Woitzik，J.，& Dreier，J. P.，et al.（2009）. Intraoperative monitoring of cerebral blood flow by laser speckle contrast analysis. *Neurosurgical Focus，27*（4），E11.

Hillman，E. M. C.（2007）. Optical brain imaging in vivo：Techniques and applications from animal to man. *Journal of Biomedical Optics，12*（5），051402.

Jobsis，F. F.（1977）. Noninvasive，infrared monitoring of cerebral and myocardial oxygen sufficiency and circulatory parameters. *Science，198*（4323），1264-1267.

Kumar，A.，Chandra，P. S.，Sharma，B. S.，Garg，A.，Rath，G. K.，Bithal，P. K.，& Tripathi，M.（2014）. The role of neuronavigation-guided functional MRI and diffusion tensor tractography along with cortical stimulation in patients with eloquent cortex lesions. *British Journal of Neurosurgery，28*（2），226-233.

Luo，Z.，Yuan，Z.，& Pan，Y.，et al.（2009）. Simultaneous imaging of cortical hemodynamics and blood oxygenation change during cerebral ischemia using dual-wavelength laser speckle contrast imaging. *Optics Letters，34*（9），1480-1482.

Maki，A.，Yamashita，Y.，& Ito Y.，et al.（1995）.Spatial and temporal analysis of human motor activity using noninvasive NIR topography. *Medical Physics，22*（12），1997-2005.

Muehllehner，G.，& Karp，J. S.（2006）. Positron emission tomography. *Physics in Medicine & Biology，51*（13），117-137.

Nielsen, H., & Kristensen, O. (2010). Personality correlates of sphenoidal EEG-foci in temporal lobe epilepsy. *Acta Neurologica Scandinavica*, 64 (4), 289-300.

Niu, J.H., Guo, P., & Song X. D., et al. (2008). Improving depth resolution of diffuse optical tomography with an exponential adjustment method based on maximum singular value of layered sensitivity, *Chinese Optics Letters*, 6 (12), 886-888.

Ogawa, S., Lee, T. M., Kay, A. R., & Tank, D. W. (1990). Brain magnetic resonance imaging with contrast dependent on blood oxygenation. *Proceedings of the National Academy of Sciences of the United States of America*, 87 (24), 9868-9872.

Parthasarathy, A. B., Weber, E. L., & Richards, L. M., et al. (2010). Laser speckle contrast imaging of cerebral blood flow in humans during neurosurgery: A pilot clinical study. *Journal of Biomedical Optics*, 15 (6), 066030.

Qian, F., Ma, X. L., & Yang, S. Q., et al. (2010). Research and improvement of marching cubes algorithm. *Computer Engineering and Applications*, 46 (34), 177-180.

Shih, A. Y., Driscoll, J. D., Drew, P. J., Nishimura, N., Schaffer, C. B., & Kleinfeld, D. (2012). Two-photon microscopy as a tool to study blood flow and neurovascular coupling in the rodent brain. *Journal of Cerebral Blood Flow & Metabolism*, 32 (7), 1277-1309.

Shimokawa, T., Kosaka, T., & Yamashita, O., et al. (2012). Hierarchical Bayesian estimation improves depth accuracy and spatial resolution of diffuse optical tomography. *Optics Express*, 20 (18), 20427-20446.

Su L., Li T., & Deng W., et al. (2010). Short-term effects of antipsychotic treatment on cerebral function in drug-naive first-episode schizophrenia revealed by "resting state" functional magnetic resonance imaging. *Archives of General Psychiatry*, 67 (8), 783-792.

Tarvainen, T., Kolehmainen, V., & Arridge, S. R., et al. (2011). Image reconstruction in diffuse optical tomography using the coupled radiative transport-diffusion model. *Journal of Quantitative Spectroscopy and Radiative Transfer*, 112 (16), 2600-2608.

Vanzetta, I., & Grinvald, A. (1999). Increased cortical oxidative metabolism due to sensory stimulation: Implications for functional brain imaging. *Science*, 286 (5444), 1555-1558.

Villringer, A., Planck, J., & Hock, C., et al. (1993). Near infrared spectroscopy (NIRS): A new tool to study hemodynamic changes during activation of brain function in human adults. *Neuroscience Letters*, 154 (1-2), 101-104.

Zeff, B. W., White, B. R., & Dehghani, H., et al. (2007). Retinotopic mapping of adult human visual cortex with high-density diffuse optical tomography. *Proceedings of the National Academy of Sciences*, 104 (29), 12169-12174.